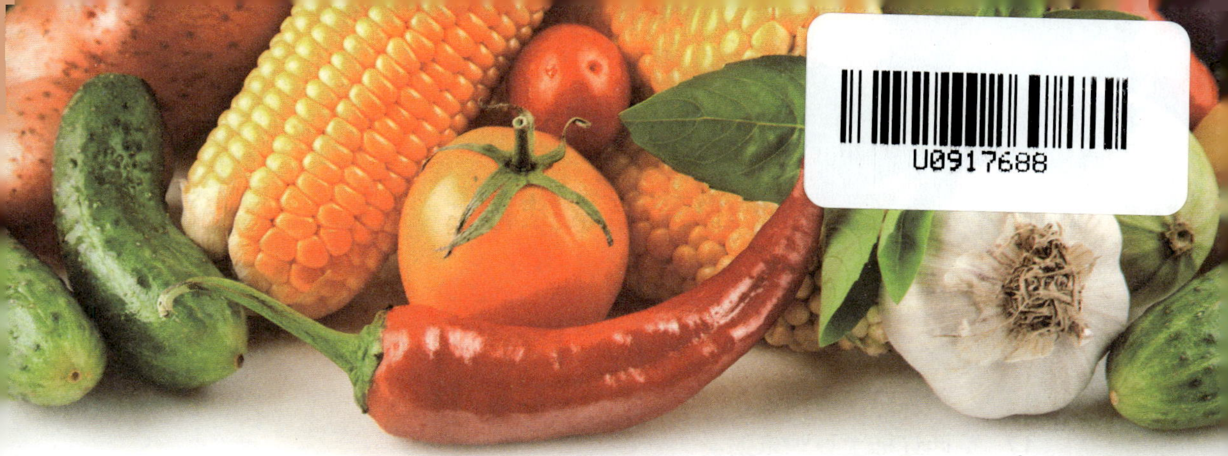

目录 Contents

第一章 “三高”基础知识解析

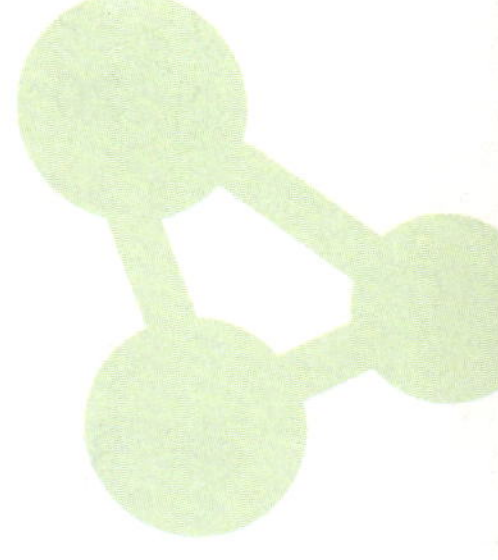

第二章 降“三高”的营养素推荐

第三章 吃对食物，远离“三高”保健康

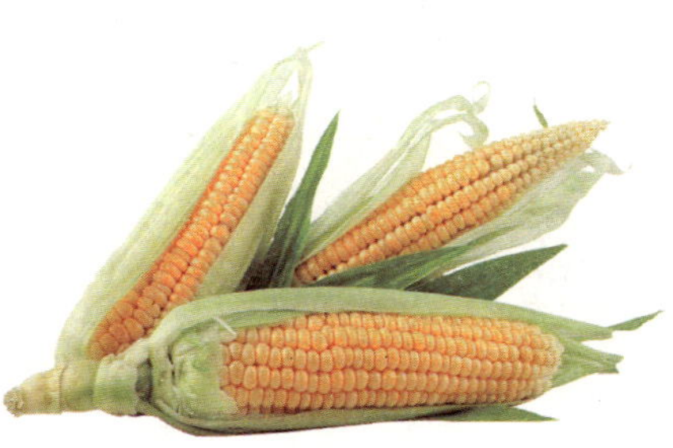

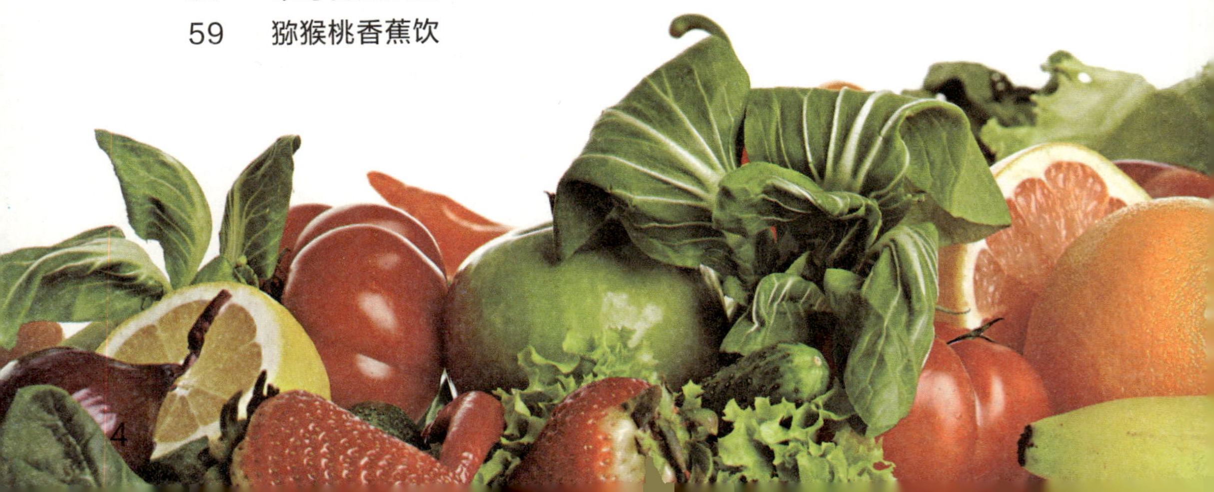

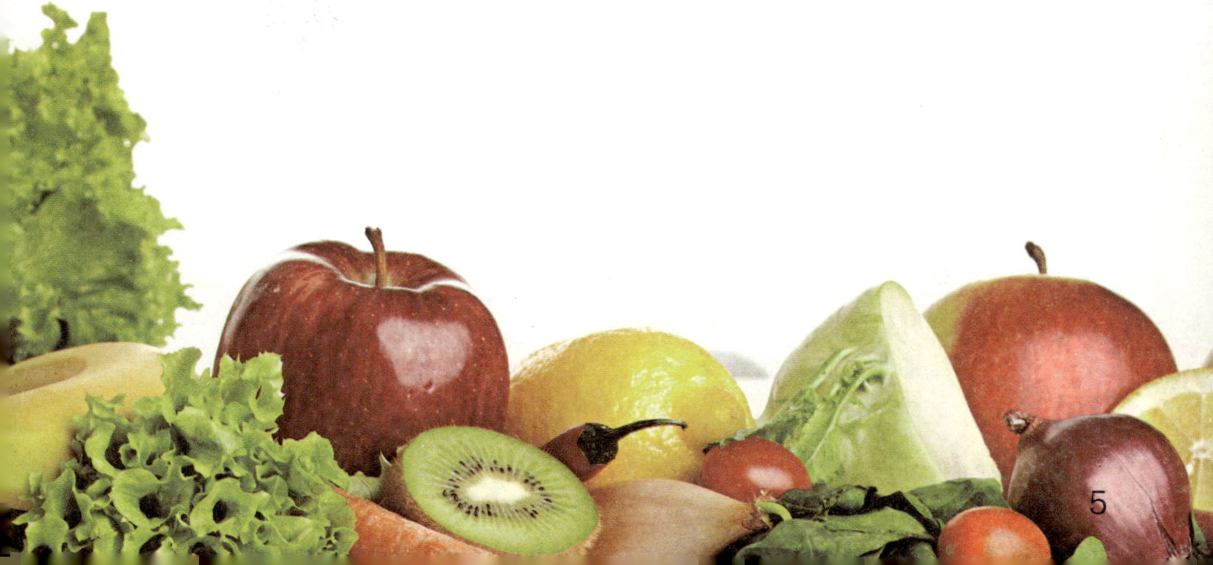

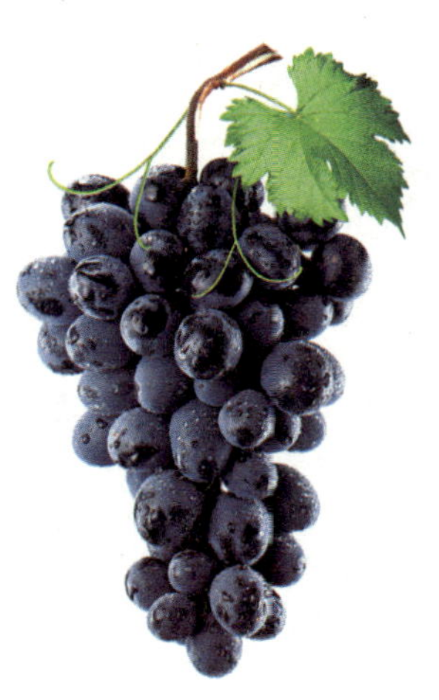

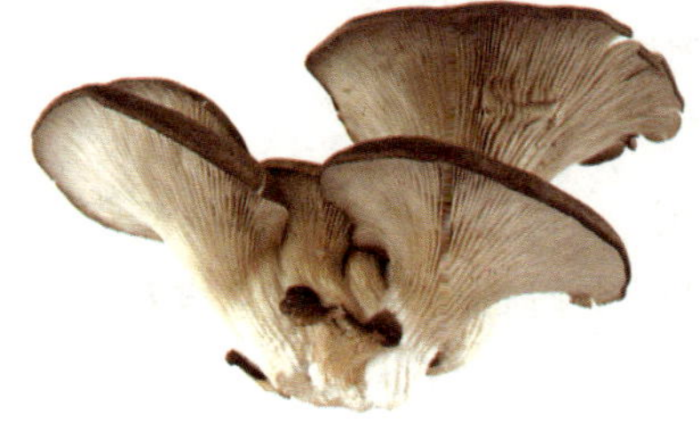

中药帮忙，“三高”降下来

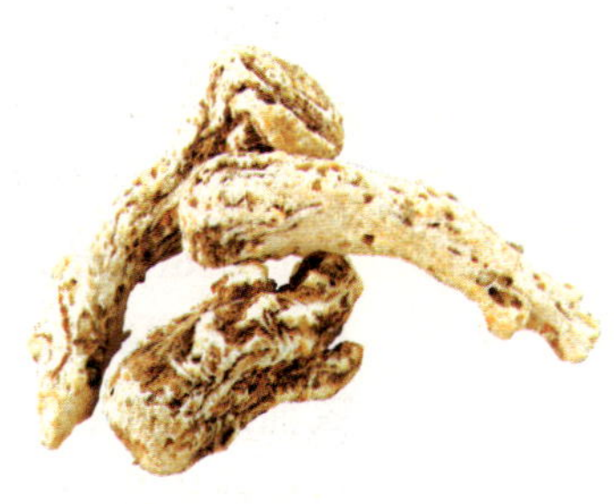

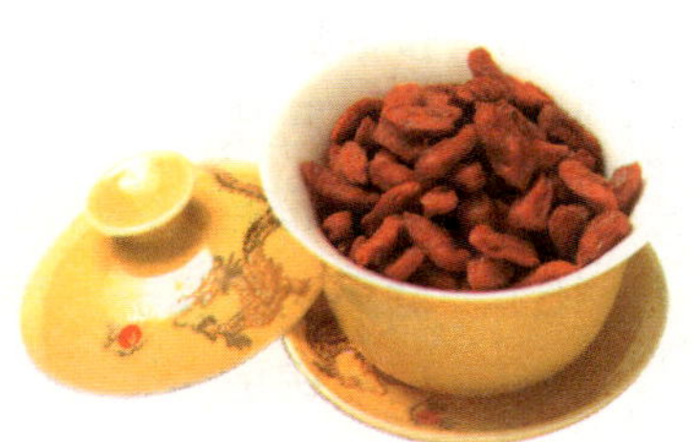

第五章 缓解“三高”的经穴疗法

第六章 适合“三高”的家庭运动疗法

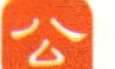

编者公告

本书旨在为广大读者提供养生保健的相关知识，并非专业医疗手册。本书所提供的信息是帮助读者树立自我保健的决心，而不是代替医生治疗的处方，如果您怀疑自己身患疾病，建议您及时接受必要的医学治疗。

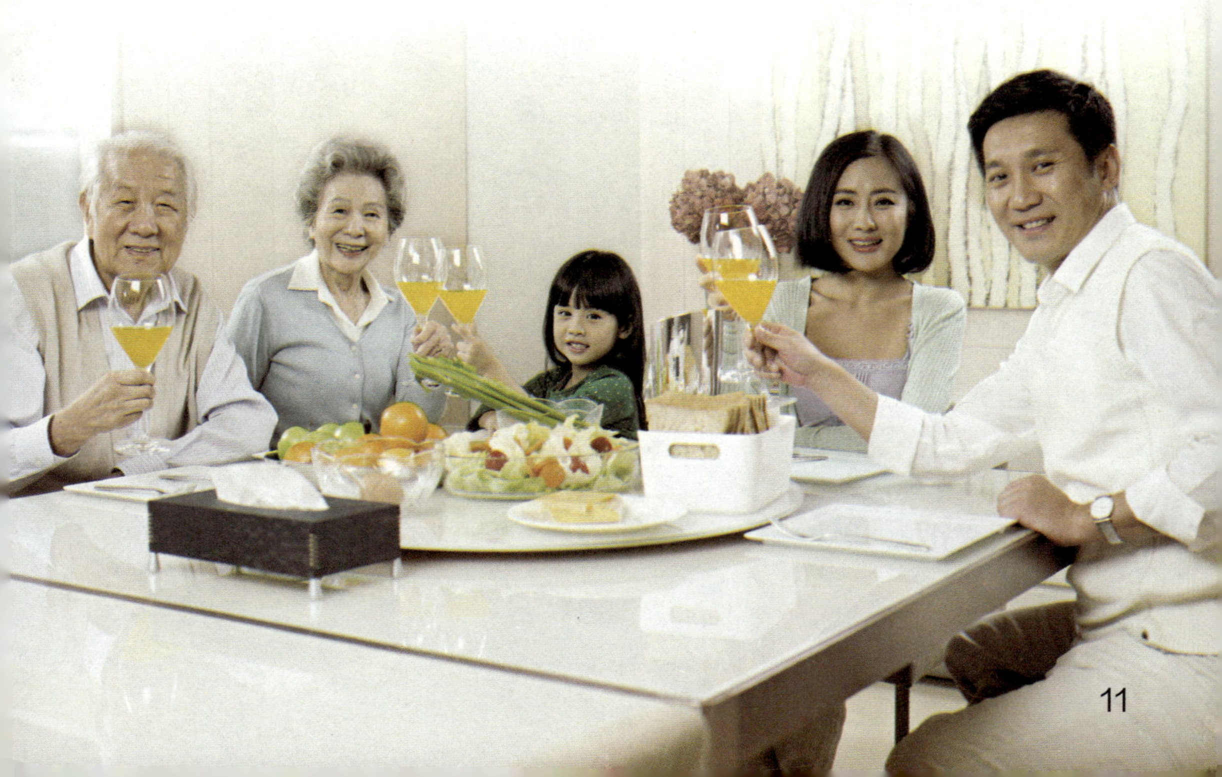

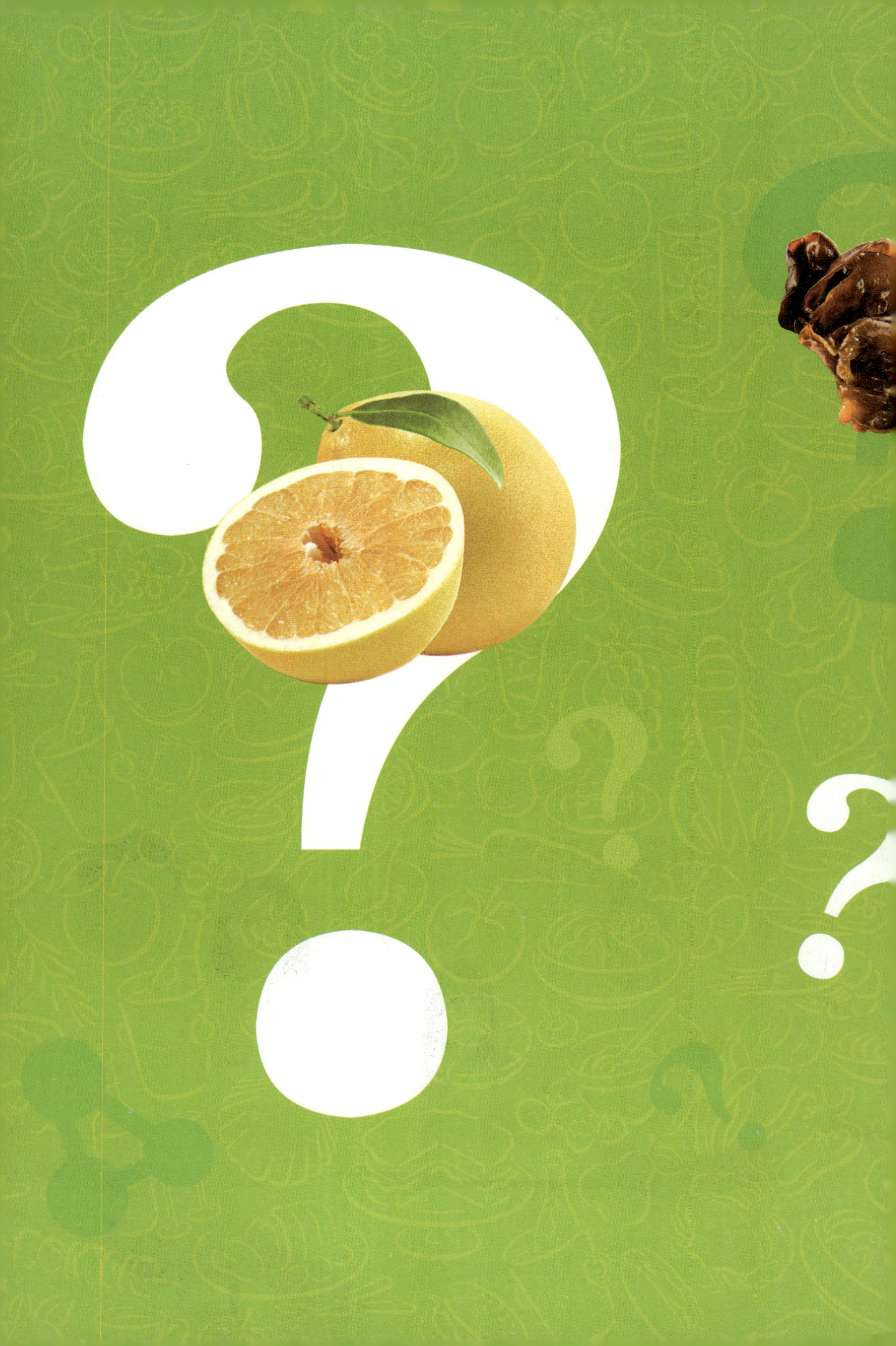

第一章

『三高』基础知识解析

『三高』是高血压、高血糖（糖尿病）和高脂血症的一种简称，它是现代社会所衍生出来的一种『富贵病』。如今，由于受工作、环境、饮食等方面的影响，许多人都在遭受『三高』所带来的折磨。『三高』之间既相互联系又相互影响，对人体有着极大的危害。在本章，我们将为大家全面解读『三高』，并了解它们之间的相互关系，帮助大家正确认识『三高』的危害并尽可能远离『三高』，从而拥有健康的身体。

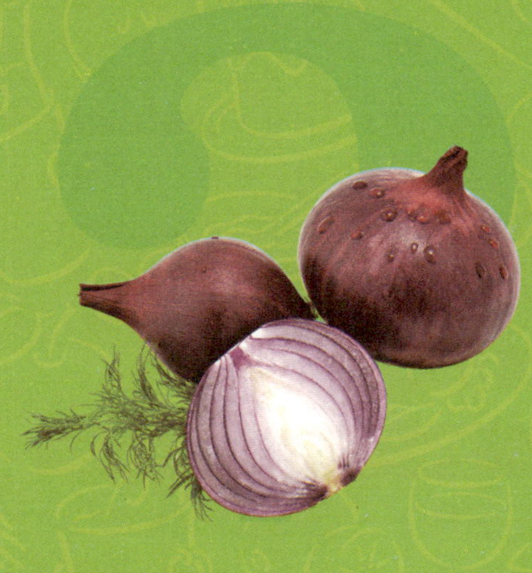

认识高血压

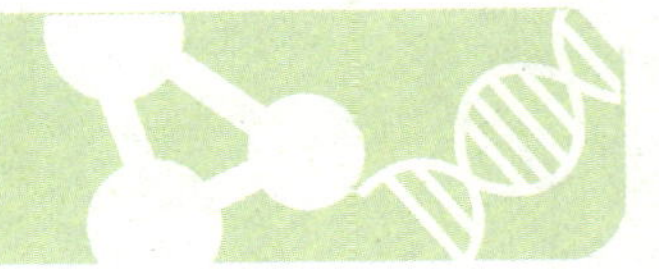

血压的相关概念

什么是血压

血压是血液在血管内流动时，作用于单位面积血管壁的侧压力，它是推动血液在血管内流动的动力。血液对动脉施加的压力称为动脉压，对毛细血管施加的压力称为毛细血管压，对静脉施加的压力则称为静脉压。每种血管的血压都不相同，即使同样是动脉，大动脉和末梢细动脉的血压也有所差异。

收缩压与舒张压

收缩压就是在血管收缩时血液对血管产生的压力，也称高压；舒张压是血管在舒张时血液对血管产生的压力，也称低压。量血压时医生会给你报两个血压值，一般而言，那个大的数字就是你的收缩压，小的数字就是你的舒张压。

血压值

正常情况下，人的高压为120毫米汞柱（16千帕）左右，低压为80毫米汞柱，个体差异略有高低。当血压达到130～139/85～89毫米汞柱，就算“临界高血压”，这时应该提高警惕，肥胖者应及时减轻体重。如果非同一日三次测出的血压都≥140/90毫米汞柱，就应怀疑患有高血压。

成年人血压值分类

分类	收缩压（毫米汞柱）	条件	舒张压（毫米汞柱）
理想血压	＜120	和	＜80
正常血压	＜130	和	＜85
正常高值血压	130～139	和（或）	85～89
轻度高血压	140～159	和（或）	90～99
中度高血压	160～179	和（或）	100～109
重度高血压	≥180	和（或）	≥110
单纯收缩期高血压	≥140	和	＜90

高血压的常见症状

在高血压初期，多数患者并没有明显的症状。当与高血压相伴多年后，才会有耳鸣、重听、心悸、容易头晕等情况出现，具体主要表现为以下几个方面。

四肢麻木

四肢麻木的现象，一般经过治疗即可好转。如果疼痛、麻痹出现在固定部位并且伴有抽搐、痉挛等现象，就有中风的危险，应赶紧送医院就诊。

头痛

头痛常发生在高血压患者的太阳穴处或脑后，多为规律性的胀痛或持续性灼痛，严重时甚至头痛欲裂。当身体激烈运动或者感到劳累时，头痛的程度便会加重。

头晕目眩

头晕目眩是高血压最常见的症状，在下蹲后突然起立时会头晕，看东西有“闪”的感觉。

精神恍惚、健忘

此症随着高血压的日趋严重而加剧，患者健忘、注意力容易分散，严重者甚至会引起阿尔茨海默病。

耳鸣

在很静谧的环境中，也会感觉有蝉鸣或其他声音，如果持续时间长，最好去医院查清病因。

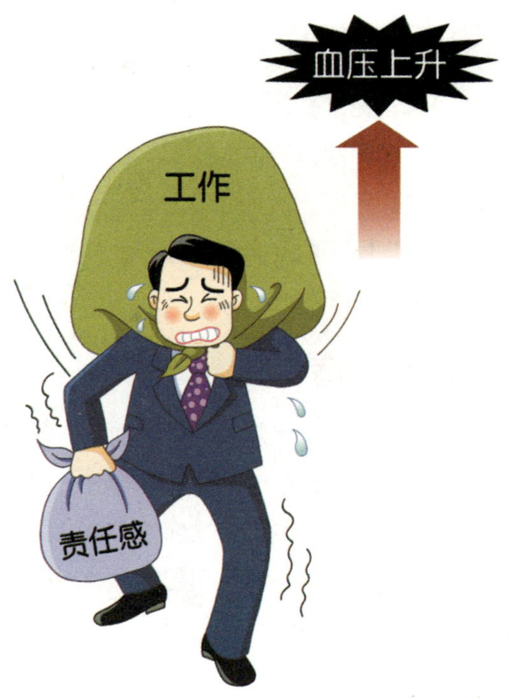

焦躁、失眠

高血压患者经常给自己很大的精神压力，致使心绪焦躁、紧张，导致心悸、失眠或在梦中突然惊醒，还会因莫名生气而冲人发火。

高血压的危害

引起脑出血及脑梗死

◎**脑出血：**高血压特别容易引起毛细血管发生动脉粥样硬化，而脑动脉也会由于胆固醇、甘油三酯的堆积引起动脉硬化。当脑内大小血管（动脉）发生硬化时，极易引起血管破裂，从而发生脑出血。

◎**脑梗死：**当血压上升时引起血流受阻，脑细胞由于得不到所需的氧气与养分就会发生坏死，从而影响大脑的正常工作。

引起肾脏病变

长期持续高血压会造成肾小动脉硬化，从而导致肾脏供血不足，引起肾功能衰退。另外，肾功能衰退后，人体内的有害物质不能及时排出体外，极易诱发尿毒症。

引起心绞痛

心绞痛是由于流向心脏的血流暂时受阻，从而导致心脏缺少氧气与养分而引起的疾病。心绞痛是缺血性心脏病的代表之一，是以高血压引起的动脉粥样硬化为主要病因的疾病。

引起心肌梗死

研究发现，高血压患者心肌梗死的发生率较正常人高2倍，而且高血压使急性心肌梗死的危险性增加，梗死后近期及远期死亡率增高，原因是高血压使心肌梗死的严重并发症增多，如急性心肌梗死时心脏破裂者有53%伴有高血压，心肌梗死伴有慢性心功能不全也常见于梗死前有高血压者。

引起视网膜出血

高血压易致眼底视网膜小动脉发生痉挛、硬化，血压急剧升高还会导致视网膜出血。

引起心功能不全

高血压对心脏的影响最直接的表现就是导致心脏肥大。心脏肥大是指心脏肌肉变厚，心脏整体变大的现象。当心肌变得肥厚后，由于向心肌供应氧气与养分的冠状动脉、毛细血管却没有随之增长，所以导致心肌处于缺氧、营养不足的状态（缺血）。另外，当心肌肥大时，细胞间的纤维质（胶原纤维）增加，从而导致心肌失去弹性而变硬，降低了心脏作为水泵的性能。由于上述双重伤害，心脏会进入慢性缺血状态，从而引起气喘、呼吸困难、心悸、心律不齐等症状，如果症状很严重的话，还会引发心力衰竭。

引起动脉粥样硬化

高血压会造成动脉血管壁负担加重及受损，进而造成动脉粥样硬化。

高血压必做的检查项目

心电图检查

长期高血压会增加心脏的负担，容易导致心肌肥厚以抵御血压的升高。此时心脏搏动会产生变化，心电图也会跟着发生变化，所以，检查心电图可以判断高血压患者的心脏是否有问题。

血液检查

高血压患者发生肾衰竭时，血钾含量会升高。高血压肾动脉硬化时，血中尿酸值增加。多数高血压患者还有血液黏稠度偏高的问题。因此，通过血液的检查，对判断动脉粥样硬化、肾脏病、心脏病等高血压综合征有很大帮助。

眼底检查

长期高血压会使眼底视网膜的血管

发生病变，影响视力，严重时甚至会导致视网膜出血。一般情况下，眼底小动脉缩小或轻微硬化时，很可能是中期高血压患者；眼底小动脉硬化显著时，很可能是晚期高血压患者；当出现视神经盘水肿时，很可能是恶性高血压患者。

尿液检查

随着高血压病情的发展，会引起肾小动脉功能的障碍，出现肾脏病变。通过尿液检查可以清楚地了解尿液中所含蛋白质和糖分的多少，从而帮助判断病情。

超声心电图

并发高血压心脏病时会有左心室增大的现象，全心衰竭时会导致左右心室都增大，并有肺瘀血征兆。这些都能通过超声心电图检查出来。比起心电图检查和胸部X线检查，超声心电图是诊断左心室肥厚最敏感、最可靠的手段。

胸部 X 线检查

通过这项检查，可了解心脏的形状、大动脉的粗细情况，从而判断高血压对动脉和心脏带来的影响。

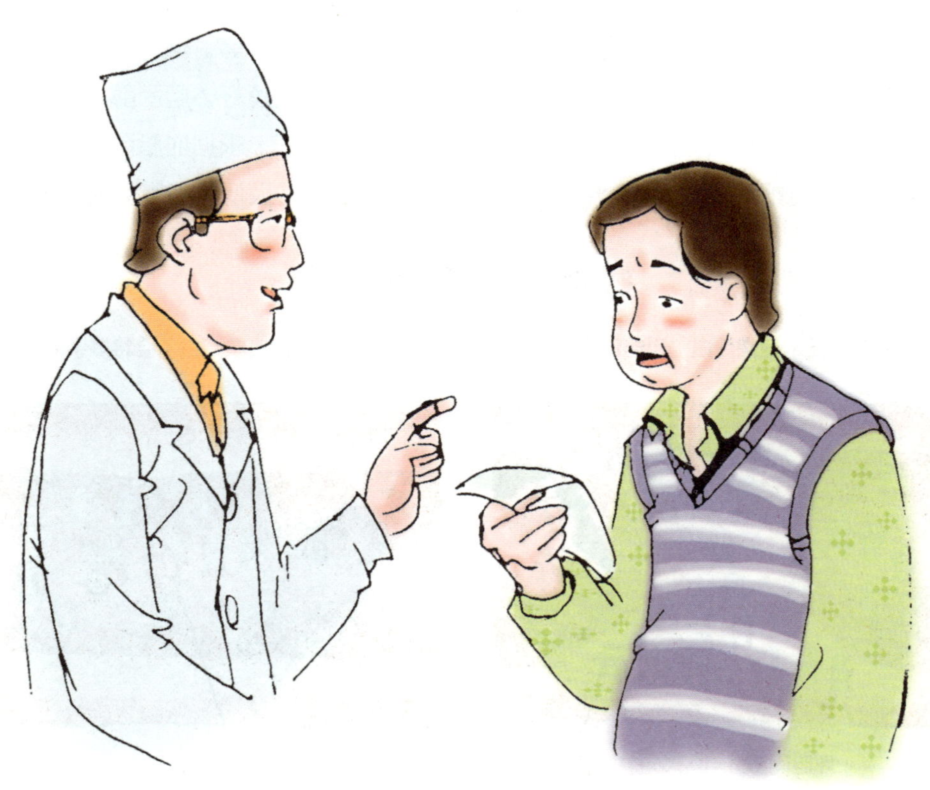

认识高脂血症

血脂的相关概念

血脂是血液中脂类家族的总称，是血液的重要组成部分。脂类家族成员主要有胆固醇、甘油三酯、磷脂和脂肪酸等，其中影响血脂水平的最主要脂类是胆固醇与甘油三酯。

甘油三酯

饮食过量后，摄入的热量超出了人体所需，身体就会将热量转化为甘油三酯，储存在脂肪细胞中。正常情况下，血液中只有少量的甘油三酯，如果它的含量过高，就会增加患冠心病的概率。所以，不妨把甘油三酯的增高作为身体健康水平的报警器，即使其他指标正常，也要提高警觉。

胆固醇

我们血液中的胆固醇主要来自于摄入的食物和肝脏的自行制造。日常食物中很多都富含胆固醇，如蛋黄、肉类、奶制品、动物内脏、海鲜等。但不是所有的食物胆固醇含量都高，胆固醇含量最高的是蛋黄、动物内脏及鱼籽。胆固醇不能直接溶于血液中，需要与脂蛋白结合成血脂蛋白后才能溶于血液。根据血脂蛋白的大小，及内在甘油三酯和胆固醇含量的密度可以分为以下5种：极低密度脂蛋白、低密度

好胆固醇与坏胆固醇

坏胆固醇（低密度脂蛋白）引起动脉粥样硬化。

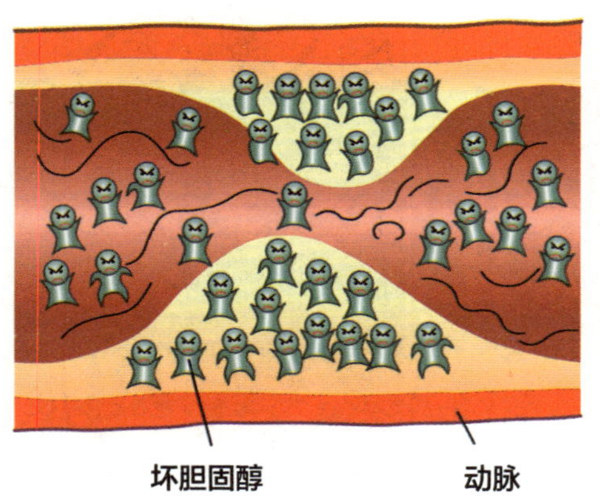

好胆固醇（高密度脂蛋白）会将多余的胆固醇运回肝脏。

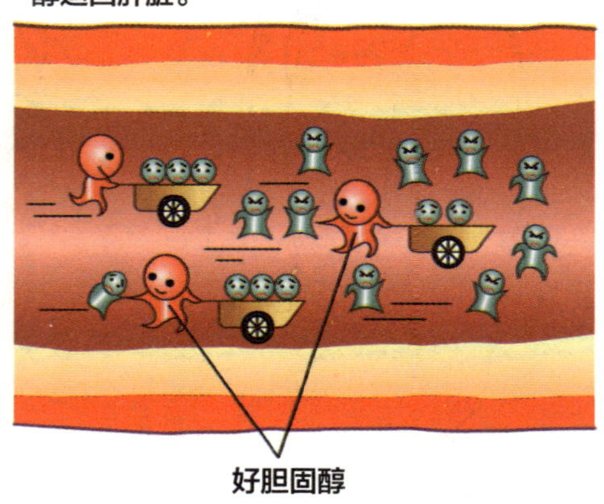

脂蛋白、中密度脂蛋白、高密度脂蛋白和乳糜微粒。其中低密度脂蛋白会沉积在血管内壁导致血管硬化，被称为“坏胆固醇”。而高密度脂蛋白能将身体内多余的胆固醇吸收排除体外，被称为“好胆固醇”。

导致高脂血症的元凶

所谓高脂血症，是指血液中胆固醇或甘油三酯水平过高。换句话说，也就是胆固醇或甘油三酯过高是高脂血症的重要检测标准。那么，究竟是什么原因导致胆固醇和甘油三酯水平过高的呢?

生活中会导致胆固醇升高的因素

◎**不健康的饮食习惯：**病从口入、饮食均衡的道理大家都懂，可日常生活中许多人却偏爱一些非健康食品，而不喜欢水果、蔬菜、粗粮等食物，这就比较容易引发肥胖、高胆固醇等。

◎**缺少运动：**久坐不动的人，身体会把热量以脂肪的形式囤积起来，导致高脂血症的发生。这类人群患心脏病的概率是平常人的2倍。

◎**抽烟：**每天吸烟数量越多，对健康危害越大。在死于心血管疾病的人群中，有1/5可以归咎于抽烟。

◎**压力过重：**精神的力量是无穷大的，有时候压力带来的不一定都是动力，还有可能是高脂血症、高血压、冠心病等病痛。

生活中会导致甘油三酯升高的因素

日常生活中，正常人的甘油三酯水平通常会低于1.5毫摩/升。而经常抽烟、喝酒、缺乏运动、摄入过量碳水化合物、处于更年期的人，甘油三酯水平往往容易偏高。另外，Ⅱ型糖尿病、肾脏或肝脏疾病、甲状腺功能减退的患者，也容易出现高甘油三酯。这些人的甘油三酯水平可能会升高到2.2～5.6毫摩/升。

高脂血症的常见症状

绝大多数人得了高脂血症后没有感觉，直到进行体检或者做其他疾病检查时才发现。虽然高脂血症症状不明显，但还是有迹可寻的，如:

◎常出现头昏脑胀或与人讲话间隙容易睡着。早晨起床后感觉头脑不清醒，早餐后可改善，午后极易犯困，但夜晚很清醒。

◎眼睑黄疣是中老年女性血脂增高的信号。主要表现为眼睑上出现淡黄色的小皮疹，刚开始时为米粒大小，略高出皮肤，严重时布满整个眼睑。

◎腿肚经常抽筋，并常感到刺痛。这是胆固醇积聚在腿部肌肉中的表现。

◎短时间内在面部、手部会出现较多黑斑。这些黑斑较老年斑略大，颜色较深。

◎看东西时常常一阵阵模糊。这是血液变黏稠、流速减慢，使视神经或视网膜暂时性缺血、缺氧所致。

高脂血症的危害

胆固醇过高引起的危害

当过多的低密度脂蛋白胆固醇存在于血液中时，它们会沉积在血管内壁，形成脂肪斑。当脂肪斑越来越多，血管内壁就会越来越厚，血管的通道就会随之变窄，经过的血液就变少了，久而久之，就形成了动脉粥样硬化。动脉粥样硬化是以一种突发的模式而令血管完全闭塞，这时候脂肪斑极易脱落，在血管内壁形成伤口，活化血小板的活动，最终形成血栓完全堵塞血管。这样就容易导致以下病症的发生：

◎脑部的动脉会因粥样硬化出现闭塞而形成中风。

◎心脏的冠状动脉出现硬化时便会引发冠心病。

◎四肢的动脉若因粥样硬化出现闭塞，相关的组织便会坏死，造成坏疽。

甘油三酯过高引起的危害

◎甘油三酯过高可能会引起动脉粥样硬化和心血管疾病，如心肌梗死、中风等。

◎当血液中甘油三酯的含量增加时，会降低高密度脂蛋白胆固醇的含量。

◎过高的甘油三酯也是导致5大代谢综合征（也称为“综合征大肚反”）的重要因素，如高密度脂蛋白胆固醇水平低、糖尿病、腹部肥大、高脂血症和高血压。

高脂血症的检查诊断

高脂血症可以通过血液检查诊断出来。由于没有自觉症状，大多数患者是在体检或因其他疾病就诊时发现的。因此，定期检查身体是发现高脂血症的最好方法。

检查前的备忘录

◎专家强调，血脂检查必须空腹12小时以上。人在进食后，食物中的脂类被小肠吸收，形成乳糜微粒进入血液，此时，抽血会发现血清相当混浊，检测结果乳糜微粒和甘油三酯含量显著升高，同时伴有其他脂蛋白成分的变化，10~12小时后恢复至原空腹水平。所以，血脂检查一般在早晨空腹进行比较好。如果上午8点抽血，那么前一天晚上8点后就应该停止进食了。

◎抽血前一天忌食高脂肪食物，忌饮酒，否则会导致总胆固醇含量偏高。

◎检查的头天晚上一定要休息好，不要熬夜，避免情绪激动，以免影响第二天的检查准确度。

◎检查前应该保持平时的饮食习惯，维持体重的稳定。

◎检查前不能服用避孕药、降压药等影响血脂水平的药物。

◎在身体状态比较稳定的情况下（4~6周内无急性病发作）检查。

认识糖尿病

血糖的相关概念

血糖

血糖指的是血液中的葡萄糖，它的来源有3种：一种是我们平时所吃的食物，比如米饭、面食、蔬菜、水果等；另一种是肝脏里的肝糖分解后形成葡萄糖进入血液，成为血糖；还有一种是食物中的乳酸、氨基酸等非糖物质，它们也可以转化为葡萄糖。其中平时的食物是我们获得血糖的主要来源。血糖值如果正常，我们的身体就会处于健康状态。

胰岛素

胰岛素是体内唯一能降低血糖浓度的一类激素，但它不能直接发挥作用，必须要借助胰岛素受体，和胰岛素受体紧密结合才能产生降糖效应。胰岛素受体是一种特殊的蛋白质，这种蛋白质受体对胰岛素特别敏感，而且识别性极强。它们能使血液中的葡萄糖迅速进入细胞内并被利用，从而使血液中的血糖含量降低。当血液中的血糖浓度升高时，会刺激胰岛素释放；当血糖浓度降低时，则会引起使血糖升高的另一类激素（胰高血糖素或肾上腺素）的释放。

诱发糖尿病的因素

经过科学研究发现，糖尿病的诱因有以下几种：肥胖、妊娠、病毒感染、遗传、饮食结构、生活环境的差异等。

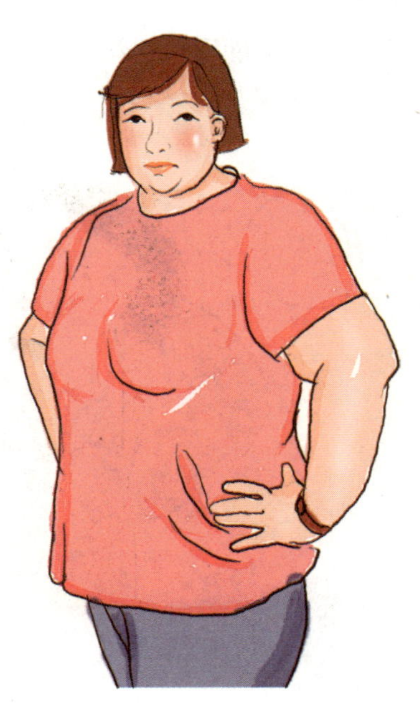

肥胖

肥胖易引发Ⅱ型糖尿病，特别是腹部肥胖者。因为肥胖者本身存在着明显的高胰岛素血症，而高胰岛素血症可以使胰岛素与其受体的亲和力降低，阻碍了胰岛素的正常工作，引发胰岛素抵抗。腹部细胞对胰岛素敏感性原本就比其他部位低，而腹部肥胖者，主要是脂肪组织增多。这种增多，只是细胞体积增大，但脂肪细胞数目并未增多，导致细胞膜上受体数目相对减少而引起胰岛素抵抗，从而使葡萄糖清除率明显降低，导致高血糖，引起糖尿病。

妊娠

妊娠期内，母体会产生多种对胎儿健康有利的激素，但是它们也可以阻断母体的胰岛素作用，引起胰岛素抵抗，从而诱发糖尿病。

病毒感染

病毒进入人体后，直接侵害胰岛素β细胞，并抑制了β细胞的生长，从而导致胰岛素分泌缺乏，最终引发Ⅰ型糖尿病。某些Ⅰ型糖尿病患者，就是在患感冒、腮腺炎等病毒感染性疾病后才发病的。

遗传因素

糖尿病具有家族遗传性，但这种遗传性也需外界因素的作用才诱发，比如肥胖、运动量减少、饮食结构不合理、病毒感染等。即使遗传基因相同，体质相同，但生活形态不同，也会形成差别，糖尿病的发病概率就会因此改变。

压力过大

压力可分为由寒冷与疼痛引起的肉体上的压力，以及由家事、工作重任、人际关系等因素引起的精神上的压力。因精神上累积过多压力而陷入忧愁状态的人，血糖值一旦上升就很难下降。累积过多压力，若以“吃”来消除压力，又很容易因摄取热量过量而导致肥胖，进而导致血糖值上升；另外，压力过大，人就会变得无精

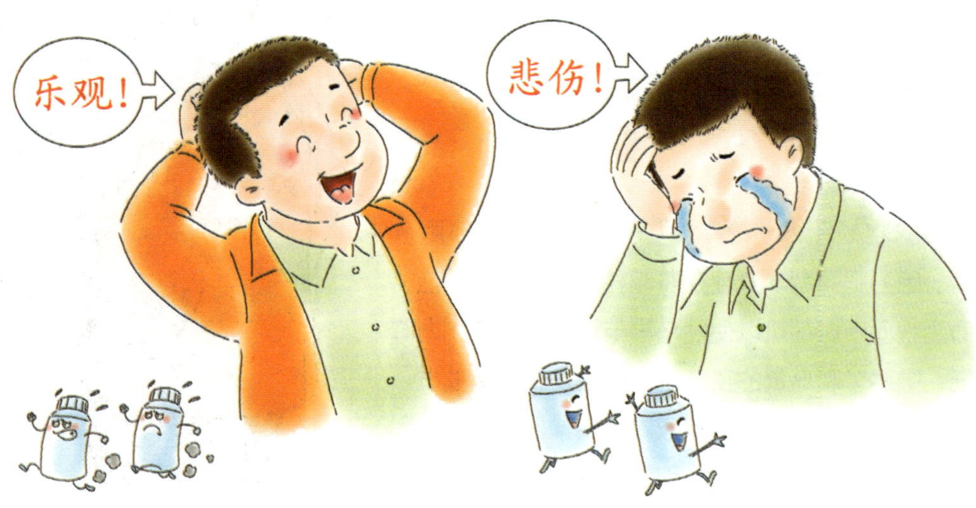

打采，运动量不足，也容易形成肥胖，从而导致血糖值上升。压力过大同时对胰岛素的功能也会造成影响，从而成为罹患糖尿病的导火索。

饮食不当

在血糖波动比较厉害的患者中，1/3是因为饮食控制不当引起的。饮食不当主要包括以下几项：

◎经常参加宴会。

◎经常集体进餐。

◎有吃夜宵的习惯。

◎喜欢吃零食。

◎摄入过多含糖食品。

◎喜欢吃油腻的食物。

◎经常吃油炸食品。

◎很少或讨厌吃新鲜蔬菜。

◎过量饮酒。

糖尿病的常见症状

糖尿病初期的症状

◎**“三多一少”：**多饮、多食、多尿及体重减少。这四种症状在不同类型的糖尿病中出现的时间、顺序可能不同，但常常贯穿于整个病程。

◎**手脚麻木疼痛：**因为糖尿病可能会引起末梢神经炎，所以会出现此种情况。

◎**视力下降：**糖尿病可能会引起白内障，从而导致视力下降，严重时可引起急性视力下降。

◎**便秘、腹泻：**糖尿病可能会引起内脏神经病变，造成肠胃功能紊乱。

◎**胆道感染：**由于糖尿病并发胆囊炎的概率较高，有时甚至会发生胆囊坏疽和穿孔。

◎**脑梗死：**糖尿病也容易并发脑梗死的危险，有10%～13%的脑梗死是由糖尿病引起的。

糖尿病恶化后的症状

持续的高血糖状态，会使血管相对发生病变。因为全身都布满着血管，所以影响也会扩及全身，结果引发糖尿病的种种并发症。这些并发症所导致的外在症状也很多：如看东西时出现两重三重的影像；视力退化；头晕；容易罹患蛀牙、牙周炎；容易罹患肿疮、皮肤炎；皮肤痒；步行中会脚痛到无法行走（只要休息后就会好转）；手指尖或脚趾尖感到麻木；手或脚冰冷；腿部变得容易抽筋；脚部水肿；脚部的伤口容易化脓；容易便秘、下痢；性欲不振；男性无法正常勃起。这些症状并非同时出现，但以上都是糖尿病发展到一定程度后才会出现的症状。所以，当发现自己有上述症状时，要立即到医院检查。如得不到合理治疗，那么最后很可能导致双目失明、尿毒症、脑血管及心脏病变、下肢坏疽等，甚至危及生命。

血糖值与糖尿病的关系

人的生命活动都是以血液中的葡萄糖为热量来源的。人们从食物中摄取养分后，体内就会产生葡萄糖。因此，用餐后血液中的糖量会增加，而被当作热量消耗后就会减少。下次用餐时血糖再度上升，反反复复地上升与下降，也就是说，血糖值会在一定范围内反复地上升与下降。

血糖值的表示方法

血糖值的表示方法要用到两种计量单位：一种是毫克/分升（mg/dl），为惯用计量单位；另一种为毫摩/升（mmol/L），为法定计量单位。两种单位之间的换算公式为：毫摩/升×18=毫克/分升。

血糖值诊断标准

分类	空腹血糖值（毫摩/升）	口服75克葡萄糖之后2小时血糖值（毫摩/升）
正常范围	3.9～6.0	＜7.8
糖尿病前期	≥6.1～7.0	≥7.8～11.1
糖尿病	≥7.0	≥11.1

一天内的血糖值变化

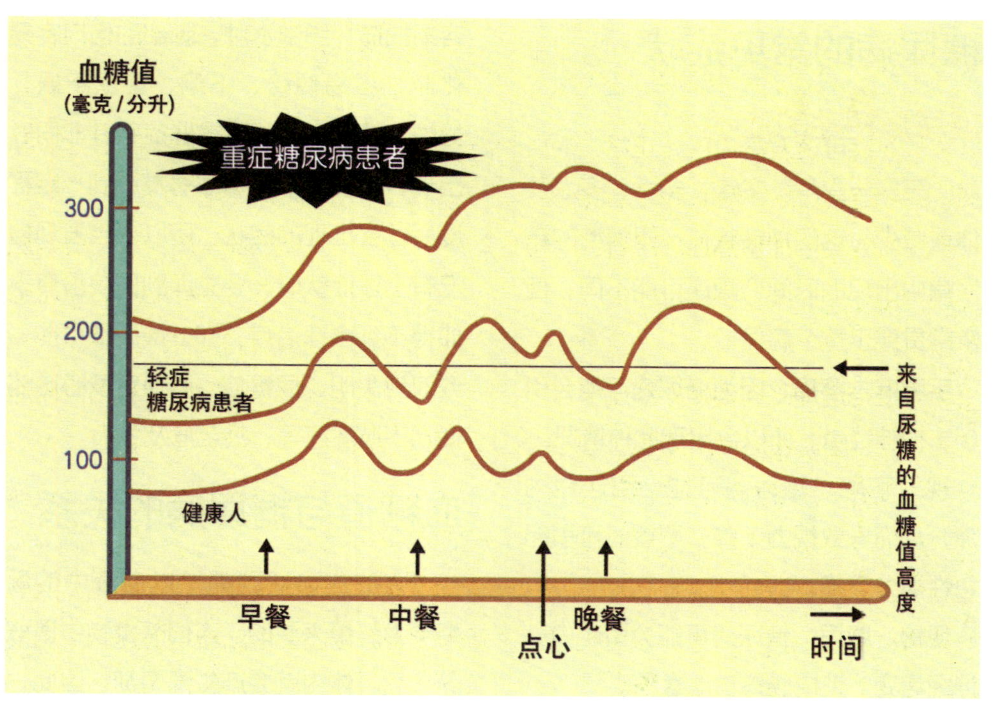

“三高”之间的关系

同宗同源的高血压与糖尿病

◎糖尿病易引起肾脏损害，肾脏受损害后可使血压升高。

◎血糖高的人，其血管对有升压作用的血管紧张素比较敏感，使血压更容易升高。

◎血糖较高的人，其血液黏稠度会增加，从而使血管壁受损，血管阻力增加，易引起高血压。

◎高血压不仅会诱发高血糖，还会加重高血糖症状，使糖耐量递减者转为糖尿病。

相伴相生的高脂血症与糖尿病

◎糖尿病常伴有脂代谢紊乱，其特点是甘油三酯增高和高密度脂蛋白降低。

◎Ⅱ型糖尿病患者是由于进食过多，运动过少，促使体内脂类合成增多，这也是造成血脂增高的原因。

◎肥胖伴高脂血症者由于胰岛素受体数相对减少，从而产生胰岛素抵抗，因而易诱发糖尿病。

◎当糖尿病患者胰岛素不足时，体内脂酶活性会降低，易导致血脂增高。

互为因果的高血压与高脂血症

◎**高脂血症可诱发高血压：**正常人的血管内膜是光滑流畅的，当血脂增高时血液黏稠度就会随之增高，使血流阻力增加，血压升高。

◎**高脂血症还会加重高血压患者的病情：**体内血管内壁受损往往是高血压患者普遍存在的问题，如果发生高脂血症，造成脂类物质沉积于血管壁，就会加重高血压患者的病情。

◎**高脂血症增加降压难度：**高脂血症还能降低抗高血压药物的敏感性，增加降压治疗的难度，因此在治疗高血压的同时还应降血脂。

◎**同时患有高脂血症和高血压易致冠心病：**高脂血症和高血压同时发生的患者，其冠心病的发生率可能会大大高于仅患其中一种疾病的患者。

◎**易诱发其他并发症：**高血压和高脂血症的合并发生，可诱发动脉粥样硬化、冠心病等多种疾病。其中，最易发生动脉粥样硬化的高血压还会造成糖耐量递减或诱发糖尿病。

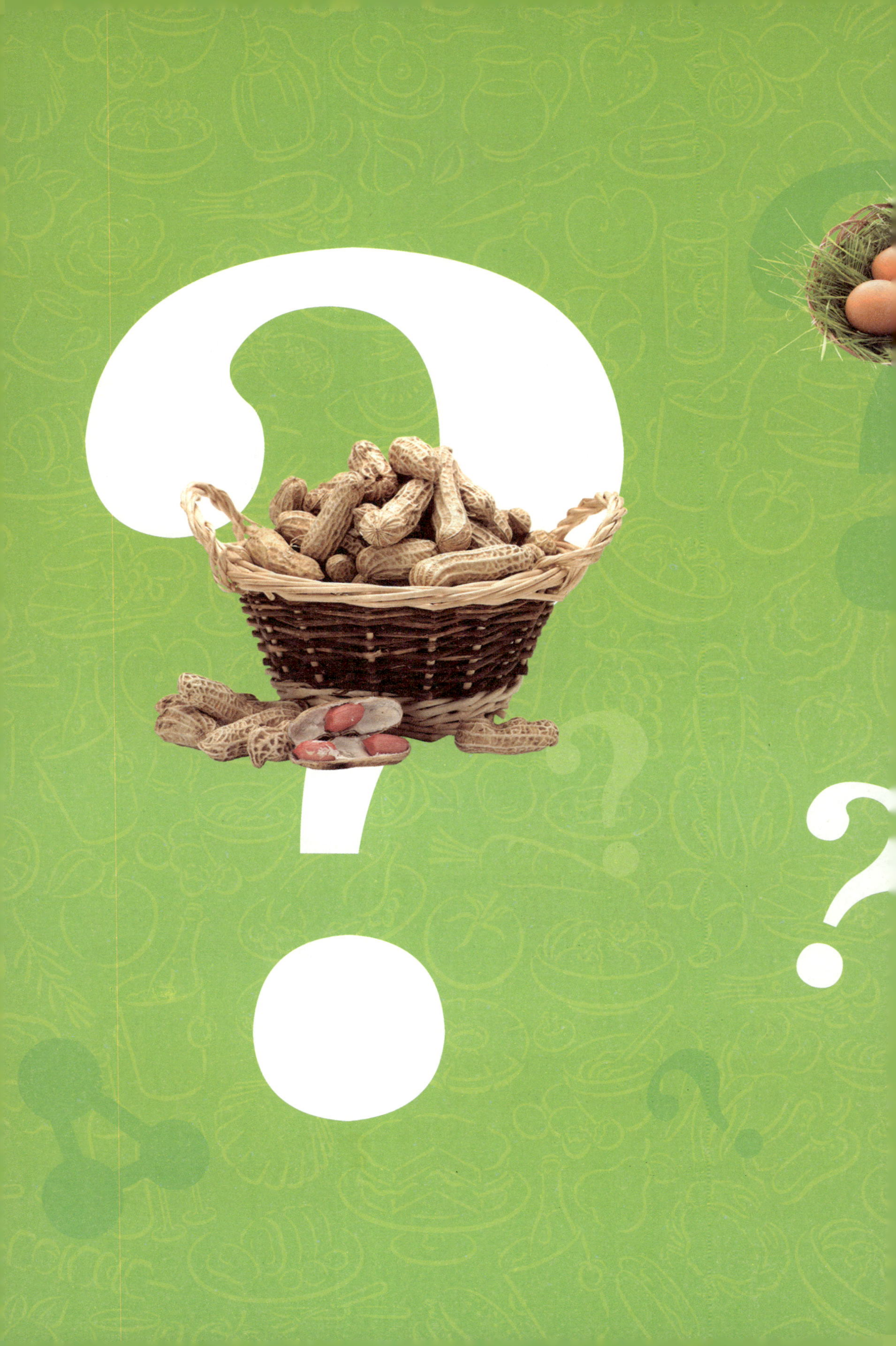

第二章

降『三高』的营养素推荐

蔬菜、水果、五谷、肉类、海鲜等纯自然的食物往往是『三高』患者的天然帮手，其因为含有可以降低胆固醇、稳定血压、平衡血糖的营养成分，而深受大家的欢迎。而绿色的、黄色的、红色的等五彩缤纷的食材，不仅美观，而且由于颜色的差异，适合的人群也不同，患者可针对自己的病情，合理挑选适合自己的食材，搭配有益健康的菜肴。

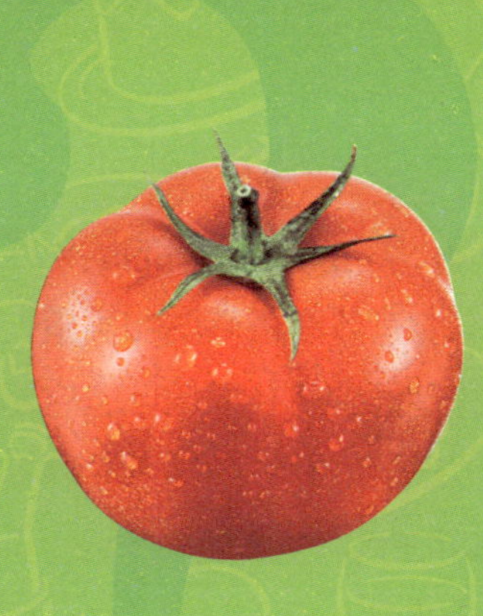

维生素C ——对抗“三高”的主打武器

日摄取量
2000～3000毫克

食物来源推荐
西红柿
橙子
红薯
猕猴桃
西蓝花
苹果
柠檬
菠萝

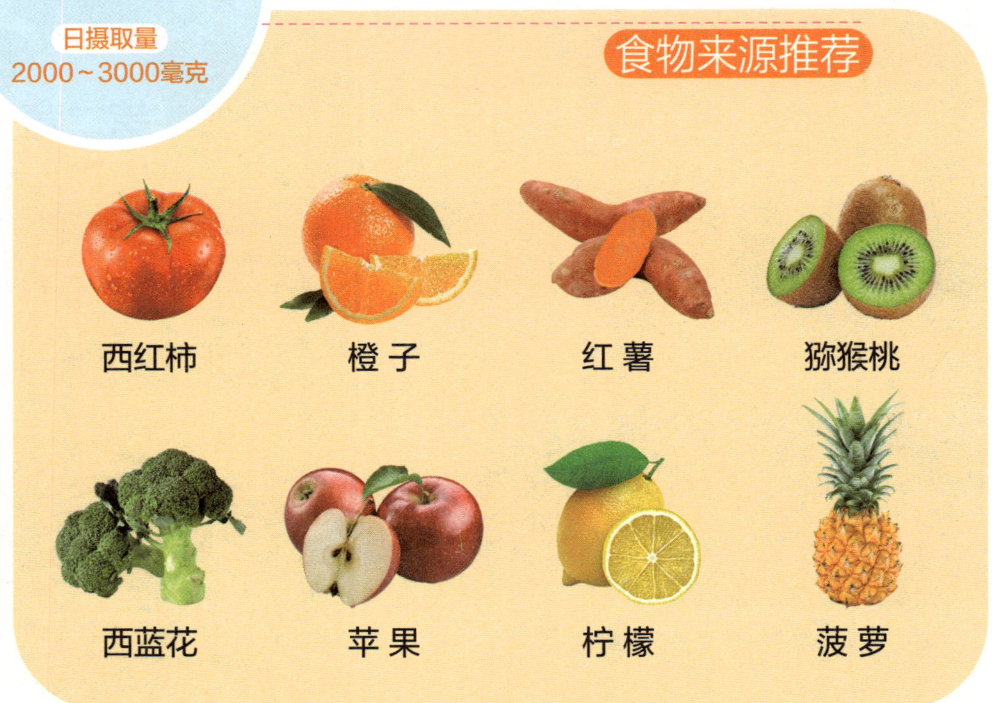

降“三高”原理及其营养功效

维生素C的主要作用是维持细胞间质的形成，参与组织细胞的氧化还原反应和体内其他代谢反应，能有效软化血管。维生素C能有效改善脂肪和类脂，特别是胆固醇的代谢，即通过抗氧化作用来防止胆固醇等脂质的氧化。因此，它是“三高”人群饮食中必不可少的一种营养素。维生素C也是保护心脏的第一营养素，每天适量食用富含维生素C的食物可以显著减少血中甘油三酯及胆固醇的含量。

营养师小叮咛

◎吃苹果能够增加血液中维生素C的含量，减少肠内不良细菌的数量，帮助改善肠内的细菌菌丛状况，预防高脂血症等疾病。

◎科学研究表明，每日补充维生素C，可以显著降低血压。每日服500毫克维生素C，一个月后高压和低压都会降低9%。举例来说，患者的高压可以从155毫米汞柱降到142毫米汞柱，低压可以从87毫米汞柱降到79毫米汞柱。

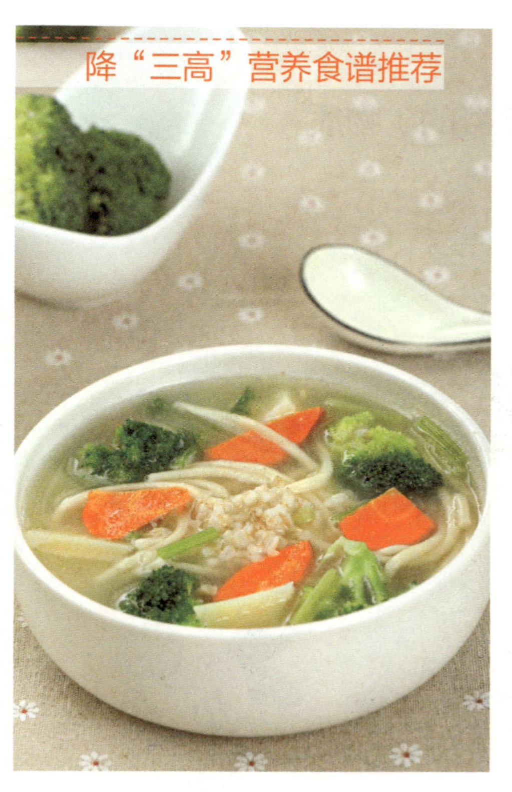

蔬菜杂汤

材料

西蓝花块、芹菜段、土豆、胡萝卜、意粉各100克，糙米50克。

调料

盐1小匙。

做法

❶ 土豆、胡萝卜分别洗净，去皮，切块；糙米淘洗干净，入清水中浸泡2小时，备用。

❷ 意粉入锅中煮至熟透，捞出，备用。

❸ 锅置火上，倒入适量水和糙米，大火煮沸后转小火煮35分钟，再转大火，放入西蓝花块、芹菜段、土豆块、胡萝卜块，再次煮沸，然后转小火煮15分钟，再放入意粉，煮沸，最后加盐调味即可。

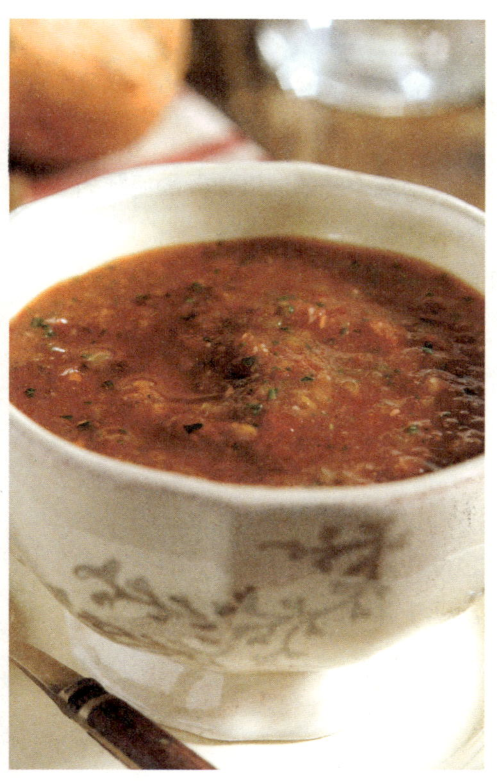

西红柿土豆鸡末粥

材料

新鲜鸡胸肉末200克，西红柿、土豆各1个，软米饭、葱花、姜片各适量。

调料

老抽适量。

做法

❶ 土豆洗净，去皮，放入锅中加水煮熟，捞起后切小丁，备用；西红柿洗净后，用开水烫一下去皮，切小块。

❷ 油锅烧热，放入葱花、姜片爆香，然后放入鸡胸肉末，煸炒至熟，再放入西红柿块混合，翻炒。

❸ 然后将土豆丁和软米饭一起放入锅内，加入适量水用小火煮5～10分钟，加入少许老抽，再煮3分钟即可。

锌——促代谢、强免疫的矿物质

日摄取量 9~12毫克

食物来源推荐
牡蛎
蛤蜊
牛肉
羊肉
山药
鸡蛋
鱼
核桃

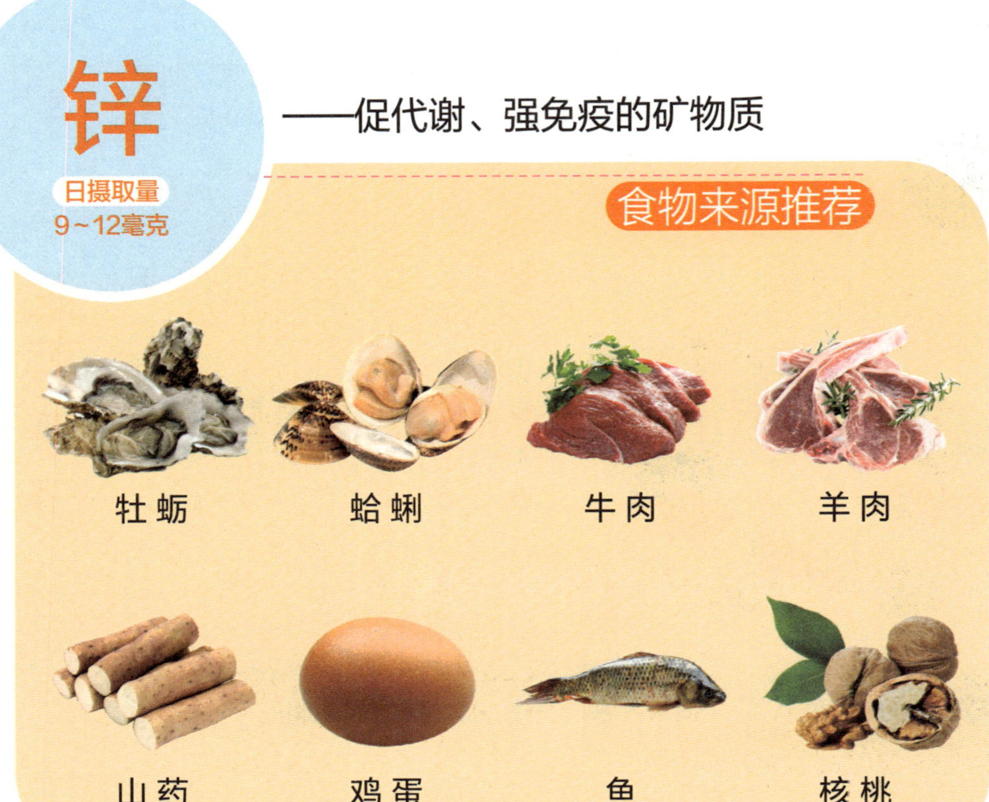

降“三高”原理及其营养功效

锌是胰岛素的构成成分，能调节胰岛细胞分泌胰岛素，并能促进胰岛素与肝细胞膜结合，具有稳定血糖的作用。

同时，锌具有抑制胆固醇在肝脏合成和加速胆固醇排泄的独特作用，能明显减少血液中的胆固醇和甘油三酯含量，具有良好的降血脂作用。并且锌还能减少血脂在血管壁上的积存，降低血管外周阻力，从而起到降低血压的目的。

营养师小叮咛

素食者、酒精中毒者或服用青霉素及利尿剂者，体内对锌的吸收率会明显降低，有必要加强锌的摄入。从饮食中摄取最好，也可利用保健食品获取。但一定要注意摄取的量，因为锌一旦摄取过量，很可能会出现头痛、呕吐及贫血等症状。一般情况下，锌的摄取量超过正常量2克，就会引起急性中毒。因此，千万不要摄取过量。

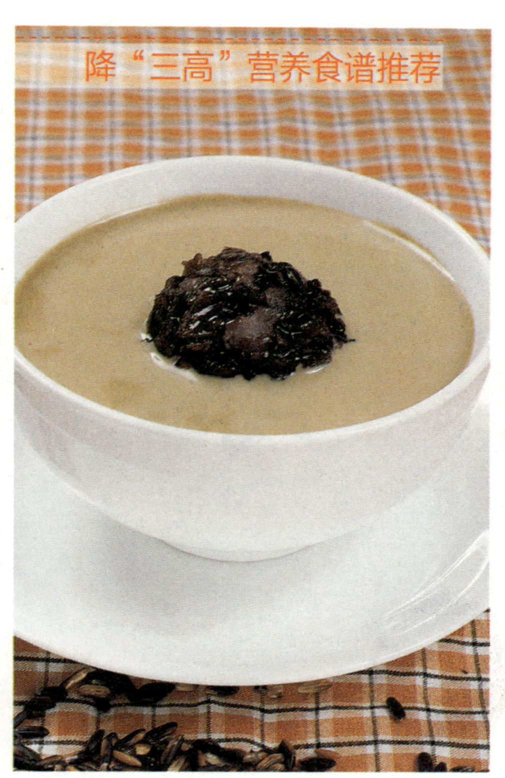

黑米核桃仁粥

材料

黑米180克，核桃粉200克，红豆沙1大匙。

调料

无。

做法

1. 黑米淘洗干净，在清水中浸泡3小时，然后与红豆沙一起放入蒸锅中蒸熟，即成豆沙米饭。
2. 锅内加水烧开，将核桃粉用温水调成糊状，然后倒入烧开的水中，搅匀，烧开后盛入碗中，再将蒸好的豆沙米饭放入核桃粥中，搅拌均匀后即可食用。

Tips

常食能乌发、润肤美容，并能补脑益智，适合须发早白、失眠健忘及贫血患者食用。

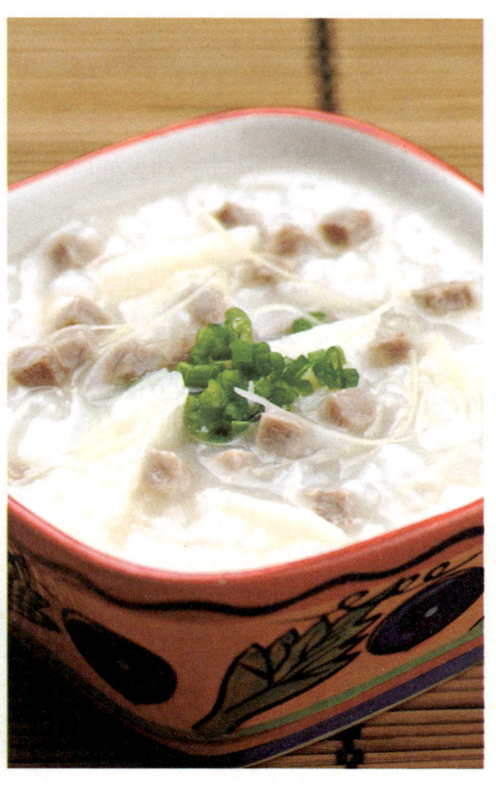

山药瘦肉粥

材料

猪瘦肉150克，大米、山药各100克，芡实50克，葱花适量。

调料

盐少许。

做法

1. 芡实洗净，用冷水浸泡回软；大米淘洗干净，用冷水浸泡半小时后沥干水分，备用；山药冲洗干净，去皮切成块；猪瘦肉清洗干净，切成丁。
2. 锅置火上，加入约2000毫升冷水，然后加入大米、芡实，用大火烧沸，搅拌几下，改用小火熬煮至半熟时，加入山药丁和肉丁。
3. 继续煮至粥成，最后加入盐调味，撒上葱花即可。

钙——血液稀释剂

日摄取量
800～1000毫克
食物来源推荐
牛奶
豆腐
虾
海带
鸡蛋
莲藕
紫菜
鱼

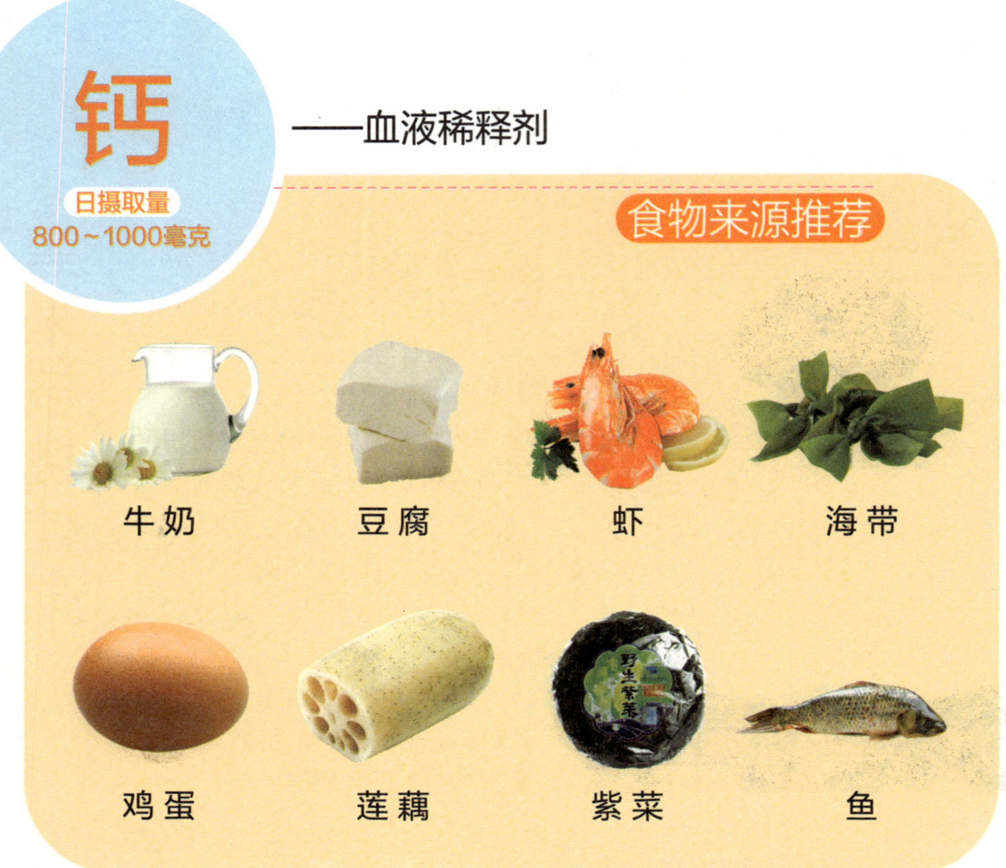

降“三高”原理及其营养功效

钙摄入充分时，可增加尿钠排泄，减轻钠对血压的不利影响，从而起到降低血压的作用。

钙还可以降低细胞膜通透性，促进血管平滑肌松弛，并能够对抗高钠所致的尿钾排泄增加，起到保钾作用。钾有稳定细胞膜的作用，可缓解血管壁的紧张状态，从而起到降血脂、降血压和防止血栓形成的效果。因此，在日常饮食中适量添加钙质，对人体有很大的益处。

营养师小叮咛

◎草酸会妨碍人体对钙的吸收，所以应避免草酸与钙质同时摄取。

◎人体对钙的吸收率也受到其他营养素的影响，如摄取过量的磷就会妨碍对钙的吸收；当钙要在肠内被吸收或从骨骼内被提出时，都需维生素D的协助，而人体在晒太阳时就能制造维生素D，所以适度地照射紫外线也能间接地帮助钙质吸收。

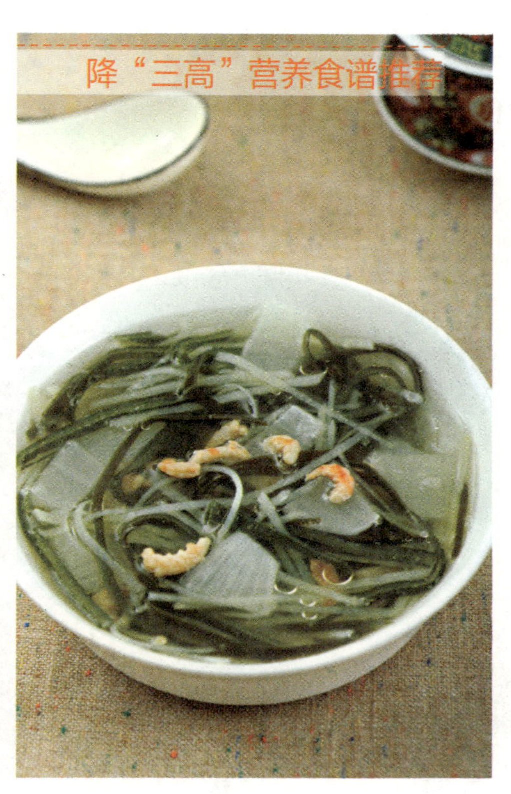

海带土豆汤

材料

土豆150克，干海带、洋葱各50克，水发海米适量。

调料

盐、味精、香油各少许。

做法

1. 土豆去皮，洗净，切丝；干海带入锅中蒸35分钟，取出，洗净，切丝后入沸水中略氽烫，捞出，沥干；洋葱去皮，切块，备用。
2. 土豆丝加入有盐的清水中浸泡10分钟，捞出，沥干，备用。
3. 油锅烧热，放入洋葱块炒香，然后加入适量水、水发海米煮沸，撇去浮沫，接着放入土豆丝、海带丝略煮，最后加盐、味精调味，滴入香油即可。

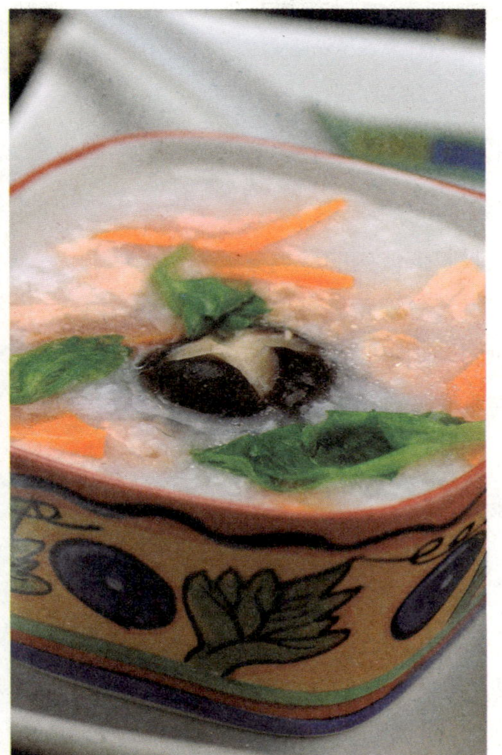

三文鱼蔬菜粥

材料

米饭200克，三文鱼30克，鲜香菇50克，胡萝卜20克，菠菜少许。

调料

盐1小匙。

做法

1. 鲜香菇去根部，并在表面刻花；胡萝卜去皮，洗净，切片。
2. 锅中加入适量水、盐用大火煮，开锅后放入三文鱼，待再次煮开后，再将其他材料一起入锅，煮3分钟左右即可。

Tips

三文鱼中含有丰富的不饱和脂肪酸，能有效提升高密度脂蛋白胆固醇、降低血脂和胆固醇。

铬——分解葡萄糖的天然助手

日摄取量
50~200毫克
食物来源推荐
山药
牛肉
葡萄
玉米
蛋黄
菠菜
白菜
胡萝卜

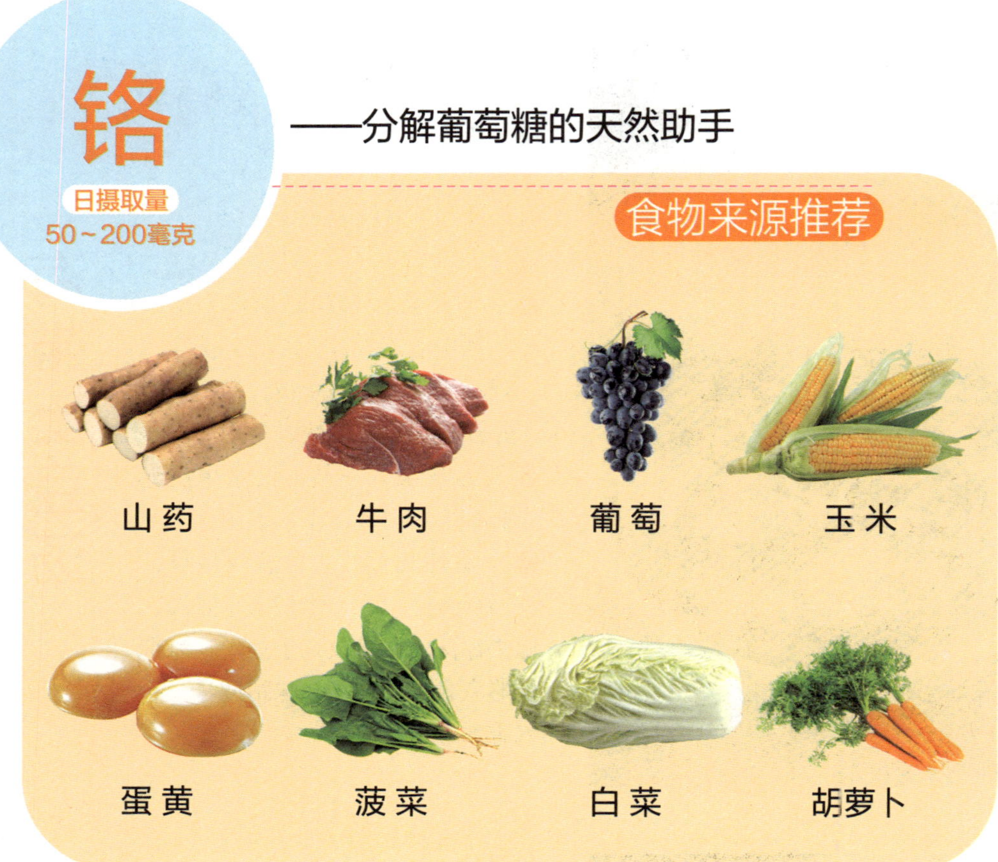

降“三高”原理及其营养功效

铬能抑制胆固醇的生物合成，降低血清总胆固醇和甘油三酯含量，升高高密度脂蛋白胆固醇的含量。老年人缺铬时易患糖尿病和动脉粥样硬化。

铬是胰脏分泌胰岛素时所需的微量元素。当吸收进体内的糖类分解为葡萄糖，并从小肠吸收、使血液中的血糖值上升时，胰脏就会分泌胰岛素，帮助肌肉及肝脏吸收葡萄糖。当体内热量不足，葡萄糖就会被肌肉细胞吸收，转换为热量供人体消耗；但当体内热量充足时，葡萄糖就会被囤积在脂肪细胞中。而铬能活化胰岛素功能、帮助血液中的葡萄糖被肌肉细胞有效吸收。因此，一旦缺乏，就会使胰岛素无法活性化，从而使糖类无法顺利代谢，导致血糖升高。

营养师小叮咛

◎人的年纪越大，身体越不易保留铬，所以中老年人更要注意摄取铬。

◎铬若能与糖类代谢时所需的维生素B_1一起摄取，效果更佳。

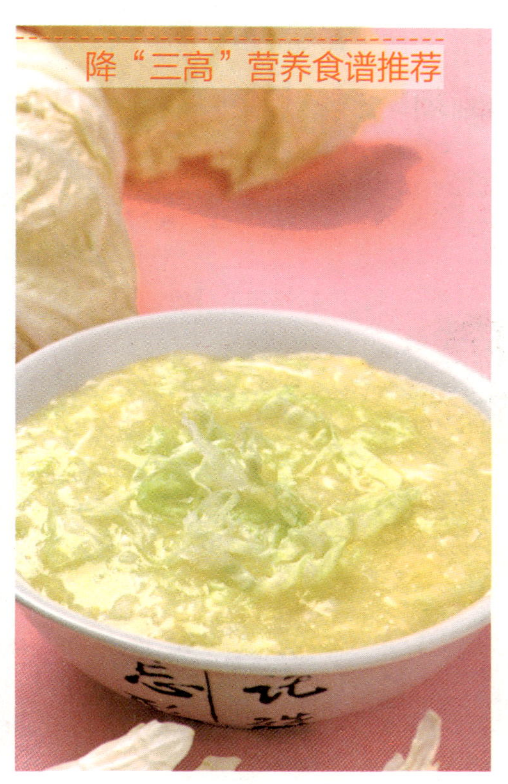

白菜粥

材料

大米200克，白菜300克，鸡蛋2个，葱、姜各适量。

调料

盐、老抽、鸡精各适量。

做法

1. 大米淘洗干净，浸泡1小时；白菜取心切成细丝；葱、姜分别切丝；鸡蛋打入碗中，打散后备用。
2. 油锅烧热，放入葱丝和姜丝，爆炒出香味后放入白菜丝，倒入老抽，不断翻炒。当白菜丝将熟时，加入盐和鸡精，炒熟后盛出，备用。
3. 另取一锅，放入大米后倒入清水，用大火煮沸后改为小火，继续熬煮，而后加入蛋液和白菜丝，搅拌均匀即可。

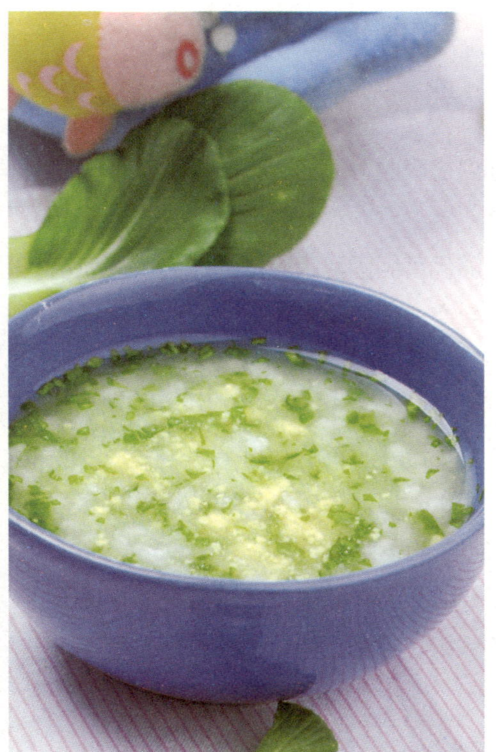

菠菜蛋黄粥

材料

软米饭200克，熟鸡蛋黄1个，菠菜50克。

调料

无。

做法

1. 菠菜洗净，切末。
2. 将熟鸡蛋黄、软米饭、适量水一起放入锅内，先大火煮烂成粥。
3. 将菠菜末加入蛋黄粥内，略煮后即可食用。

Tips

从粥中的菠菜和蛋黄等食品可获得维生素A，有明目、使皮肤柔润和保持皮肤弹性的作用。

植物固醇 ——胆固醇的抑制剂

日摄取量
200～400毫克

食物来源推荐
芝麻
花生
黄豆
糙米
燕麦
白果
白菜
荞麦

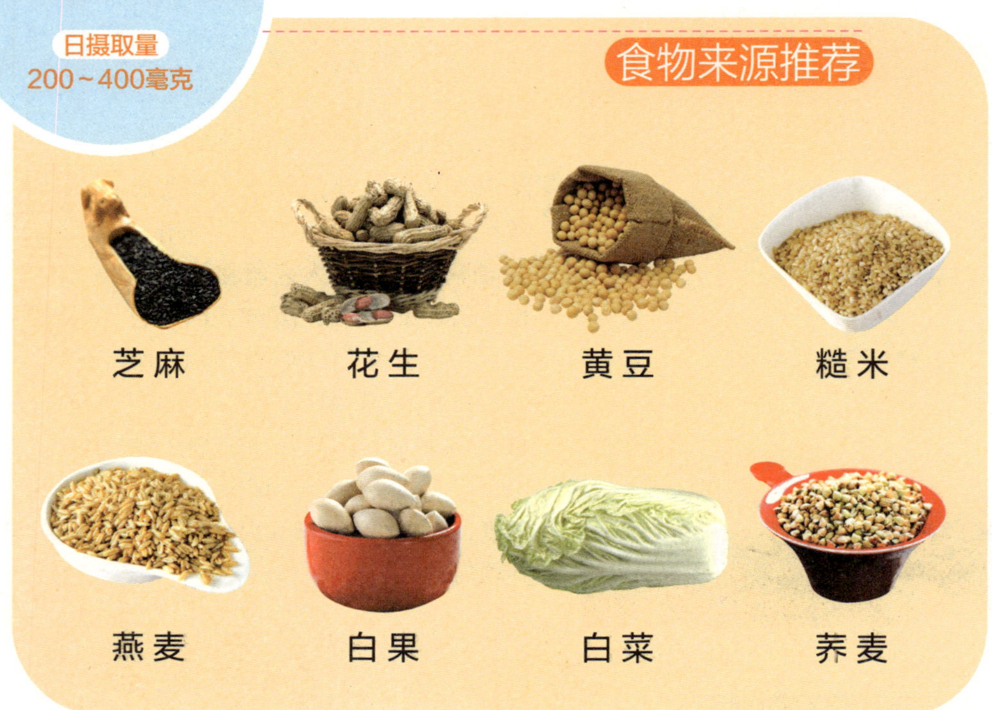

降“三高”原理及其营养功效

食物内的胆固醇会跟胆汁酸结合，并在小肠内被吸收。而如果人体摄取了植物固醇就可以让食物内的胆固醇不容易被身体吸收。

这是因为植物固醇跟胆固醇的构造相似，能够代替胆固醇跟胆汁酸结合，从而阻碍胆固醇被人体吸收，而没有被吸收的胆固醇会变成粪便排出体外，这样就会降低血中的低密度脂蛋白胆固醇。

营养师小叮咛

◎就算人体的胆固醇值很高，也几乎不会有自觉症状，但如果置之不理，则可能会引起动脉粥样硬化，还可能引发心肌梗死及脑出血等严重疾病。

◎植物固醇能降低胆固醇，但是若没有定期摄取，就不会有效果。通常情况下，植物固醇需要2～3周才能发挥改善血中胆固醇值的效果，且一旦停止摄取，则血中胆固醇会在3周内回到原来的水平。

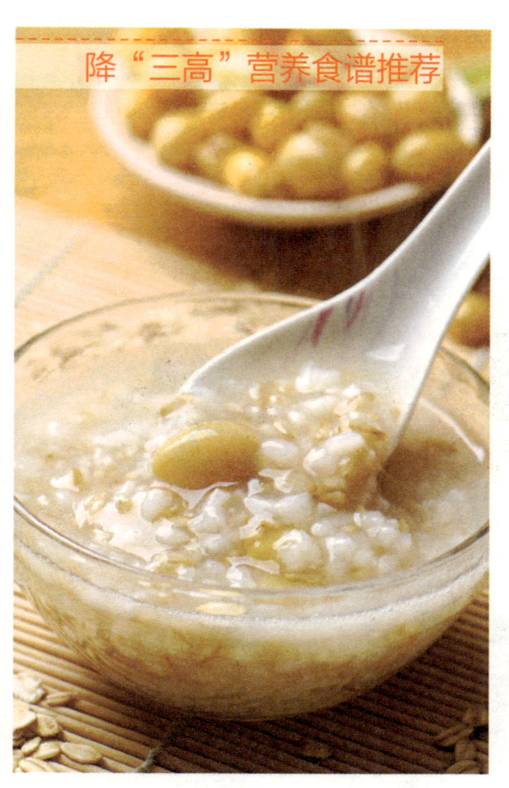

白果麦片粥

材料

大米100克，燕麦片50克，干白果适量。

调料

盐适量。

做法

❶ 大米淘洗干净，放入清水中浸泡1小时。

❷ 干白果去壳后洗净，放入清水中泡软后捞出，再放入沸水锅中汆烫，捞出，沥干水分，备用。

❸ 锅内放入泡好的大米，倒入适量的水，放入白果，大火煮沸后改用小火熬煮30分钟；接着用干净的纱布包住燕麦片，放入锅中再煮30分钟；当米烂粥稠时，取出燕麦片包，加入适量的盐调味，搅拌均匀即可。

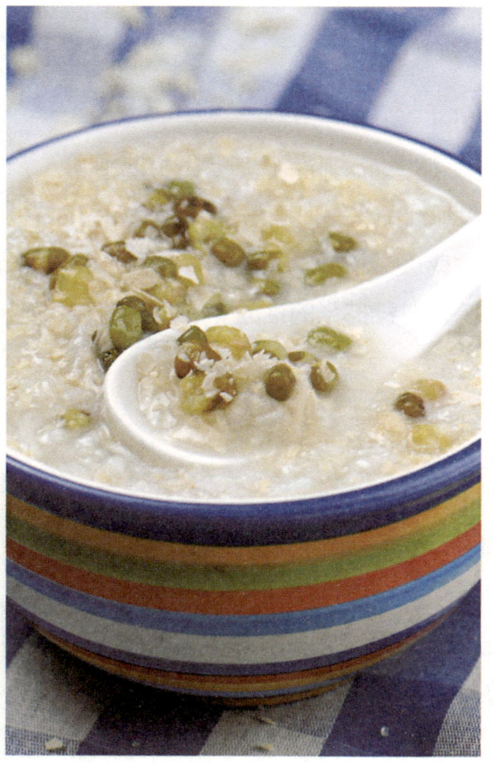

燕麦绿豆粥

材料

绿豆100克，燕麦片60克，小米50克，糯米40克。

调料

盐适量。

做法

❶ 绿豆洗净，用冷水浸泡2小时，再加水煮2小时，取出备用。

❷ 小米、糯米、燕麦片分别洗净，用冷水浸泡20分钟后捞出，沥干水分，再放入锅内，加清水用大火煮沸，然后改用小火熬煮约45分钟，至粥将成。

❸ 加入煮好的绿豆汤，将绿豆、小米、糯米、燕麦片拌匀煮沸，撒入少许盐调味即可。

ω-3脂肪酸——降“三高”的深海珍宝

日摄取量
400～800毫克

食物来源推荐
金枪鱼
青 鱼
核 桃
牡 蛎
鲢 鱼
平 鱼
开心果
栗 子

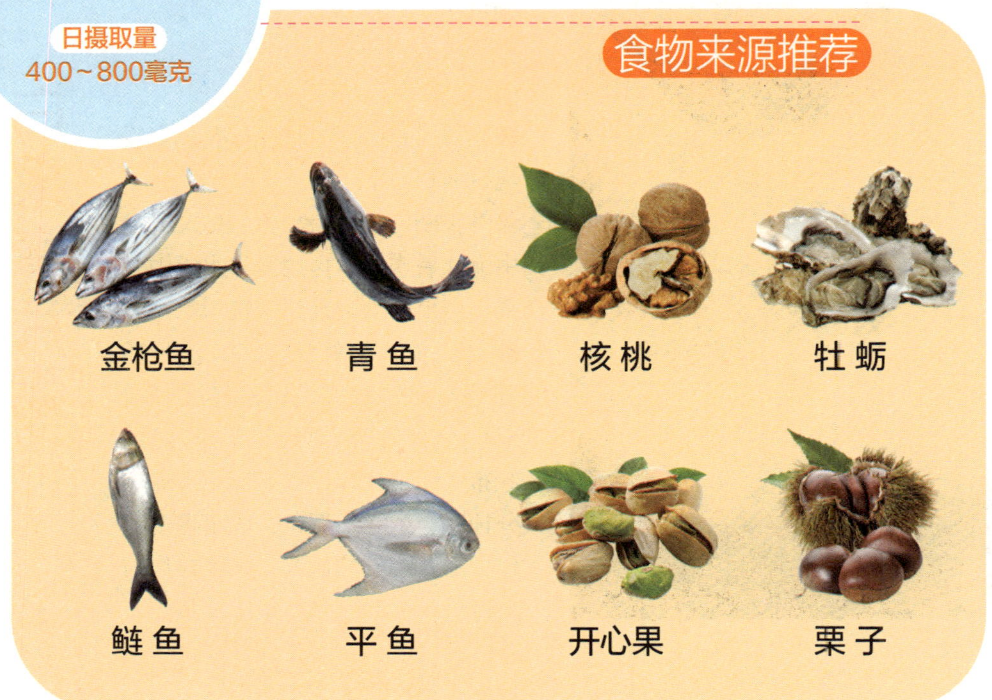

降“三高”原理及其营养功效

ω-3脂肪酸里含有α-亚麻酸、EPA和DHA，能够清除附着在血管壁上的胆固醇，从而降低胆固醇和甘油三酯的含量，辅助降低血压、平衡血脂等。

ω-3脂肪酸可以有效地促进血管内的细胞合成抗炎物质，如前列腺素和血栓素A_2等，从而发挥对血小板凝聚的抑制作用，增强血管扩张的活力，有助于降低血压。

营养师小叮咛

◎ω-3脂肪酸和其他种类的必需脂肪酸按一定比例搭配摄取，对于一些疾病的预防是很重要的。但是如果你很容易受伤，凝血功能不正常或正在服用降血脂药物，请慎重服用ω-3脂肪酸。

◎一般情况下，ω-3脂肪酸不能直接由人体自身合成，而必须从食物中大量摄取，主要可以从鱼类的油脂中摄取，其中以深海鱼的含量最高，某些淡水鱼也会含有适量的ω-3脂肪酸。

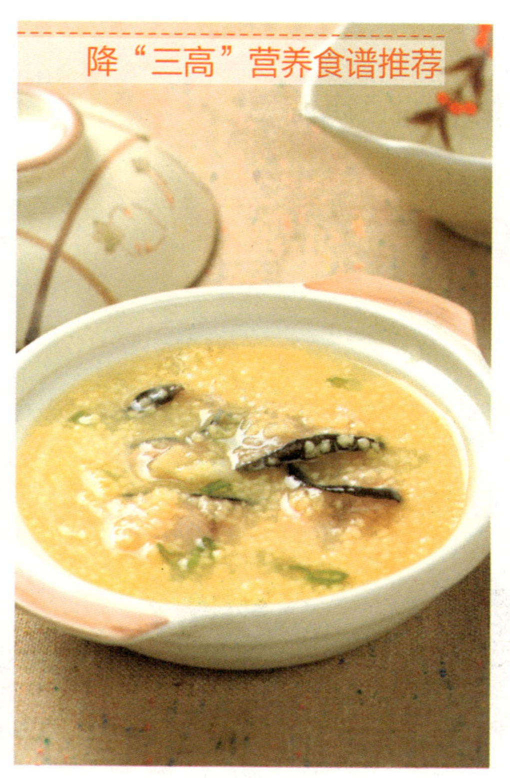

丝瓜鲢鱼粥

材料

鲢鱼肉片350克，小米100克，丝瓜块15克，葱末、姜片各适量。

调料

香油、味精、盐各适量。

做法

❶ 鲢鱼肉片放入碗中，加姜片、香油、盐拌匀，腌渍10分钟；小米淘洗干净。

❷ 锅中放入适量清水、小米、丝瓜块，大火煮沸后转小火，煮至九成熟。

❸ 加入鲢鱼肉片煮至肉熟，最后加入味精、葱末即可。

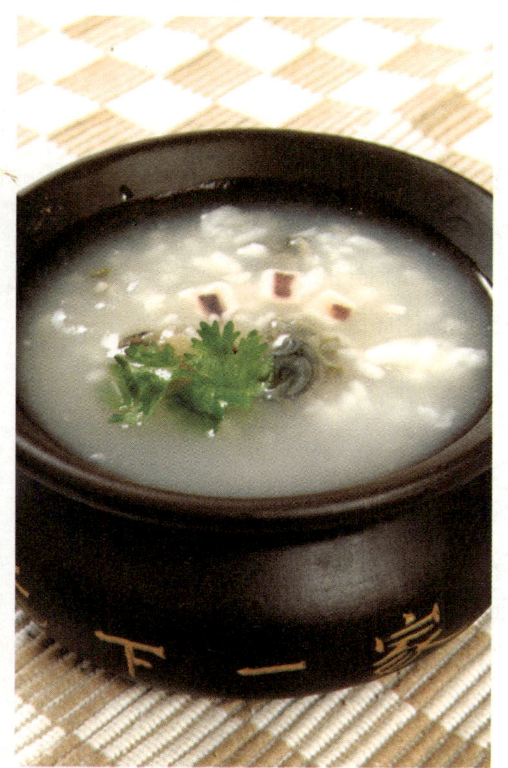

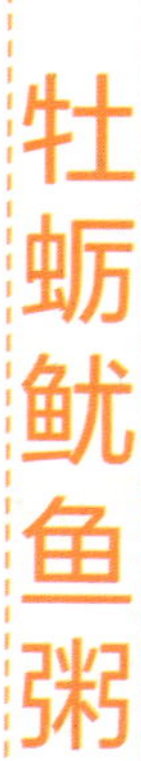

材料

大米150克，生牡蛎、鲜鱿鱼片各100克。

调料

A.盐1小匙；B.米酒1小匙，胡椒粉少许；C.盐2小匙。

做法

❶ 将生牡蛎放入碗中，加入调料A抓拌片刻，洗净。

❷ 锅内加适量清水烧开，将生牡蛎、鱿鱼片入沸水，加入调料B汆烫，捞出。

❸ 大米放入锅中，加入适量水，以大火煮开，改小火熬成白粥，然后加入牡蛎及鱿鱼片，再加入调料C调匀即可。

钾——肌肉、神经和体液的“协调员”

日摄取量
约2000毫克

食物来源推荐
红枣
土豆
香蕉
猕猴桃
西葫芦
银耳
黄豆
芦笋

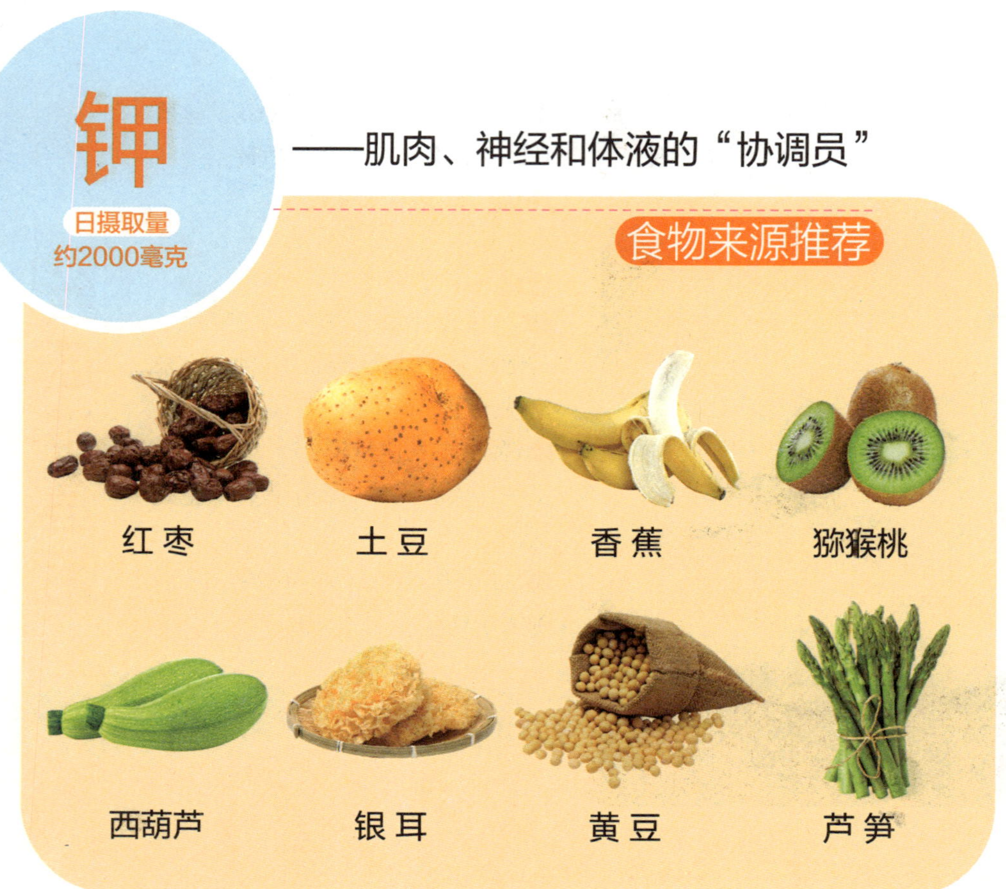

降“三高”原理及其营养功效

钾和钠就像两个势均力敌的战友，分别固守细胞的内外（钾内钠外），共同控制着细胞的水分、渗透压和酸碱值的平衡。当人体缺乏钾时，便会出现疲倦、肌肉无力、便秘等症状，也会破坏原本的平衡状态，使得细胞外的水分和钠渗入细胞内，导致水肿和高血压，而这也就是钾能协助稳定血压的原因。血压稳定也会减少动脉的压力，间接减少动脉损伤。

营养师小叮咛

钾可以调节细胞内适宜的渗透压和体液的酸碱平衡，并且参与细胞内糖和蛋白质的代谢，有助于维持神经健康、心跳规律正常，可以预防中风，并协助肌肉正常收缩。在摄入高钠而导致高血压时，钾具有降血压作用。

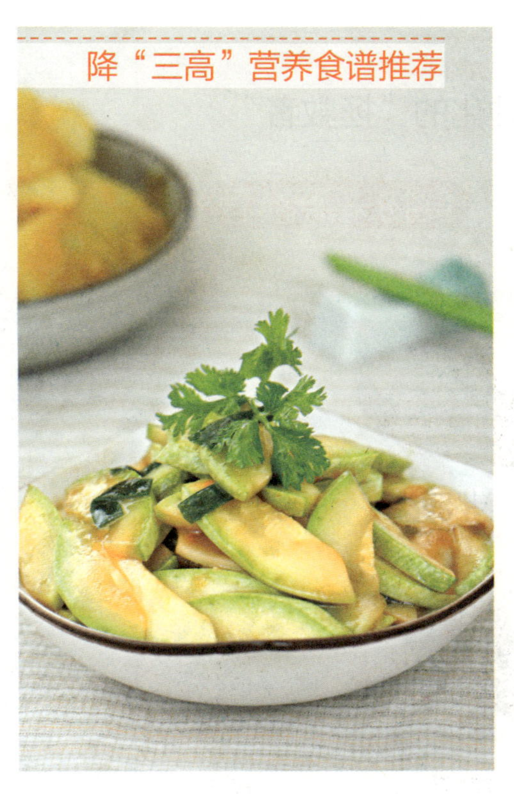

鲍汁西葫芦

材料

西葫芦1个，杏鲍菇片200克，葱段、香菜叶各适量。

调料

素鲍鱼汁适量，盐1小匙。

做法

❶ 将西葫芦洗净，去瓤，切片。

❷ 油锅烧热，放入葱段爆香，放入杏鲍菇片炒匀，接着调入少许素鲍鱼汁，加入适量清水。

❸ 待杏鲍菇片快熟时放入西葫芦片翻炒均匀，待西葫芦断生后调入盐和剩下的素鲍鱼汁，盛出，点缀上香菜叶即可。

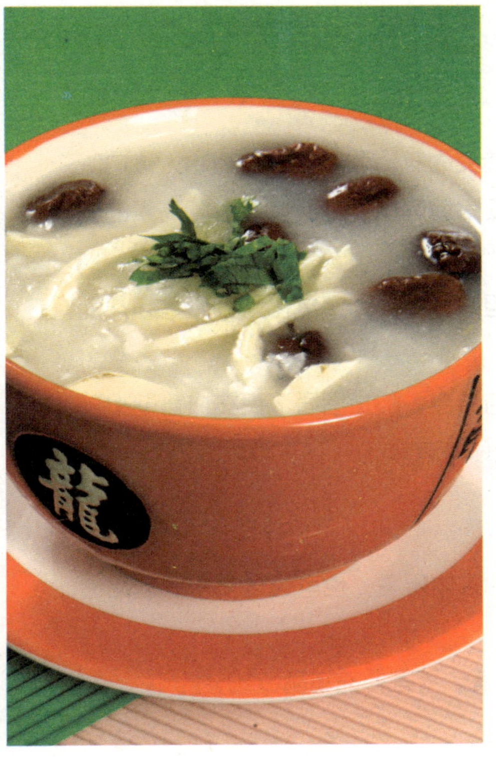

红枣干贝粥

材料

大米150克，鸡胸肉、红枣、干贝、葱、香菜末各适量。

调料

淀粉、盐、料酒、香油各适量。

做法

❶ 鸡胸肉洗净，切成丝，放入淀粉、盐腌渍10分钟；大米洗净；干贝、红枣放入水中浸泡约30分钟；葱洗净，切成花。

❷ 锅内加入适量水烧开，倒入大米，先用大火煮沸，加入干贝、红枣，再用小火熬煮。

❸ 待煮熟时，放入腌好的鸡丝煮熟，加入盐、料酒、香油调匀，撒上葱花、香菜末即可。

辅酶Q10——动脉粥样硬化的“拯救者”

日摄取量
约30毫克

食物来源推荐
牛肉
猪肉
猪肝
鲤鱼
绿茶
沙丁鱼
苋菜
菠菜

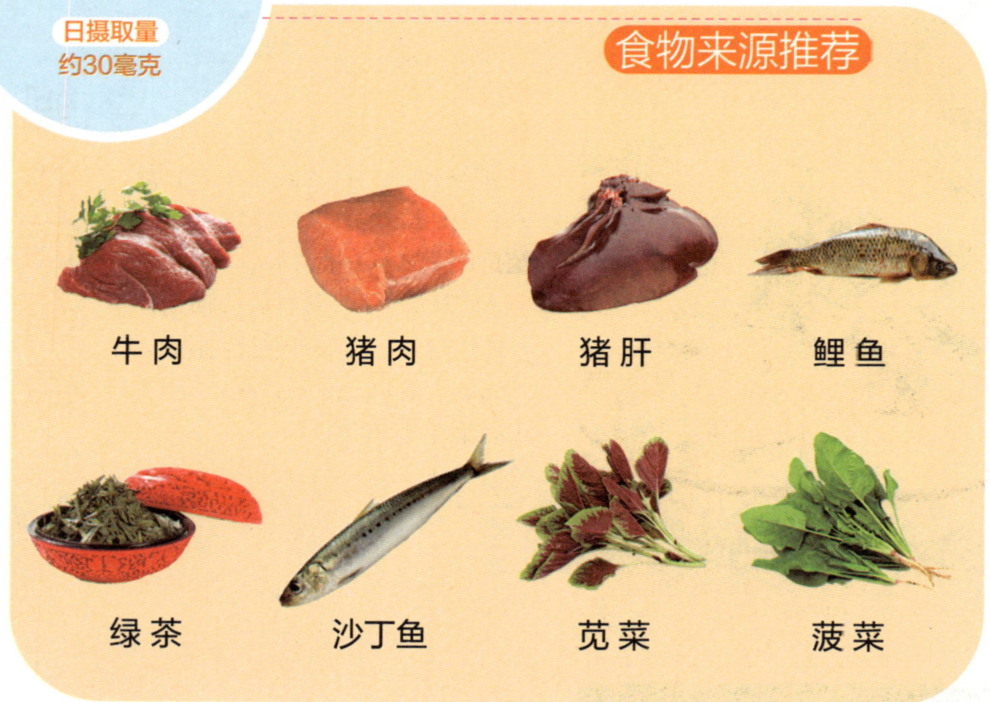

降“三高”原理及其营养功效

辅酶Q10可以将体内过多的血糖和脂肪酸转变为三磷酸腺苷，从而给人体内脏器官和肌肉组织输送大量的热量，使它们能够正常地运作，进一步促进胰岛素的分泌，起到降低血糖的目的。

辅酶Q10还能抑制血管内的低密度脂蛋白胆固醇转换为“氧化型LDL”，从而能够预防动脉粥样硬化，防治高脂血症。

辅酶Q10能够减少自由基与低密度胆固醇的结合，防止脂质沉积在血管壁上，同时改善血压和血糖等代谢问题，对高血压和糖尿病有效。

营养师小叮咛

◎仅仅从食物中摄取辅酶Q10可能较难充分补给人体所需，也可通过食用保健品进行补充。

◎儿童、孕妇、哺乳期的女性及正服用抗凝血剂者，不宜补充辅酶Q10。

◎空腹及睡前不宜补充辅酶Q10。

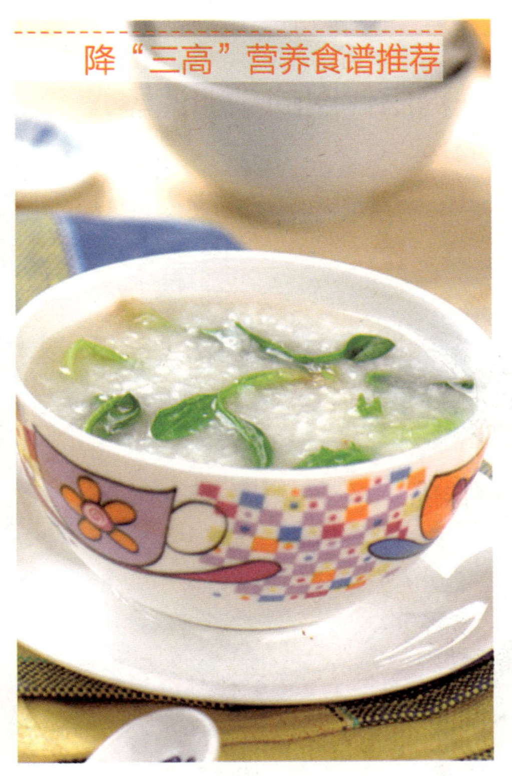

菠菜牛奶粥

材料

菠菜、大米各200克，牛奶600毫升，葱适量。

调料

盐适量。

做法

❶ 大米淘洗干净，放入清水中浸泡1小时，捞出沥干水分；菠菜择坏叶，洗净后取叶、去杆、切碎；葱洗净，切成末放在盘中，备用。

❷ 油锅烧至八成热，放入切好的葱末爆炒。出香味后加入适量清水，放入浸泡好的大米，用大火煮沸后改为小火熬煮。当煮至米烂粥稠时，放入切好的菠菜叶，加入适量的盐，倒入牛奶搅拌均匀，再次煮沸后即可。

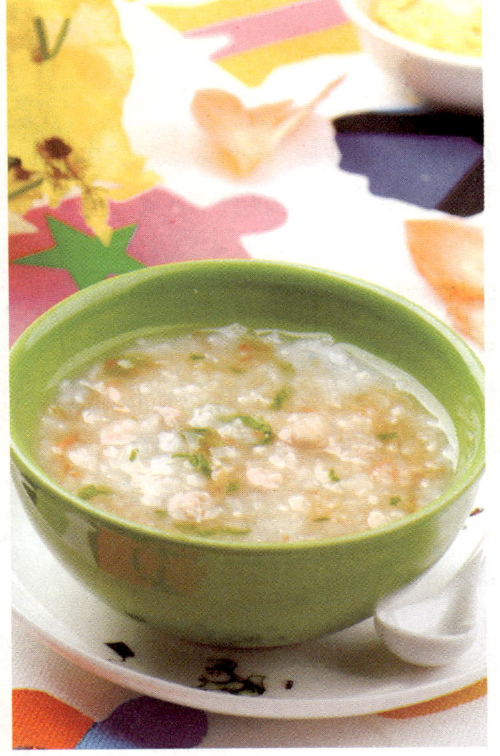

肉菜粥

材料

大米250克，猪瘦肉100克，芹菜150克，南瓜泥少许。

调料

老抽、味精各适量。

做法

❶ 将大米用清水淘洗干净，用适量清水浸泡1小时左右，捞出，沥干，备用。

❷ 猪瘦肉洗净，剁成细末。

❸ 芹菜洗净，切碎。

❹ 油锅烧热，把猪瘦肉末倒入锅内，加入适量老抽煸炒，然后加入冷水煮开。

❺ 将大米倒入锅内，用小火煮至肉熟烂粥稠时，加入南瓜泥、芹菜末，等到全部材料熟烂后，加入适量味精调味即可。

可溶性膳食纤维——糖脂代谢的“加速器”

日摄取量
20~25克
食物来源推荐
苹果
豌豆
猕猴桃
魔芋
香蕉
芹菜
蘑菇
大麦

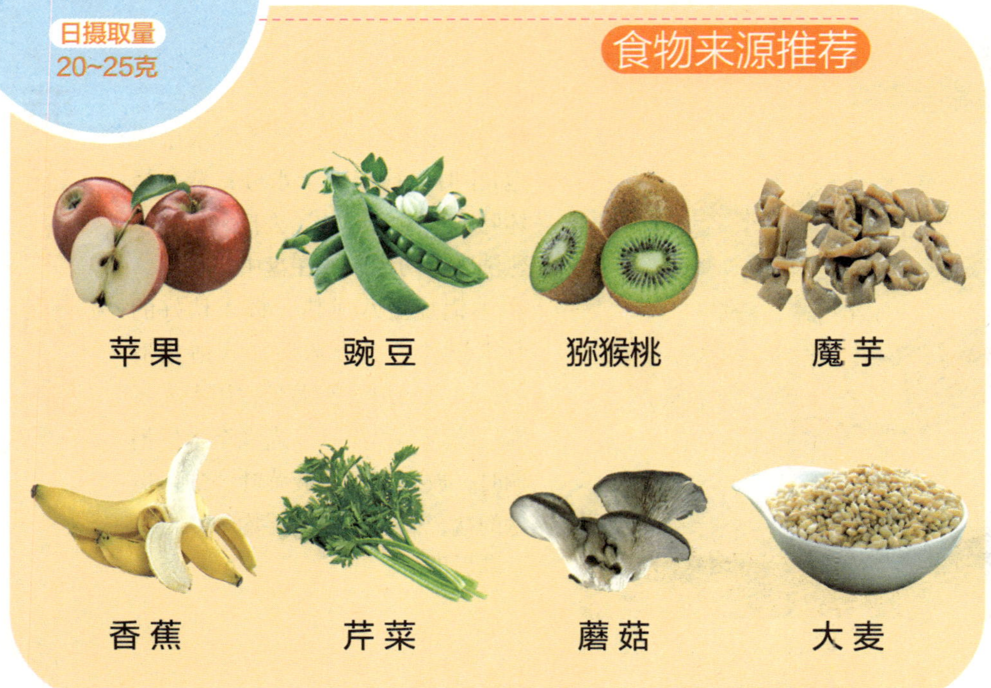

降“三高”原理及其营养功效

可溶性膳食纤维具有调整糖类和脂类代谢的作用，可溶性膳食纤维吸水后能在小肠黏膜表面形成隔离层，阻碍肠道对葡萄糖的吸收，使没被吸收的葡萄糖随大便排出体外，从而降低血糖。

同时，可溶性膳食纤维还能结合胆酸，促进胆固醇转变为胆酸，加强胆酸排出体外，进而达到降低胆固醇的目的，有效缓解高脂血症。

膳食纤维可促进人体内血脂和脂蛋白的代谢，降低脂类的吸收水平，从而降低血脂浓度和血液黏稠度，保持血管通畅，预防动脉粥样硬化和心脑血管病的发生。

营养师小叮咛

◎膳食纤维大多是不溶性的，只有水溶性的膳食纤维才是人体能够吸收的。

◎膳食纤维的摄入量应该根据总食物的摄入量来确定。

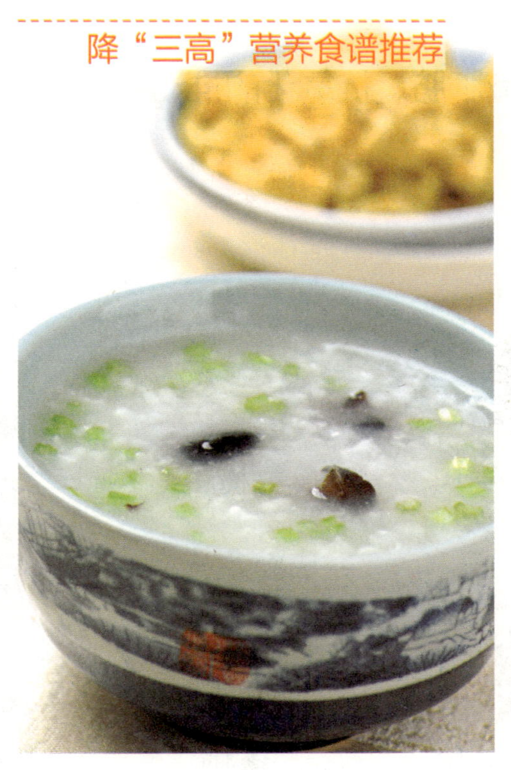

黑木耳芹菜粥

材料

大米200克，水发黑木耳、芹菜各100克。

调料

盐适量。

做法

❶ 大米淘洗干净，放在清水中浸泡1小时，捞出，沥干水分；黑木耳去根蒂后洗净，撕成小朵；芹菜去老茎、坏叶后洗净，切成末，放在盘中，备用。

❷ 把浸泡好的大米放入锅中，加入适量清水，用大火煮沸后改用小火，放入黑木耳朵和芹菜末一同熬煮50分钟左右。

❸ 当米烂粥稠时，可依据个人口味加入适量的盐调味，搅拌均匀即可。

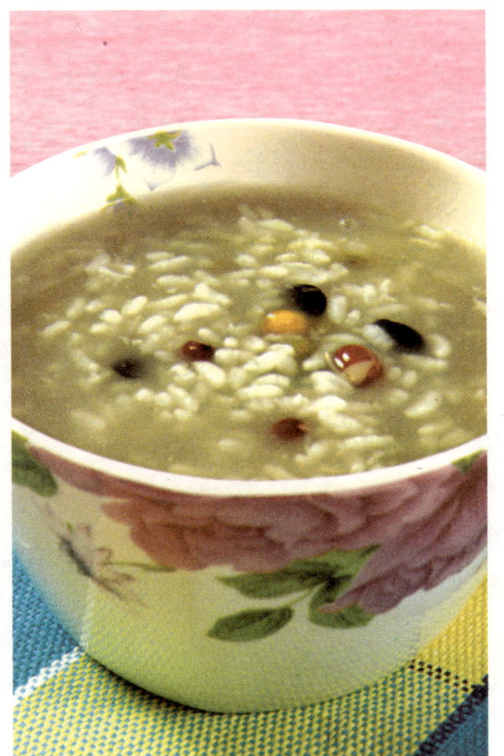

多彩豆粥

材料

糯米150克，黑豆、绿豆各50克，红小豆、黄豆各30克。

调料

无。

做法

❶ 糯米淘洗干净，用清水浸泡1小时；黑豆、绿豆、红小豆、黄豆均洗净，用清水浸泡2小时。

❷ 锅中加适量清水煮沸，加入糯米、黑豆、绿豆、红小豆、黄豆再次用大火煮沸，改为中火续煮约1小时，以小火再煮约15分钟即可。

Tips

有关科学试验发现，饮用黑豆汁可辅助降压和改善糖尿病。

共轭亚麻油酸 ——减脂肪、抗氧化的推动者

日摄取量
3~4克
食物来源推荐
葵花子
牛 奶
牛 肉
橄榄油
鸡 肉
奶 油
羊 肉
猪 肉

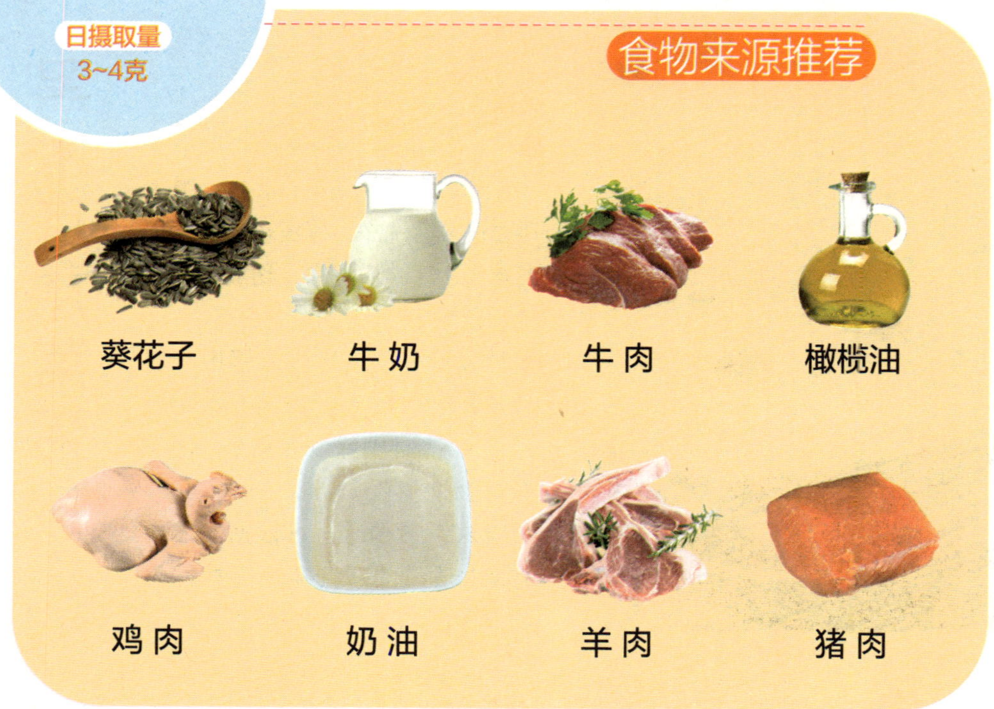

降“三高”原理及其营养功效

共轭亚麻油酸不仅能够活化激素感受性解脂酶，将脂肪转化成热量；同时还能减少血中胆固醇及中性脂肪，改善血液循环不良症。

另外，共轭亚麻油酸还具有抗氧化功能，能防止血中氧化型低密度脂蛋白代谢生成物沉积在血管中。

营养师小叮咛

◎适用于体重超标者、减脂人群、运动员或血脂过高的人士、免疫力不佳者。

◎反刍动物来源的食品是共轭亚油酸最主要的天然来源。

◎共轭亚麻油酸是一种天然萃取物，其结构与亚麻油酸类似，但在保健功效上却与亚麻油酸完全不同。亚麻油酸是人体的必需脂肪酸之一，共轭亚麻油酸则是亚麻油酸的同分异构物。

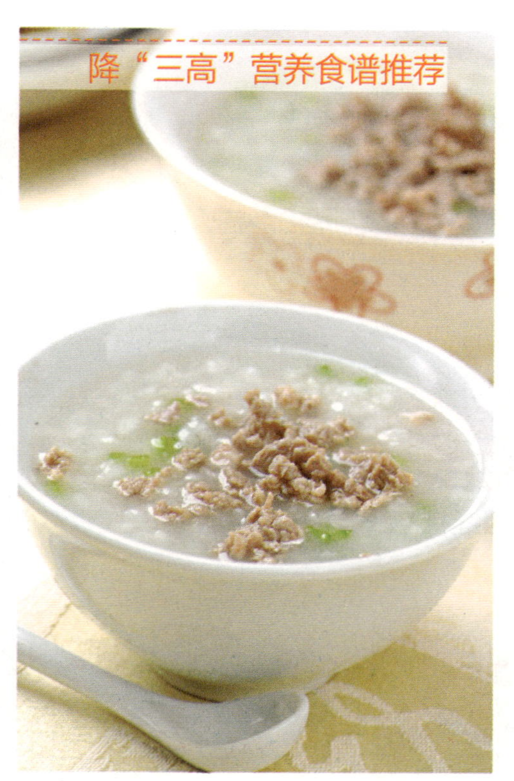

芹菜牛肉粥

材料

牛肉100克，芹菜末150克，大米200克。

调料

盐适量。

做法

❶ 大米淘洗干净，放在清水中浸泡1小时后捞出。

❷ 将牛肉洗净，放入锅中，隔水蒸熟后，捞出，切成牛肉末。

❸ 把淘洗好的大米放入锅中，放入适量的清水，大火煮沸后改为小火，放入切好的芹菜末熬煮。当煮至粥稠、芹菜熟透后，放入切好的熟牛肉末，加入适量盐调味，搅拌均匀后即可。

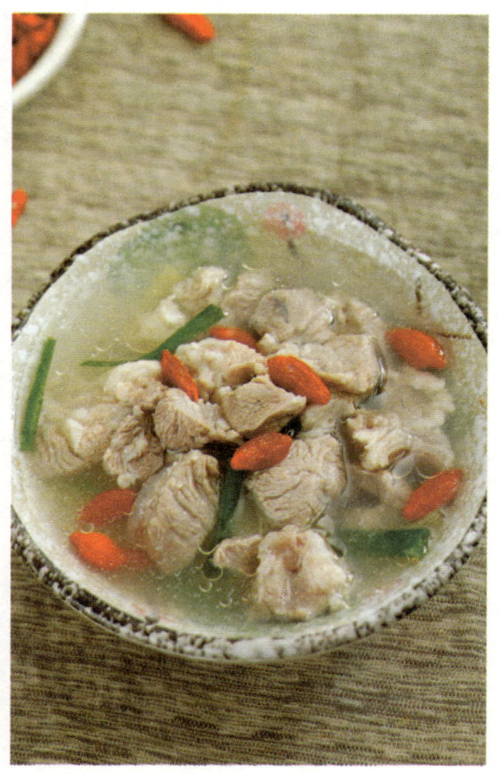

羊肉枸杞汤

材料

羊肉500克，枸杞子20克，葱、姜、蒜各适量。

调料

料酒、盐、味精各适量，香油少许。

做法

❶ 羊肉洗净切块，入冷水锅中汆烫去血水，捞出，冲洗干净；枸杞子洗净；葱洗净，切段；姜洗净，切片；蒜去皮，备用。

❷ 油锅烧热，炒香葱段、姜片、蒜块、羊肉块，接着烹入料酒，炒至肉熟后，倒入砂锅中，然后加入适量清水，放入枸杞子、大火煮沸后转小火煮至羊肉熟烂，加盐、味精，淋入香油即可。

β-胡萝卜素——心血管的“救星”

日摄取量
15～50毫克

食物来源推荐
胡萝卜
哈密瓜
西红柿
木瓜
芒果
南瓜
红薯
蘑菇

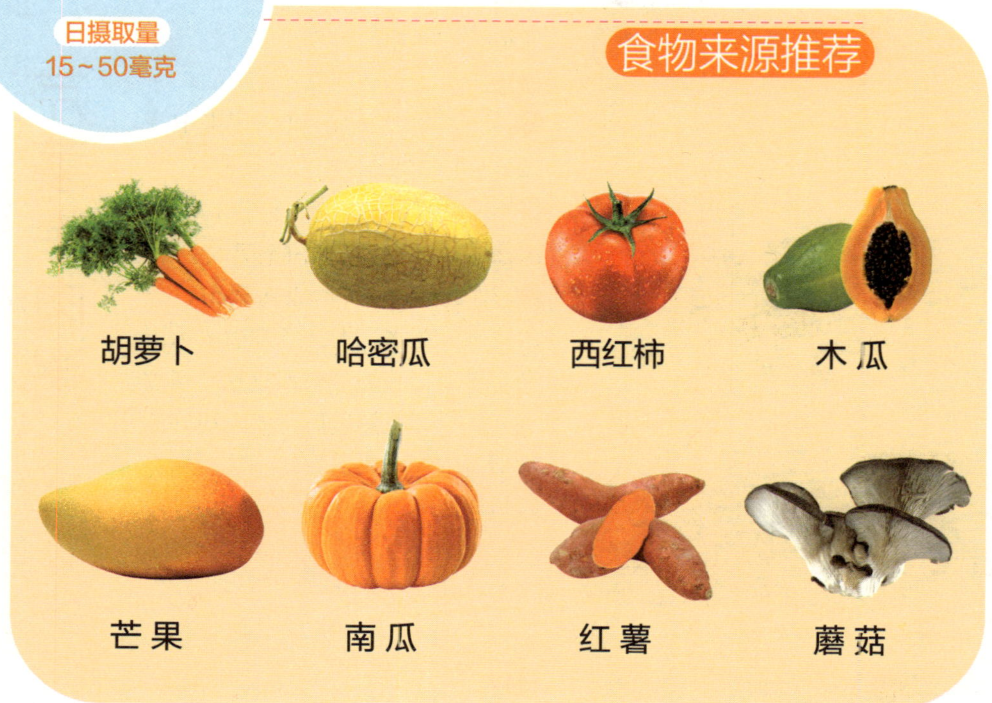

降“三高”原理及其营养功效

β-胡萝卜素是一种有效的生物抗氧化剂，能够积极抵制糖尿病患者的胰岛素抗性，降低血糖。β-胡萝卜素可抑制动脉中的低密度脂蛋白受到自由基攻击。尤其是其高抗氧化功效，可促进血管内皮组织的修护，使脂质不易附着，在保护血管的同时，还能防止因脂质沉积而引发动脉粥样硬化。

营养师小叮咛

◎β-胡萝卜素是脂溶性的，故应该与至少含3克脂肪的餐膳一起食用，以确保其能被吸收。

◎酒与胡萝卜同食，会造成大量胡萝卜素与酒精一同进入人体，而在肝脏中产生毒素，导致肝病。

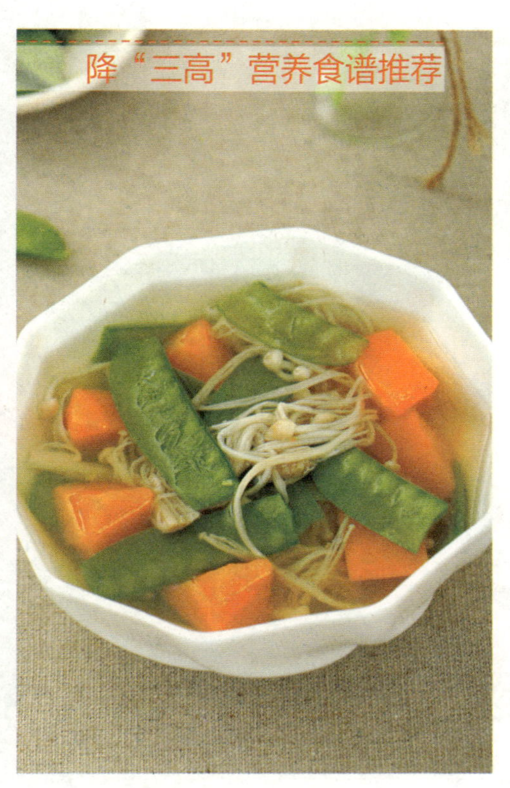

菌香南瓜汤

材料

南瓜400克，金针菇250克，荷兰豆100克。

调料

盐适量。

做法

❶ 南瓜洗净，去瓤，切块；金针菇去根洗净；荷兰豆择洗干净，切段，备用。

❷ 锅置火上，加入适量清水、南瓜块，以大火煮沸后转小火煮35分钟。

❸ 然后放入金针菇，转大火煮12分钟左右。

❹ 加入荷兰豆段再次煮沸，加盐调味即可。

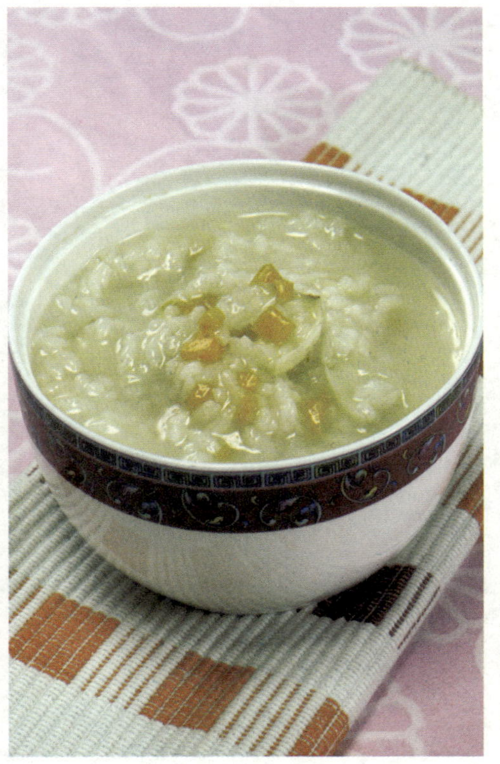

南瓜百合粥

材料

南瓜50克，鲜百合10克，大米、糯米各40克。

调料

无。

做法

❶ 南瓜去皮及瓤，切小丁；大米、糯米淘洗干净；鲜百合剥去外皮，去掉褐色部分，洗净，备用。

❷ 锅中加入适量清水煮沸，放入淘洗干净的大米、糯米，大火煮20分钟左右，再放入南瓜丁、鲜百合煮20分钟，煮至米熟即可。

Tips

南瓜富含钴，参与人体内维生素B_{12}的合成，是人体胰岛细胞所必需的微量元素，对防治糖尿病有特殊的疗效。

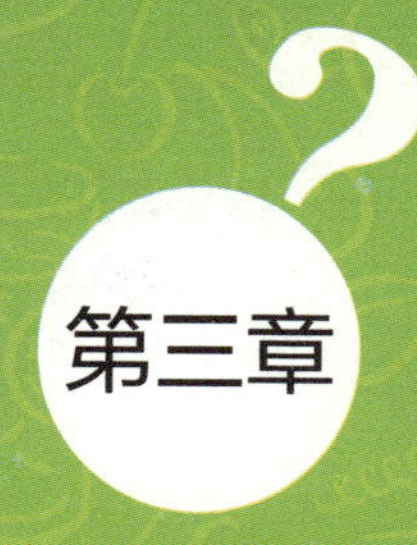

第三章

吃对食物，远离“三高”保健康

每一种食物中均含有丰富的营养成分，然而，由于病情需要，适合“三高”患者摄取的营养素及其每日所需用量，都需要科学对待。当我们认识到哪一种营养成分能够改善我们的身体、哪一种食物中富含每日所需的营养素，就可以科学地规划饮食，合理、巧妙地搭配菜品。轻松帮助患者缓解“三高”，使身体日益强壮。

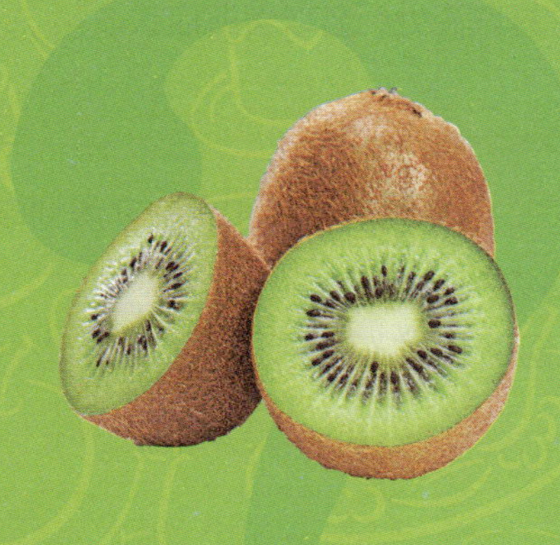

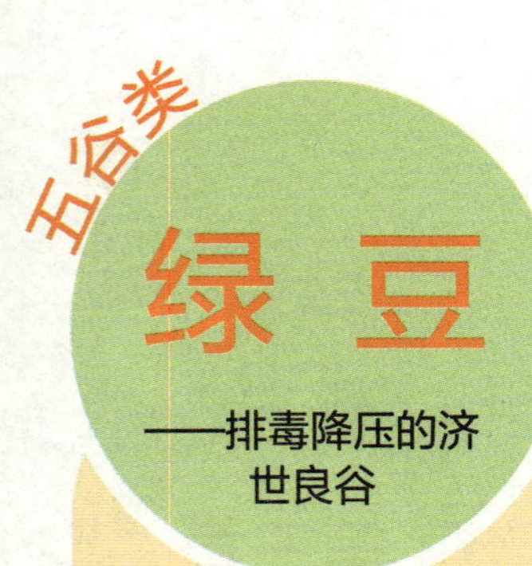

五谷类

绿豆

——排毒降压的济世良谷

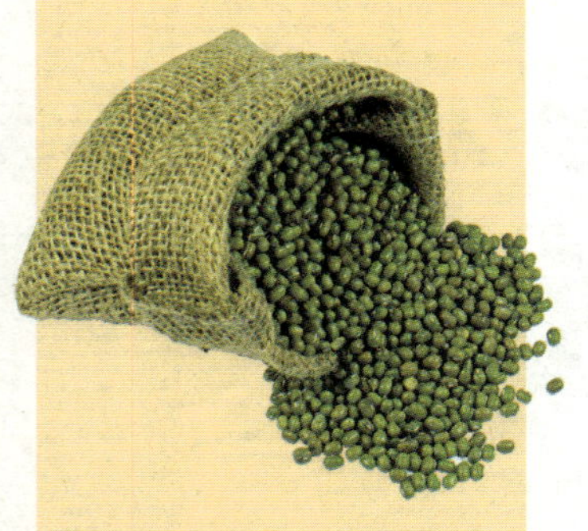

每日适用量

100克

热量（100克）

329千卡

钠含量（100克）

3.2毫克

别名

青小豆

性味归经

性寒，味甘，归心、胃经

高血压的饮食调理

降压密码

降压元素：钾、镁、钙、维生素C、膳食纤维。

降压有理：绿豆中含有的钾可帮助身体排出多余的钠，有助于降血压，同时与镁一起可维持心脏功能；钙则能有效松弛血管平滑肌，缓和神经，进而稳定血压；膳食纤维与维生素C可以减少不良的胆固醇及脂肪在血管壁上的沉积，保护血管，以达到降低血压的功效。

功效解析

如果得了痤疮，把绿豆研成细末，煮成糊状，在就寝前洗净患部，涂抹在患处，可以缓解症状。

食疗提醒

◎绿豆不宜煮得过烂，以免使有机酸和维生素遭到破坏，降低清热解毒的功效。

◎服药时特别是服温补药时不宜吃绿豆，以免降低药效。

搭配原则

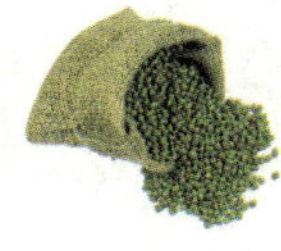

绿豆

+

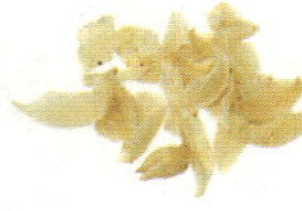

百合

=

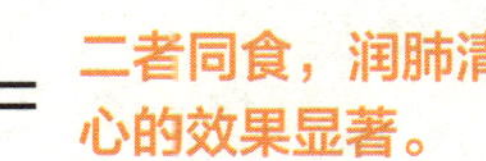

二者同食，润肺清心的效果显著。

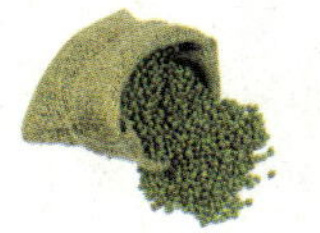

绿豆

+

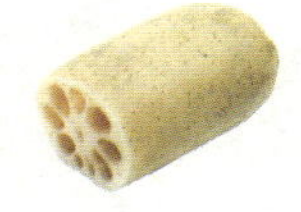

莲藕

=

二者同食，对缓解高血压和肝胆疾病有帮助。

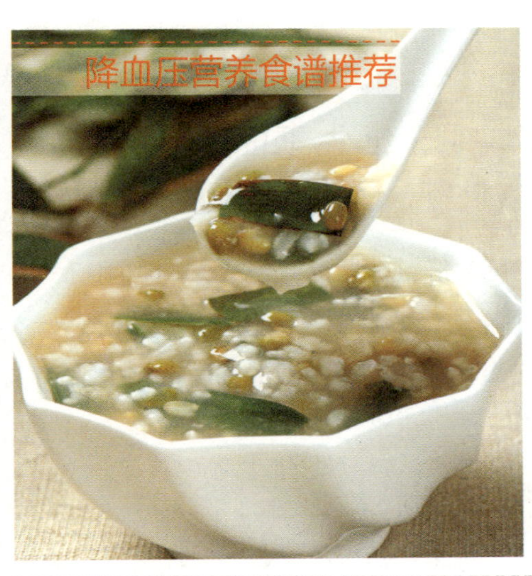

绿豆粥

材料

绿豆65克，大米40克，竹叶25克。

调料

冰糖适量。

做法

❶ 绿豆、大米分别淘洗干净，浸泡30分钟；竹叶洗净。

❷ 锅中倒入水和绿豆，大火煮开后转小火煮10分钟。

❸ 放入大米同煮28分钟，再放入竹叶煮10分钟，最后加入冰糖煮化即可。

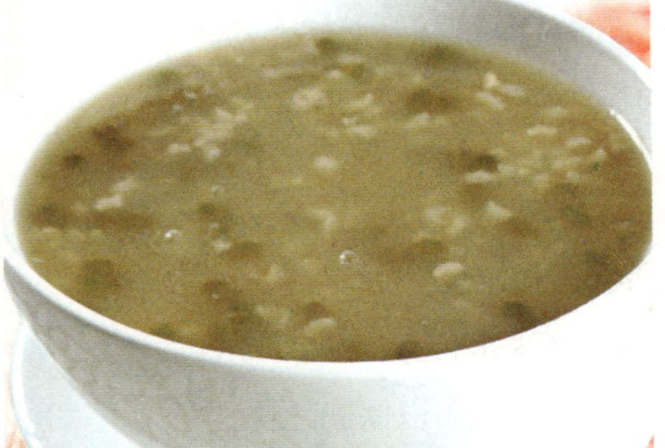

小米面绿豆粥

材料

小米面50克，绿豆15克。

调料

白砂糖适量。

做法

❶ 将绿豆淘洗干净，放入锅中加水煮至开花。

❷ 将小米面用冷水调成糊。

❸ 用漏勺撇出绿豆浮皮，慢慢加入调匀的小米面糊，边加边搅拌，搅匀后用小火煮10～15分钟，撒入少许白砂糖调味即可。

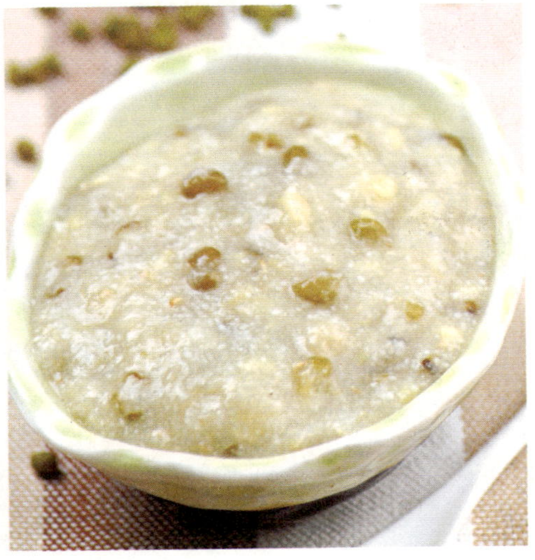

绿豆米露

材料

绿豆、薏米各30克，糙米40克。

调料

白砂糖适量。

做法

❶ 将绿豆、薏米、糙米淘洗干净，再分别浸泡4小时。

❷ 绿豆、薏米、糙米加入适量水一起放入锅中蒸。

❸ 将蒸好的粥放入榨汁机中，打成烂泥状为止，倒出，然后撒入少许白砂糖调味即可。

玉 米

——降压、降糖的黄金粗粮

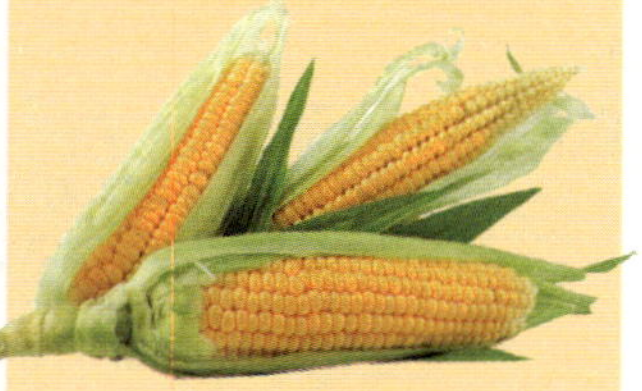

每日适用量

70克

热量（100克）

352千卡

钠含量（100克）

2.5毫克

别名

苞谷、玉蜀黍

性味归经

性平，味甘，

归肝、胆、膀胱、

大肠经

降压密码

降压元素：镁、钾、维生素E、膳食纤维。

降压有理：玉米中的膳食纤维能帮助降低人体的胆固醇含量，防止动脉粥样硬化；维生素E能抑制脂肪成分转为有害的脂质过氧化物，维持血液的畅通，减少血管病变的发生概率。

功效解析

◎玉米富含膳食纤维，常食可促进肠胃蠕动，加速有毒物质的排泄。

◎由玉米榨成的玉米油富含不饱和脂肪酸，对降低血浆胆固醇和预防冠心病十分有益。

食疗提醒

虽然玉米中的钙含量很低，但是，玉米中所含的β－隐黄素能刺激成骨细胞的活性，并抑制钙质流失。玉米和高钙的食物一起烹煮可以保护钙质。

搭配原则

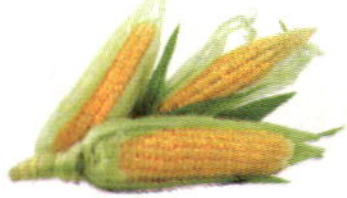

玉米 + 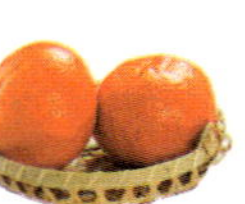 橘子 = 二者同食，有利于维生素的吸收。

玉米 + 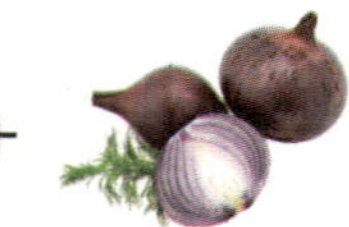 洋葱 = 二者同食，具有生津止渴、缓解高血压及高脂血症的功效。

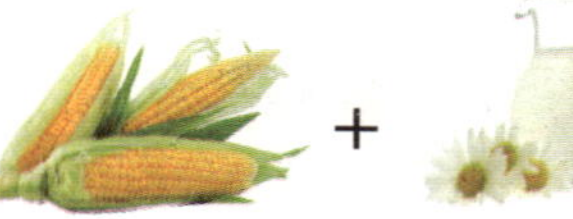

玉米 + 牛奶 = 二者同食，有利膳食纤维及多种微量元素的吸收。

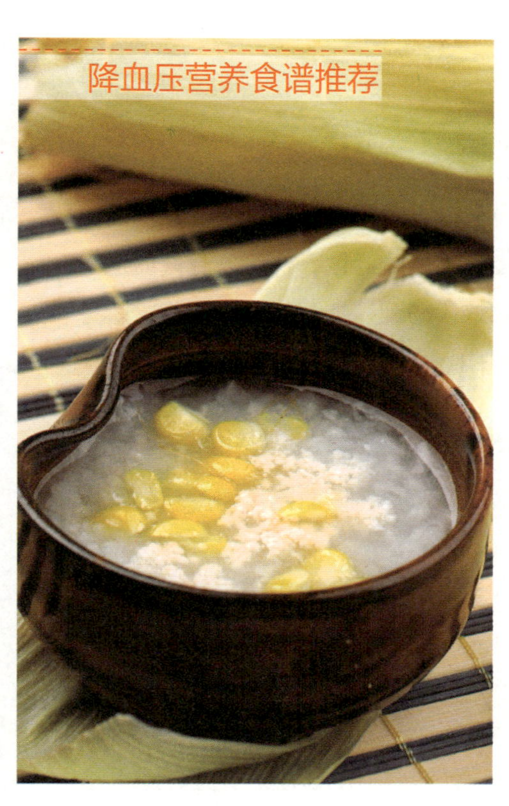

玉米肉末粥

材料

猪肉50克，玉米粒30克，大米100克。

调料

盐（白砂糖）少许。

做法

❶ 将猪肉冲洗，并将整块置于水中煮烂，取出后剁烂成末。

❷ 大米和玉米粒洗净，放入锅中加适量水煮沸，待粥黏稠后加入猪肉末，再煮片刻，最后撒入少许盐或白砂糖调味即可。

Tips

熬玉米粥时可适量加碱。因为玉米含有烟酸，但它以结合型存在，不能被机体吸收和利用，只有在碱的作用下，大量游离烟酸才能从结合型中释放出来，被机体吸收利用。

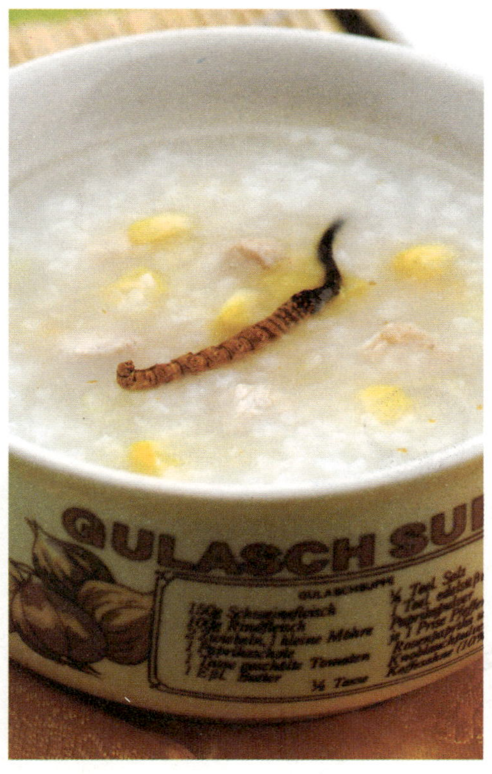

玉米鸡肉虫草粥

材料

鸡肉90克，大米100克，玉米粒（鲜）60克，冬虫夏草5克，姜、葱花各少许。

调料

盐1小匙。

做法

❶ 将鲜玉米粒、大米、冬虫夏草、鸡肉、姜分别洗净，再将鸡肉切成块，姜切末。

❷ 将做法❶中的所有材料放入砂锅中，加入适量清水，用大火煮沸，改用小火煮至玉米粒熟烂为宜，最后放葱花、盐调味即可。

Tips

鸡肉中蛋白质含量较高，而且消化率较高，很容易被人体吸收利用，可强壮身体。

荞 麦

——心脏的保护伞

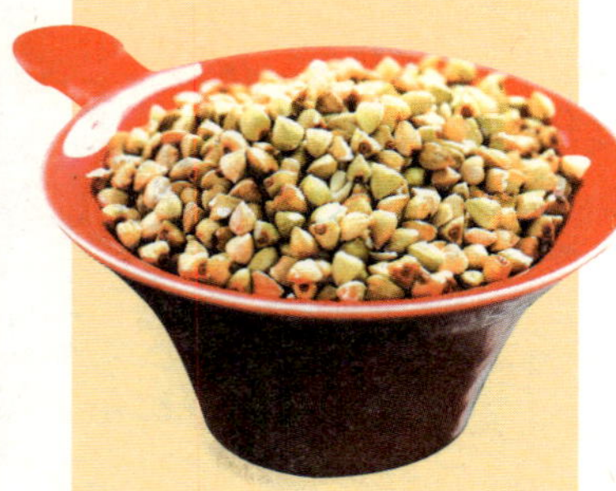

每日适用量

50克

热量（100克）

337千卡

钠含量（100克）

4.7毫克

别名

荞子、花乔、田荞、乌麦

性味归经

性平，味甘，归脾、胃经

降压密码

降压元素：钾、镁、芦丁。

降压有理：荞麦中含有大量的芦丁成分，能保护微血管，抑制使血压上升之酶的活性，有利于降低血压。荞麦中还含有丰富的镁与钾，能强化心脏功能，避免血管收缩，加速钠的代谢。

功效解析

◎荞麦含有的烟酸能促进机体的新陈代谢，增强解毒能力。

◎荞麦中所含的膳食纤维可促进消化，所含的维生素E可降低血浆胆固醇水平，抑制平滑肌细胞增殖。

食疗提醒

身体虚弱、脾胃虚寒、消化功能不佳、经常腹泻、肿瘤患者不宜食用荞麦，以免加重病情。

搭配原则

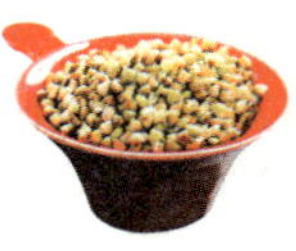

荞麦

+

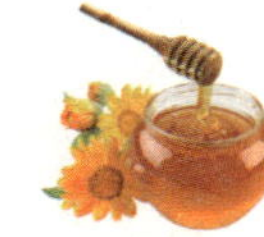

蜂蜜

= 二者同食，具有引气下降、润肺止咳的功效。

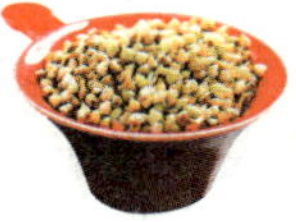

荞麦

+

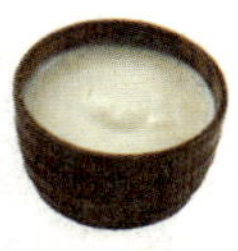

酸奶

= 二者同食，可以有效降低胆固醇。

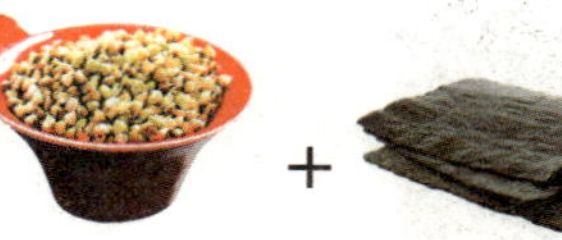

荞麦

+

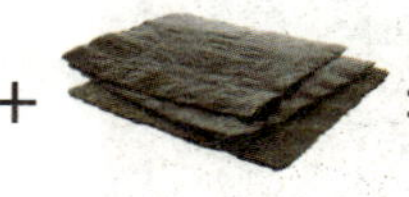

海苔

= 二者同食，可以美肤养颜，适合女性食用。

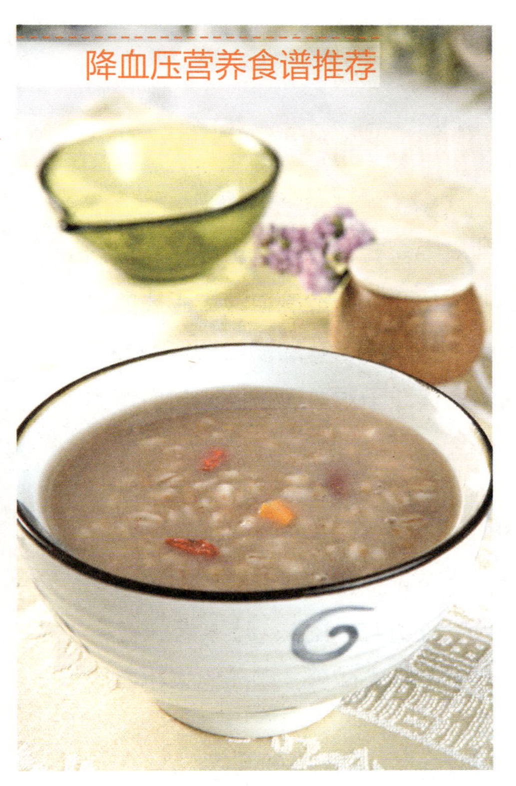

荞麦薏米粥

材料

糙米100克，荞麦50克，薏米30克，枸杞子、玉米粒各适量。

调料

红糖适量。

做法

1. 将糙米、薏米、荞麦及玉米粒淘洗干净，然后置于冷水中浸泡2小时左右，捞出，沥干水分；枸杞子用水淘洗干净，备用。
2. 锅置火上，加入水用大火烧开，再将糙米、薏米、荞麦及玉米粒倒入锅内，再次大火烧开，然后改用小火，并加入枸杞子，慢慢煮至黏稠。
3. 根据个人口味加入少许红糖调味即可。

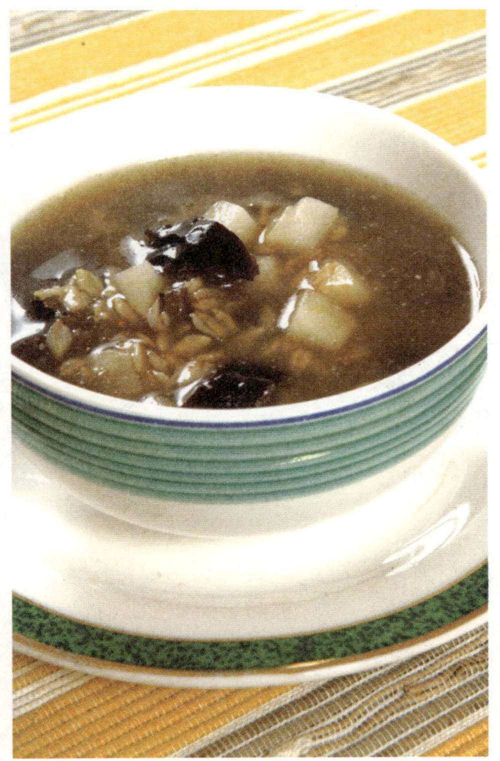

枣香山药荞麦粥

材料

荞麦200克，山药100克，红枣适量。

调料

无。

做法

1. 荞麦用水泡透；山药削去外皮，洗净，切成小丁；红枣去核，切成小丁，备用。
2. 锅内加入适量清水，下入荞麦，大火煮开，转小火煮至七成熟，然后下入山药丁搅匀烧开，再加入红枣丁搅匀烧开，待煮至荞麦熟烂、粥汁稠浓时即可。

Tips

荞麦含有平衡性良好的植物蛋白质，这种蛋白质在体内不易转化成脂肪，所以不易导致肥胖。

黑 米

——可药可膳的“长寿米”

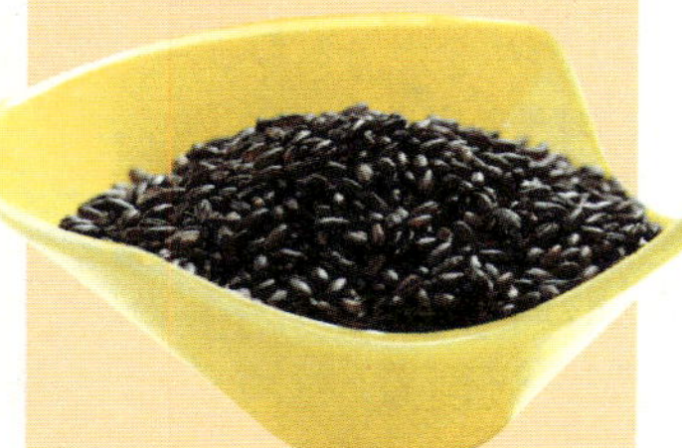

每日适用量

50克

热量（100克）

341千卡

钠含量（100克）

7.1毫克

别名

紫米、墨米

性味归经

性平，味甘，入脾、胃、肺经

降压密码

降压元素：花青素、镁、钾、烟酸、维生素C。

降压有理：黑色的种皮中含有花青素，可以提高血清中的高密度脂蛋白胆固醇，对于抑制血液中脂质的过氧化也有很好的效果。黑米中含有的镁、钾、烟酸、维生素C等营养素，皆有助于对血压的控制与血管的保健。

功效解析

◎黑米所含锰、锌、铜等矿物质大都比粳米高1～3倍；更含有粳米所缺乏的维生素C、叶绿素、花青素、胡萝卜素及强心苷等特殊成分，因而黑米比普通粳米更具营养。

◎多食黑米具有开胃益中、健脾暖肝、明目活血、补肾益精的功效。

食疗提醒

◎未煮熟烂的黑米不宜食用。

◎消化不良、易胀气者不宜食用黑米。

搭配原则

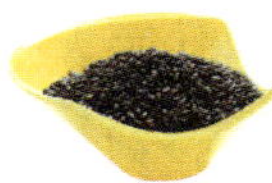

黑米 + 花生 = 二者同食，可有效促进对脂溶性维生素E的吸收。

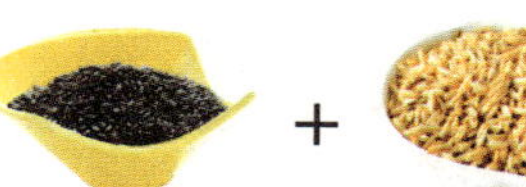

黑米 + 燕麦 = 二者同食可以延缓衰老、美白肌肤。

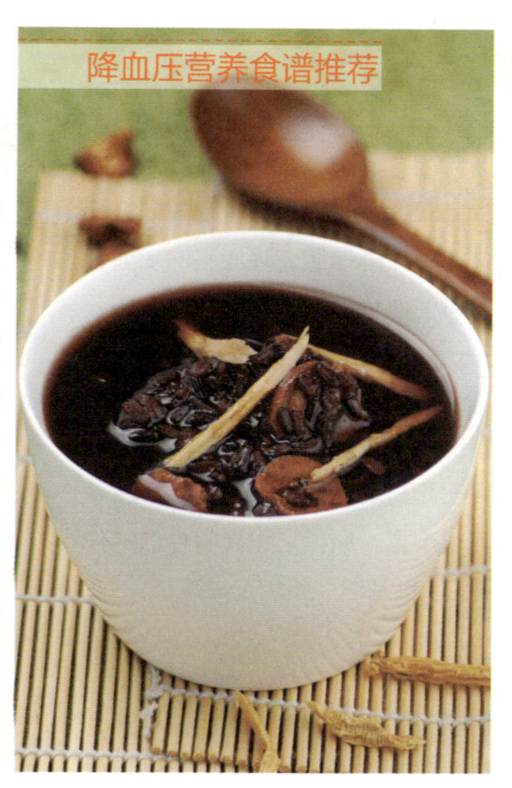

党参山楂黑米粥

材料

黑米100克，党参片15克，山楂10克。

调料

盐（白砂糖）少许。

做法

❶ 黑米淘洗干净，放入冷水中浸泡3小时左右，捞出，沥干水分，备用；党参洗净；山楂洗净，去核，切片。

❷ 锅内加入适量清水，将黑米、山楂片、党参片放入。

❸ 先用大火煮沸，然后改用小火煮45分钟，待米粥熟烂，撒入少许盐或白砂糖调味即可。

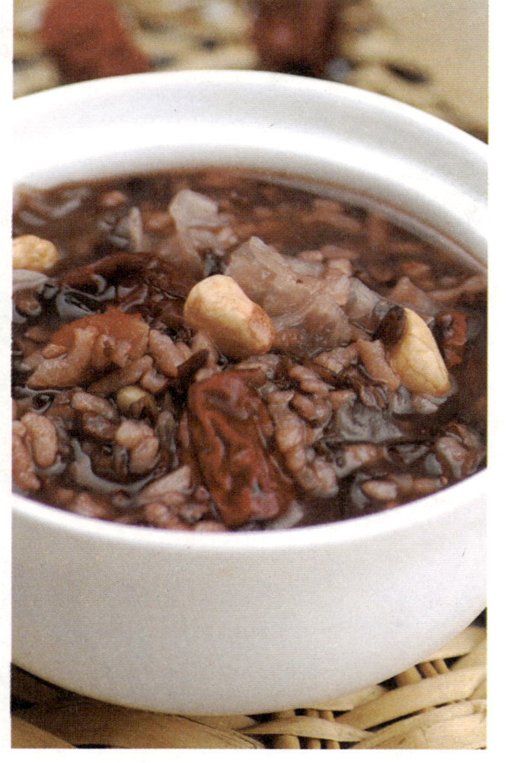

什锦黑米粥

材料

黑米30克，大米70克，红枣（干）20克，银耳(干)、黄豆各15克，黑芝麻少许。

调料

盐（白砂糖）少许。

做法

❶ 黄豆用温水浸泡1小时，然后用清水洗净；银耳泡软后，摘去老蒂；红枣洗净，去核。

❷ 先将黑米与大米一起放入清水中淘洗干净，再用清水浸泡1小时左右，捞出，沥干水分；然后加入适量清水，大火煮开后改用小火煮约1小时。

❸ 加入黄豆、红枣、银耳及黑芝麻继续煮约30分钟，最后撒入少许盐或白砂糖调味即可。

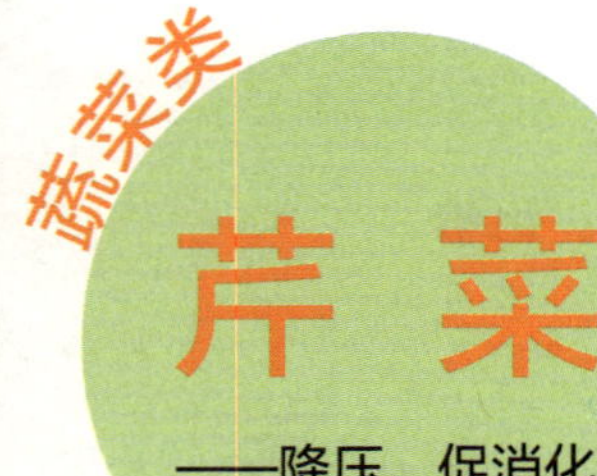

蔬菜类

芹 菜

——降压、促消化的绿色卫士

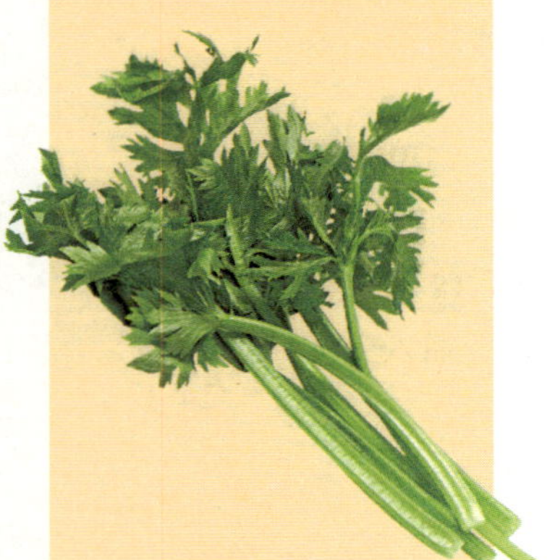

每日适用量

200~400克

热量（100克）

17千卡

钠含量（100克）

73.8毫克

别名

药芹、西洋芹

性味归经

性凉，味甘，归肝、胃、肺经

降压密码

降压元素：芦丁、芹菜素、酸性成分。

降压有理：芹菜中所含的芦丁能够增加血管弹性，降低毛细血管的通透性，具有降血压、降血脂的功效；芹菜含有的酸性成分可使血管扩张，能对抗尼古丁、山梗茶碱引起的升压反应，从而降低血压。

功效解析

◎中医认为，芹菜具有清热解毒、利水消肿的功效。

◎芹菜中铁的含量非常丰富，所以它也具有补血的作用，长期食用可以避免肤色苍白、面色无华等。

食疗提醒

烹调时不宜先切后洗，因为芹菜先切后洗的话，会造成大量水溶性维生素及矿物质流失，使营养价值降低。

搭配原则

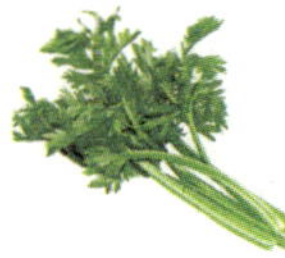 芹菜 ＋ 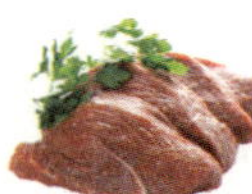 牛肉 ＝ 二者同食，可增加营养价值，起到滋补健身的作用。

芹菜 ＋ 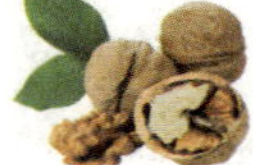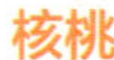 核桃 ＝ 二者同食，具有润发、明目、养血、抗衰的功效。

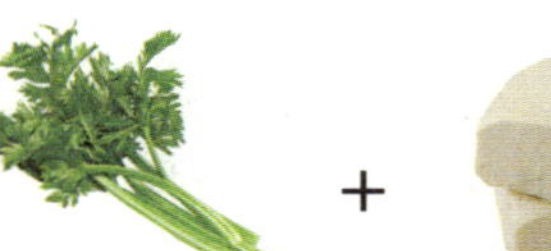 芹菜 ＋  豆腐 ＝ 豆腐富含蛋白质，同食可增强人体抵抗力。

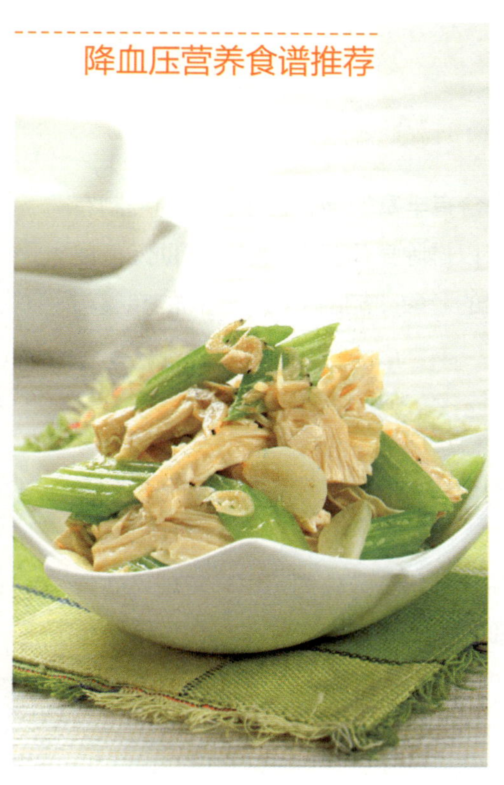

腐竹炒香芹

材料

新鲜西芹150克，虾皮10克，腐竹适量，蒜片、葱各少许。

调料

盐2克，香油少许。

做法

1. 将腐竹泡发洗净，切成段；西芹择洗干净，切成片；葱切段；其余材料备齐。
2. 油锅烧热，放入虾皮炒香。
3. 放入蒜片、葱段炒香，然后放入西芹片、腐竹段略炒。
4. 加适量盐搅匀调味，淋入少许香油搅匀即可。

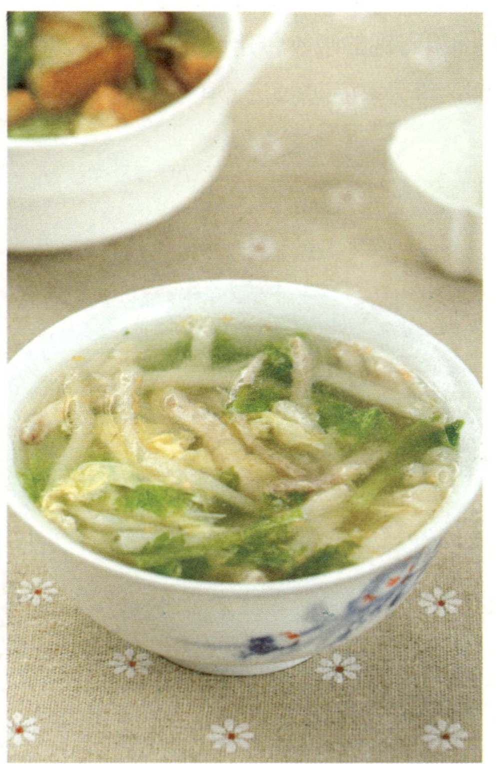

芹菜肉蛋汤

材料

芹菜叶100克，五花肉丝80克，鸡蛋（打散）1个，葱末、姜末各适量。

调料

盐、香油、水淀粉、料酒各适量。

做法

1. 芹菜叶入沸水中汆烫后捞出，沥干。
2. 油锅烧热，爆香葱末、姜末，倒入适量水煮沸，然后放入五花肉丝煮熟后撇去浮沫。
3. 再放入芹菜叶、盐、料酒搅拌均匀，再次煮沸后加水淀粉勾芡，接着淋入蛋液，最后滴入香油即可。

菠 菜

——绿色维生素胶囊

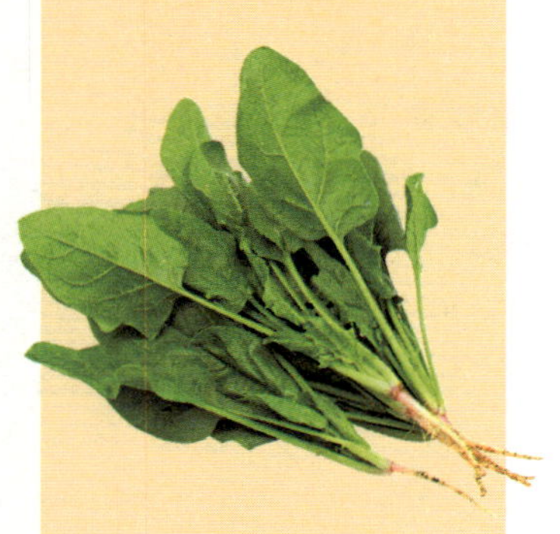

每日适用量

100克

热量（100克）

28千卡

钠含量（100克）

85.2毫克

别名

飞龙菜、菠菱菜、赤根菜

性味归经

性凉，味甘，归大肠、胃经

降压密码

降压元素：钾、叶酸。

降压有理：菠菜中含有丰富的钾，对于血压的控制有很大的帮助。钾可以排除身体多余的钠，帮助降低血压；菠菜含有充足的叶酸，能维持血管结构的完整与健康。

功效解析

◎菠菜中所含有的核酸可以防止衰老，预防阿尔茨海默病。

◎菠菜中所含的胡萝卜素在人体内可以转变成维生素A，能维护正常视力和上皮细胞的健康，还可预防传染病。

食疗提醒

菠菜中含有草酸，为了避免草酸与其他食物中的钙结合形成草酸钙而阻碍钙的吸收，建议先将菠菜入沸水中汆烫，使草酸溶于水中后滤掉汤汁再烹煮。

搭配原则

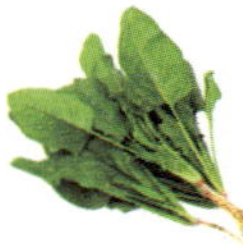 + 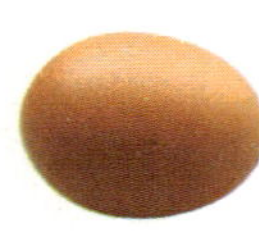 ＝ 有助于贫血、久病体虚、营养不良等患者增强体质。

菠菜 鸡蛋

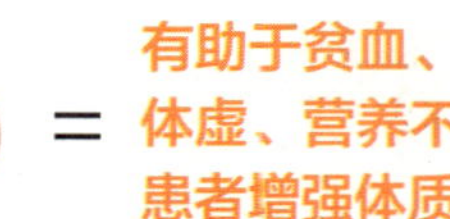

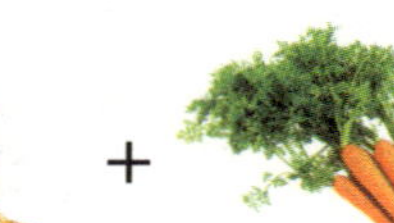 + 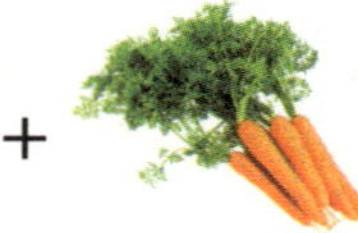 ＝ 有活血通络、补益五脏、降低脑卒中危险的功效。

菠菜 胡萝卜

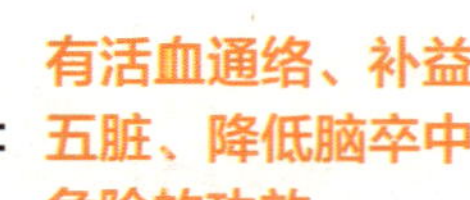

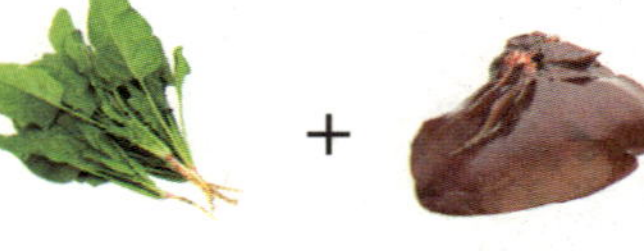 + 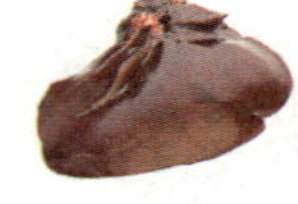 ＝ 二者同食，不仅营养丰富，还有补肝养血的功效。

菠菜 猪肝

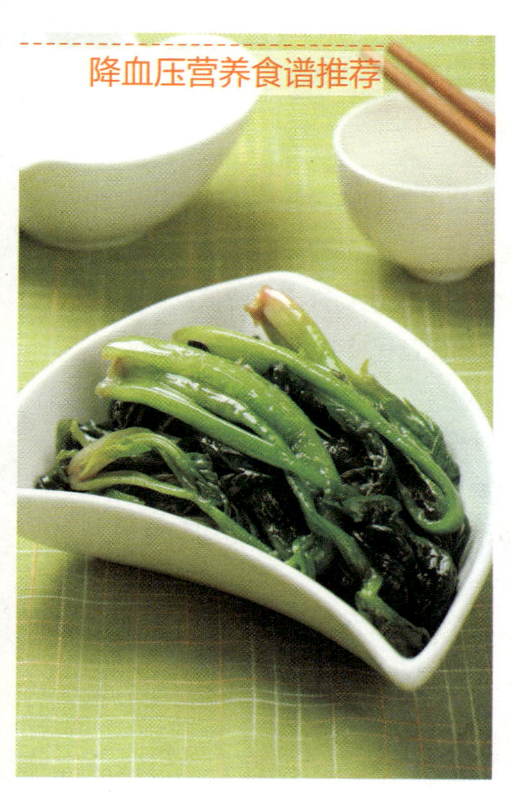

清炒菠菜

材料

菠菜350克。

调料

盐、白砂糖、鸡精各少许。

做法

❶ 将菠菜择洗干净，去根，备用。

❷ 油锅烧至五成热，倒入菠菜，以大火翻炒至变软熟透。

❸ 加入少许盐炒匀。

❹ 再加入白砂糖炒匀，加入鸡精翻炒至均匀、入味。

❺ 关火，然后盖上锅盖略焖，出锅装盘即可。

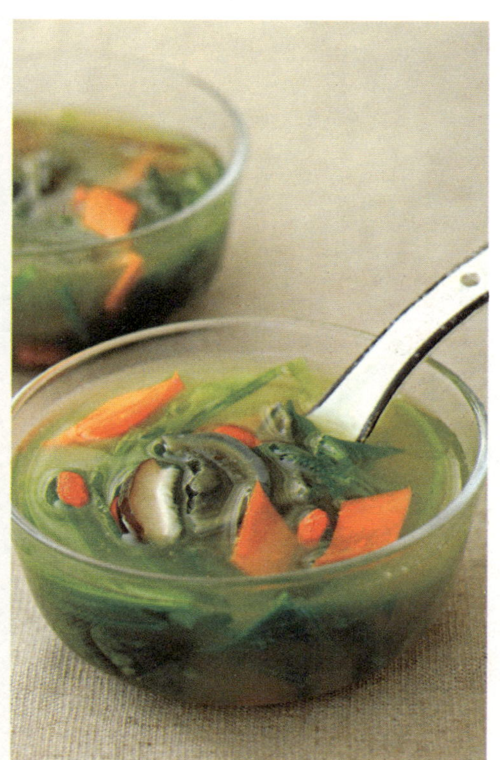

菠菜萝卜汤

材料

菠菜300克，胡萝卜30克，鲜香菇、枸杞子、松花蛋、姜片各适量。

调料

香油、鸡精、盐各适量。

做法

❶ 菠菜择洗净；胡萝卜、香菇洗净，均切片；枸杞子洗净；松花蛋去壳切块。

❷ 菠菜、胡萝卜片、香菇片分别入沸水中氽烫后捞出，沥干，菠菜放入碗中。

❸ 油锅烧热，炒香姜片，放入松花蛋块煎至变黄，倒入适量水，放入枸杞子、香菇片、胡萝卜片，再调入少许盐、鸡精，淋入香油，倒入装有菠菜的碗中即可。

油 菜

——食疗蔬菜的佼佼者

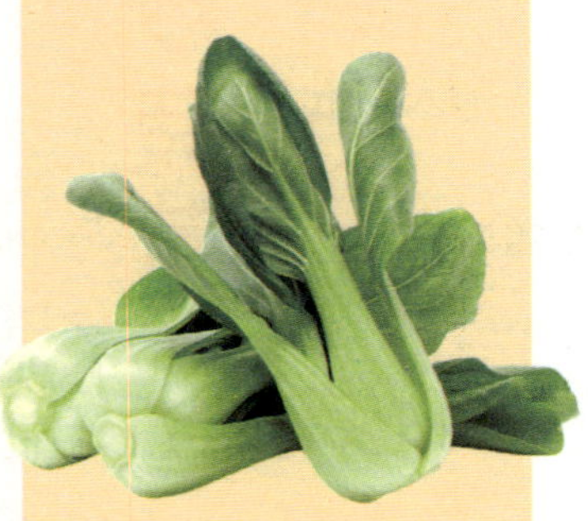

每日适用量

70克

热量（100克）

12千卡

钠含量（100克）

53毫克

别名

芸苔、寒菜、胡菜、苦菜、苔芥

性味归经

性凉，味甘，归肝、脾、肺经

降压密码

降压元素：膳食纤维。

降压有理：油菜中含有丰富的膳食纤维，这些膳食纤维在体内可以和脂肪结合，从而有效阻止血浆胆固醇的形成，并能促进胆酸的代谢物排出，降低动脉粥样硬化的发生率，从而使血管保持弹性，降低血压。

功效解析

◎油菜中的胡萝卜素和维生素C含量都很丰富，可以促进皮肤细胞代谢，从而有效防止皮肤粗糙和色素沉积，保持皮肤光洁。

◎油菜是含维生素和矿物质丰富的蔬菜之一，有助于增强机体的免疫能力。

食疗提醒

吃剩的熟油菜过夜后不宜再食用，以免造成亚硝酸盐沉积，引发癌症。

搭配原则

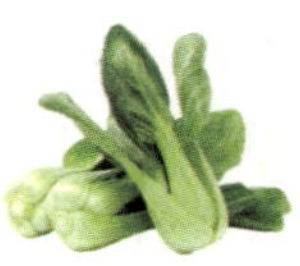

油菜

\+

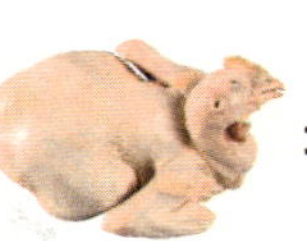

鸡肉

= 可以有效强化肝功能，抵御皮肤过度角质化。

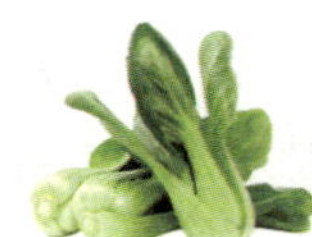

油菜

\+

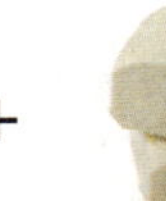

豆腐

= 有清热解毒、生津止咳的功效，可以提高机体免疫力。

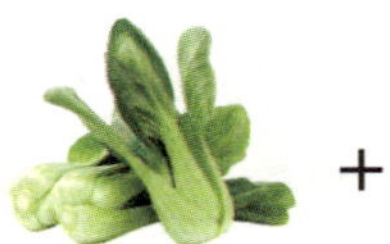

油菜

\+

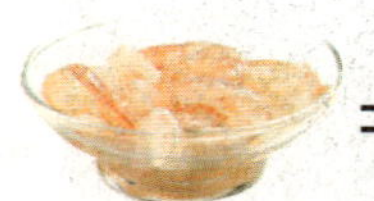

虾仁

= 虾仁富含钙，二者同食，有利于机体对钙的吸收。

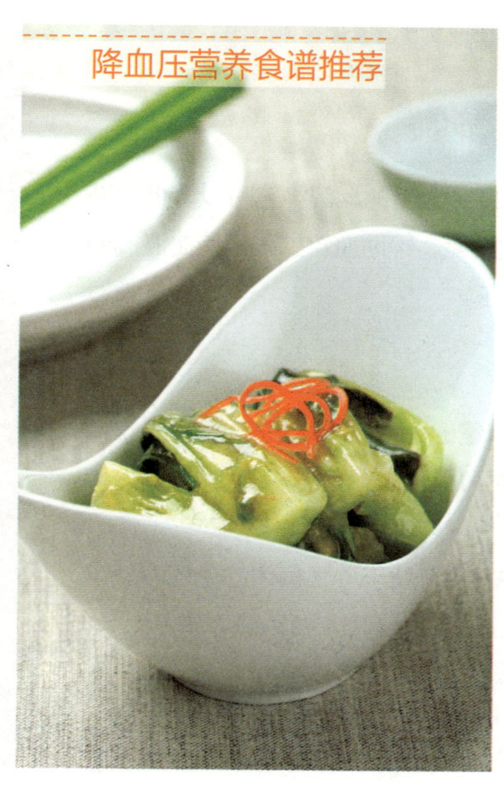

鸡汁烧油菜

材料

油菜500克。

调料

新鲜鸡汁适量，盐、鸡精、水淀粉各少许。

做法

1. 油菜洗净，一剖为四；锅中注入适量清水烧开，滴入少许植物油，倒入油菜汆烫至断生。
2. 油锅烧热，倒入油菜翻炒片刻至变软。
3. 倒入鸡汁略烧。
4. 加盐、鸡精调味，加水淀粉勾芡，出锅装盘，稍加装饰即可。

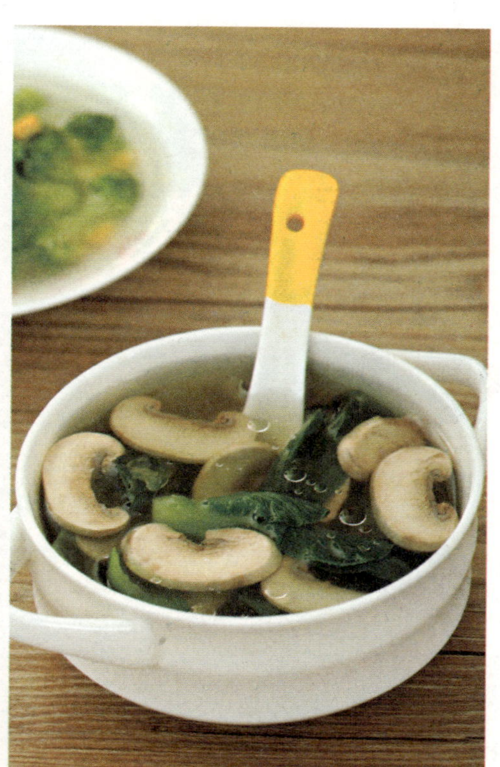

口蘑油菜汤

材料

口蘑200克，油菜100克，姜适量。

调料

香油、盐、料酒、口蘑汤各适量。

做法

1. 口蘑去蒂洗净，切片；姜切片。
2. 油菜择洗净，入沸水锅中汆烫后捞出，沥干。
3. 锅置火上，加入适量水、口蘑汤，然后放入口蘑片、姜片、料酒、盐和少许油，煮30分钟左右。
4. 放入油菜略煮，最后滴入香油调味即可。

胡萝卜

——蔬菜中的小人参

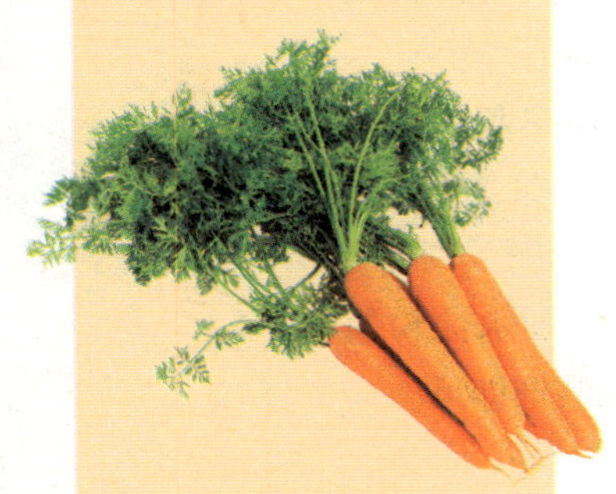

每日适用量

50~100克

热量（100克）

46千卡

钠含量（100克）

25.1毫克

别名

红萝卜、红菜头、小人参、丁香萝卜

性味归经

性平，味甘，归心、肺、脾、胃经

降压密码

降压元素：钾、烟酸。

降压有理： 胡萝卜富含大量的烟酸，它可以降低血液中的胆固醇与甘油三酯，帮助血管扩张，使血液流通顺畅，进而稳定血压。

功效解析

◎胡萝卜中含有大量的膳食纤维，可以大量吸收水分，促进肠道蠕动，从而可以通便排毒，减少肠道疾病的发生。

◎胡萝卜中的维生素A有助于增强机体的免疫力，可防止上皮细胞癌变，所以胡萝卜也有抗癌功效。

食疗提醒

◎冷藏胡萝卜时忌与苹果一同存放，因为苹果散发的乙烯容易使胡萝卜变味。

搭配原则

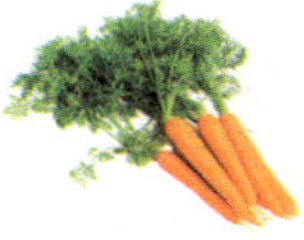 + 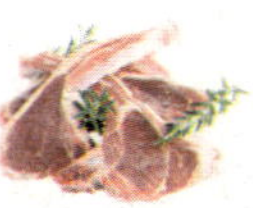 =

胡萝卜　羊肉

补血益气，对身体虚弱、阳气不足者食疗效果显著。

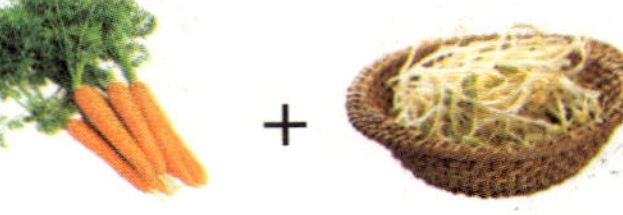 =

胡萝卜　豆芽

降低胆固醇，增强机体免疫力，有助于抵抗病毒感染。

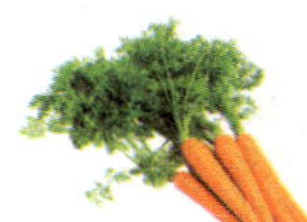 + =

胡萝卜　猪肝

对因维生素A缺乏导致的夜盲症有较好的食疗作用。

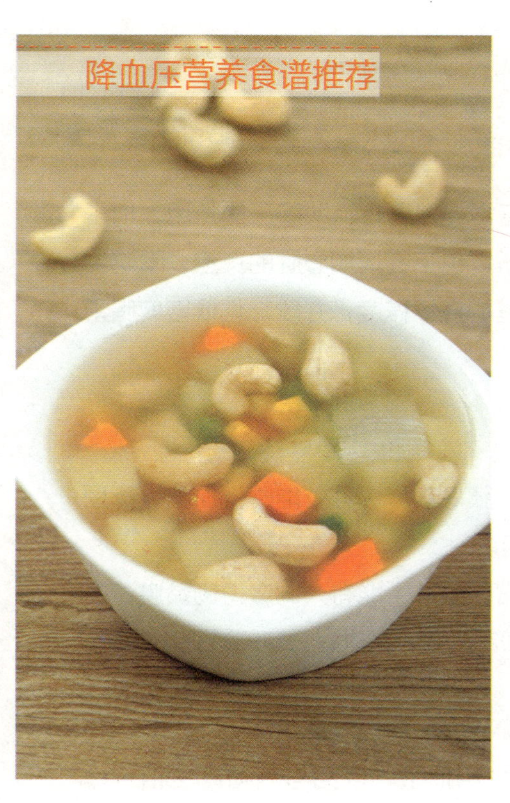

萝卜青豆汤

材料

胡萝卜150克，青豆60克，腰果50克，土豆、洋葱、玉米粒各适量。

调料

盐、鸡精各少许。

做法

❶ 胡萝卜、土豆分别洗净，去皮，切丁；青豆、玉米粒分别洗净；腰果洗净，入清水中浸泡片刻；洋葱去皮，切丁。

❷ 锅置火上，加入适量清水，放入腰果，大火煮沸后转小火煮10分钟，然后放入胡萝卜丁、土豆丁、洋葱丁，煮6分钟后放入玉米粒、青豆，继续煮12分钟，最后加盐、鸡精调味即可。

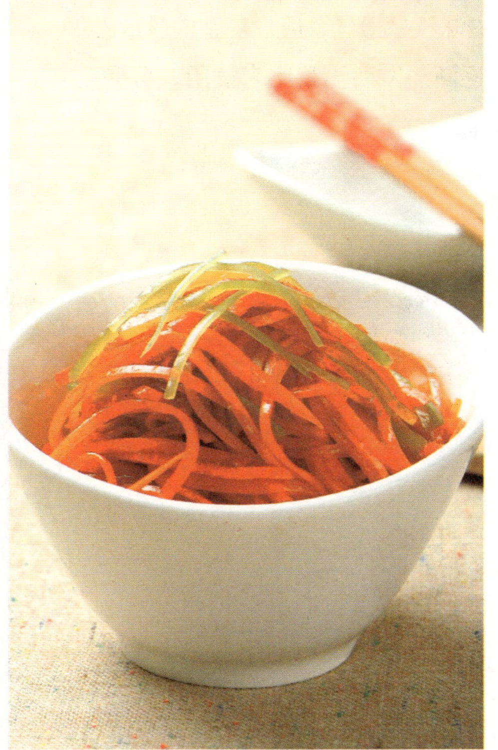

糖醋胡萝卜丝

材料

胡萝卜250克，青椒、蒜各少许。

调料

盐、白砂糖、陈醋、蚝油各适量。

做法

❶ 将胡萝卜洗净，切丝；青椒切丝；蒜切末。

❷ 锅中注入适量清水烧开，倒入胡萝卜丝汆烫片刻，捞出，放入清水中略泡，捞出沥干。

❸ 油锅烧热，放入蒜末炒香，放入青椒丝略炒。

❹ 放入胡萝卜丝翻炒至变软，将所有调料调成味汁，倒入锅中拌炒均匀即可。

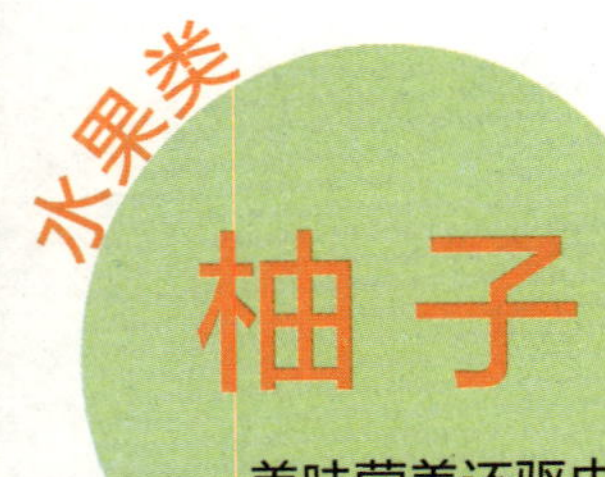

柚子

——美味营养还驱虫

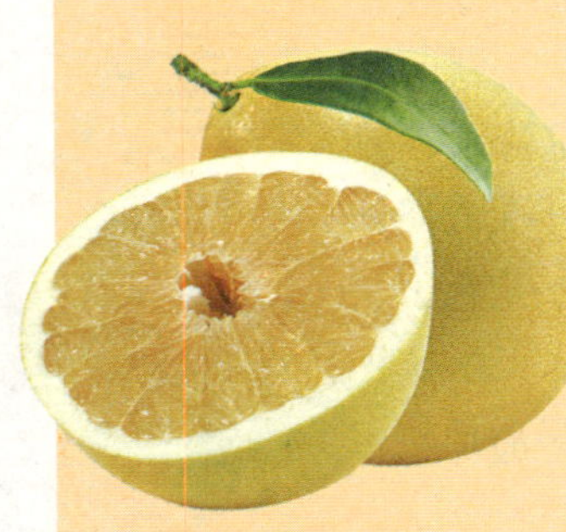

每日适用量

50克

热量（100克）

42千卡

钠含量（100克）

3.0毫克

别名

朱栾、文旦、气柚、雷柚

性味归经

性凉，味甘、酸，归胃、肺经

降压密码

降压元素：钾。

降压有理： 柚子富含钾，具有辅助降压的作用。柚子中钠含量很低，所以也不会增加心脏的负担。常吃柚子可以减少动脉壁的损坏程度，并能降低低密度脂蛋白的水平。

功效解析

◎柚子汁中含有类胰岛素样成分，能降低血糖，糖尿病患者可适当食用。

◎柚子中含有丰富的果酸，能有效刺激胃肠黏膜，在一定程度上能够抑制食欲，所以有一定的减肥功效。

食疗提醒

◎服药期间不能食用柚子，以免与药物产生相互作用，影响药效。

◎刚采下来的柚子滋味不是最佳，最好在室内放置2周左右，待果实水分逐渐蒸发后再拿出来食用，可提高甜度，吃起来更美味。

搭配原则

柚子

+

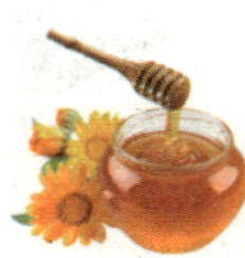
蜂蜜

= 柚子与蜂蜜制成蜂蜜柚子茶，可清热解毒、美白养颜。

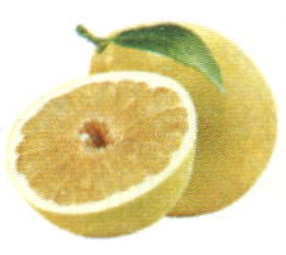
柚子

+

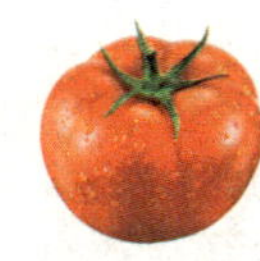
西红柿

= 二者都含有丰富的维生素C，同食可补充维生素C，提高机体免疫力。

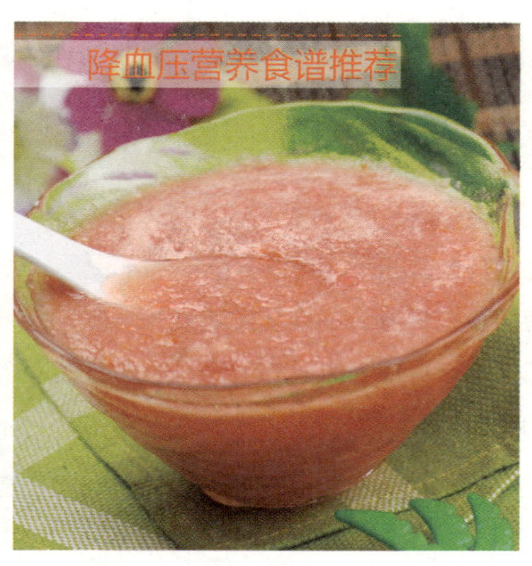

西红柿西柚汁

材料

西柚300克，西红柿100克。

调料

薄荷少许。

做法

1. 西柚去皮，切成小块。
2. 西红柿洗净，去皮，切成小块。
3. 把切好的西红柿块、西柚块和薄荷一起放入榨汁机中榨成汁即可。

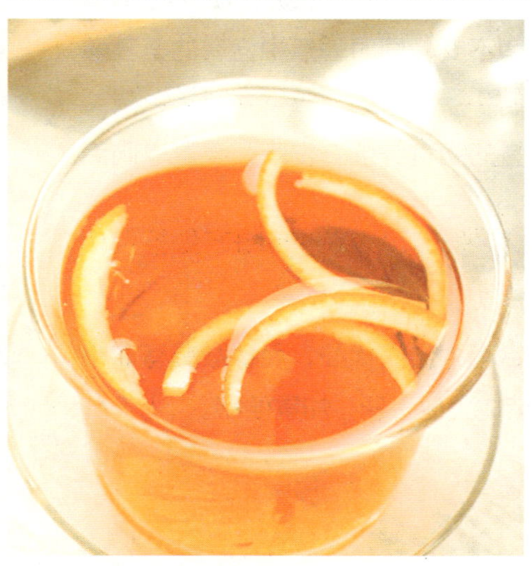

蜜柚红茶

材料

柚子1个，红茶包2个。

调料

无。

做法

1. 将柚子洗净，剥开，取皮的最外层的表皮，切成细丝；再取出果肉1瓣，掰成小块，备用。
2. 壶中倒入400毫升热水，放入红茶包浸泡2分钟。
3. 放入切好的柚子皮和果肉。

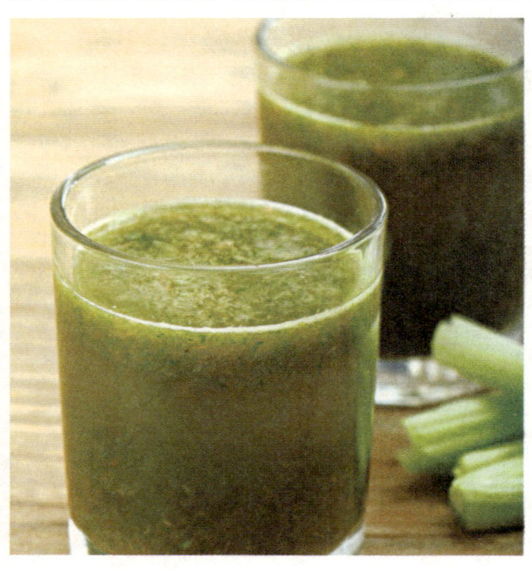

柚子芹菜汁

材料

柚子半个，芹菜50克。

调料

蜂蜜1小匙。

做法

1. 芹菜洗净后稍沥干水分，切段（叶子保留）。
2. 将柚子去皮，切成小瓣。
3. 将处理好的芹菜及柚子交替放入榨汁机中榨成汁，倒入杯中，再加入蜂蜜调匀即可。

香蕉

——滋阴润肠又止咳

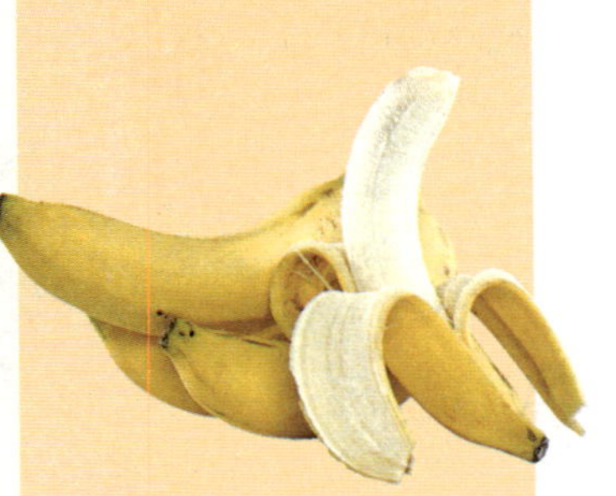

每日适用量

1~2根

热量（100克）

93千卡

钠含量（100克）

0.8毫克

别名

甘蕉、蕉果、蕉子

性味归经

性寒，味甘，归肺、大肠经

降压密码

降压元素：钾、膳食纤维、血管紧张素转化酶抑制物。

降压有理：香蕉中含有丰富的钾，可以平衡钠的不良作用；香蕉中含有一种能抑制升高血压的物质——血管紧张素转化酶抑制物，可抑制血压的上升，对高血压有很好的预防作用。

功效解析

◎香蕉能促使大脑分泌更多的内啡肽，使人心情愉悦，防治抑郁和情绪不安，同时香蕉中含有的氨基酸还具有镇静宁心的作用。

◎香蕉中还含有大量的膳食纤维，常吃香蕉可以防治便秘。

食疗提醒

未成熟的香蕉含有大量的鞣酸，而鞣酸具有非常强的收敛作用，会造成大便干硬，加重便秘。

搭配原则

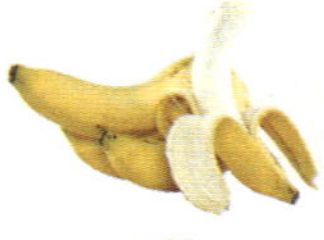
香蕉
+
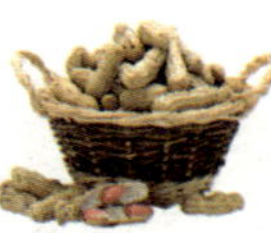
花生
= 可以维持皮肤、消化系统及神经系统的健康。

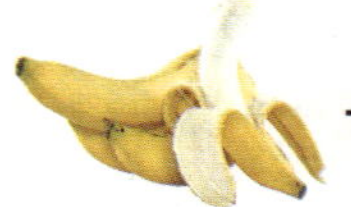
香蕉
+
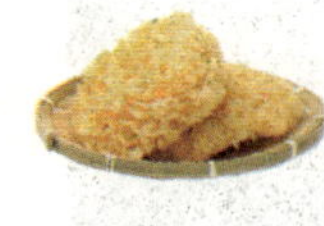
银耳
= 二者搭配食用，可以养阴润肺、生津整肠。

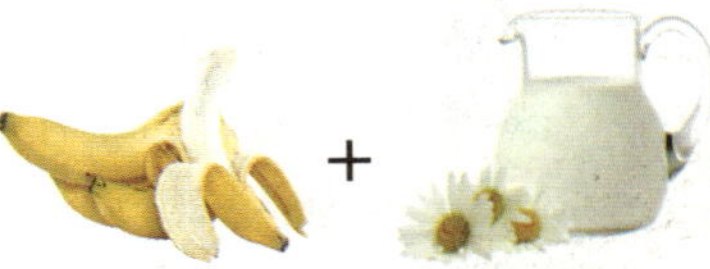
香蕉
+
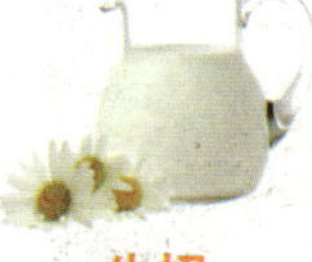
牛奶
= 香蕉与牛奶中的色氨酸合成血清素，有助睡眠。

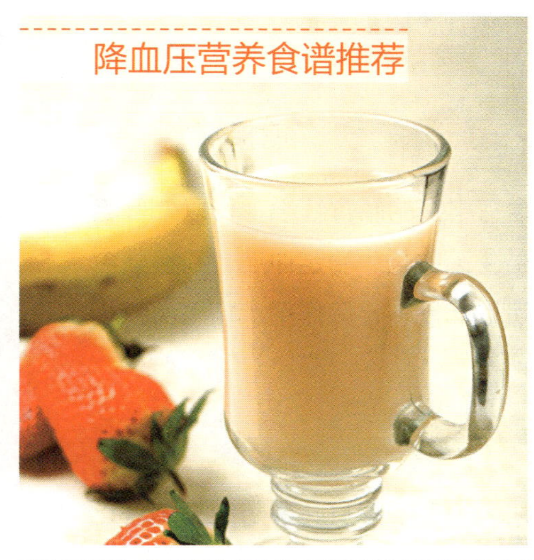

草莓香蕉豆浆

材料

黄豆100克，草莓2颗，香蕉半根。

调料

白砂糖适量。

做法

① 将黄豆加水泡至软，捞出洗净；草莓去蒂、洗净；香蕉去皮后切成小块。

② 将做法❶中的材料全部放入全自动豆浆机中，加入适量水煮成豆浆，加入白砂糖调味即可。

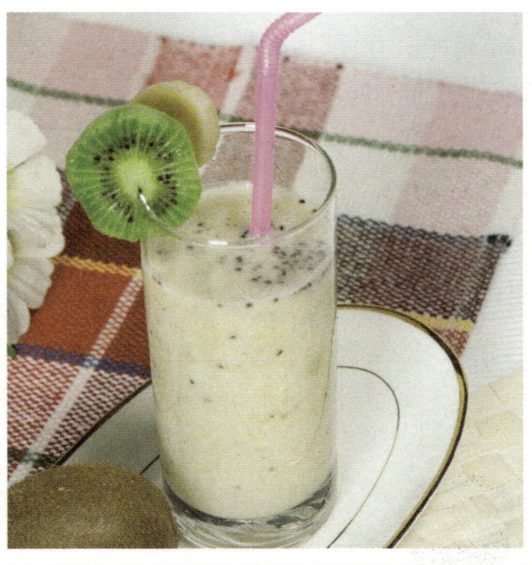

猕猴桃香蕉饮

材料

猕猴桃1个，香蕉半根，脱脂酸奶100毫升。

调料

无。

做法

① 香蕉去皮，切片；猕猴桃去皮，切丁。

② 在香蕉片与猕猴桃丁中加入适量凉开水与脱脂酸奶搅匀，再放入榨汁机内搅打成汁即可。

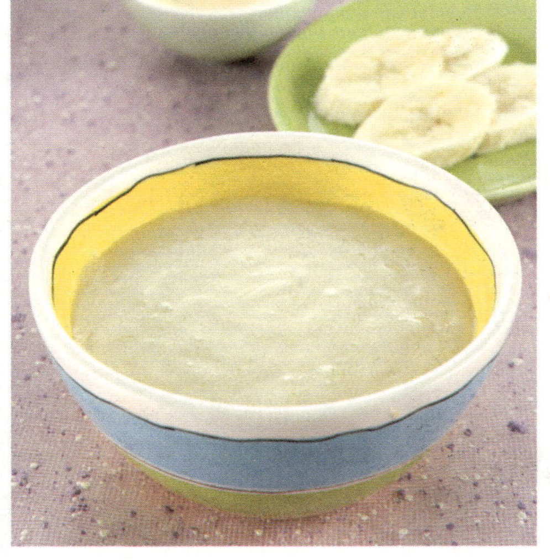

玉米香蕉米糊

材料

粳米、玉米粒各50克，鸡蛋1个，香蕉2/3根。

调料

白砂糖少许。

做法

① 粳米、玉米粒分别浸泡后洗净；鸡蛋煮熟，取蛋黄；香蕉切丁。

② 将做法❶中的材料一同放入米糊机中制成米糊，最后加白砂糖调味即可。

猕猴桃

——天然的维生素 C 库

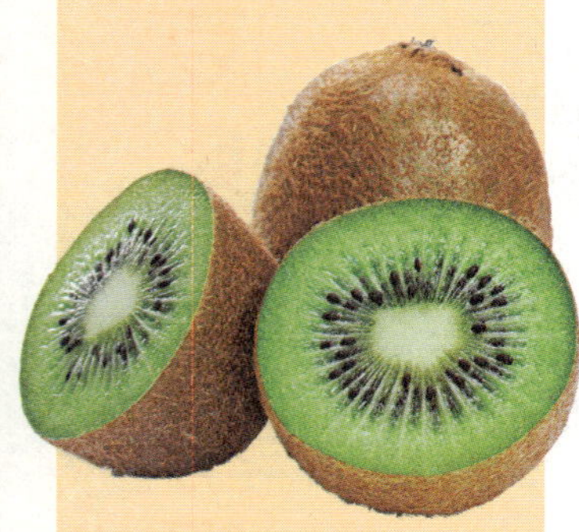

每日适用量

25~100克

热量（100克）

61千卡

钠含量（100克）

10毫克

别名

毛桃、藤梨

性味归经

性寒，味甘、酸，归肾、胃、膀胱经

降压密码

降压元素：钾、精氨酸、镁、膳食纤维。

降压有理：猕猴桃含有丰富的膳食纤维，可以降低胆固醇、促进胃肠道益生菌生长、稳定血压；猕猴桃含有的精氨酸成分，可以抑制特定酶作用，预防血管收缩，避免血压上升。

功效解析

◎猕猴桃具有美白肌肤、美容瘦身、预防维生素缺乏的功效。

◎猕猴桃中含有丰富的叶酸，叶酸是构筑健康机体的必需物质之一，还能预防胚胎神经管畸形。

食疗提醒

不宜食用未成熟的猕猴桃。因为未成熟的猕猴桃不仅口味差，还对身体有害。

搭配原则

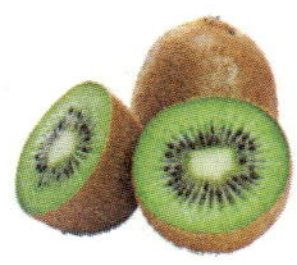
猕猴桃
＋
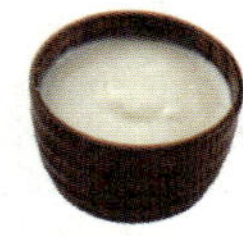
酸奶
＝ 帮助肠内益生菌的生长，从而预防和缓解便秘。

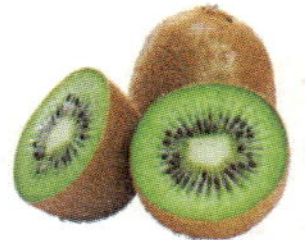
猕猴桃
＋
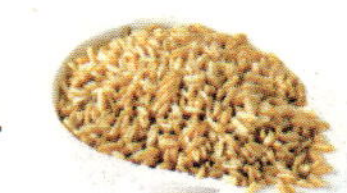
燕麦
＝ 可以美容养颜，女性经常食用可缓解经前综合征。

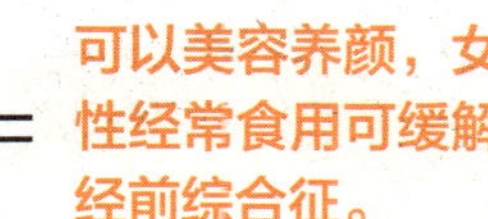

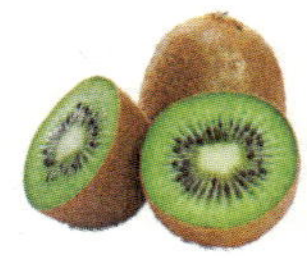
猕猴桃
＋
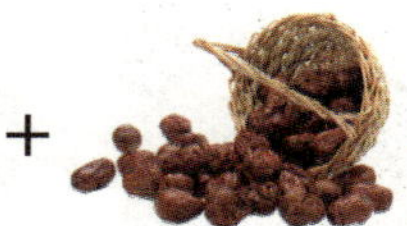
红枣
＝ 二者同食，能促进人体对红枣中铁的吸收。

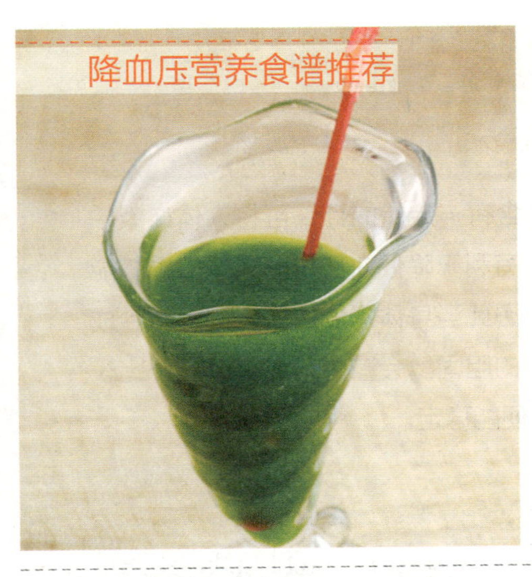

碧绿果蔬汁

材料

猕猴桃块100克，芹菜段50克，菠萝块200克。

调料

木糖醇适量。

做法

1 将猕猴桃块、芹菜段、菠萝块放入榨汁机中，加入凉开水一起榨取汁液。

2 将榨好的蔬果汁倒入杯中，加入适量木糖醇搅拌均匀，即可直接饮用。

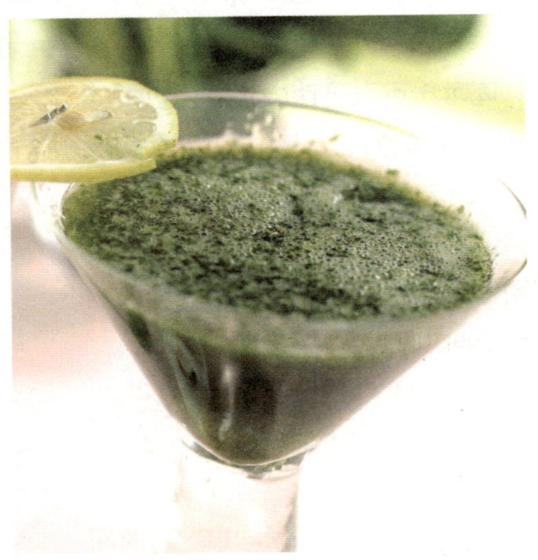

猕猴桃橙柠汁

材料

橙子4个，猕猴桃2个，西红柿1个，柠檬半个。

调料

无。

做法

1 将猕猴桃、西红柿分别洗净，去皮；柠檬、橙子分别洗净，去皮及子。

2 将上述四种材料分别切成2厘米见方的小块，然后加入适量凉开水搅打成汁即可。

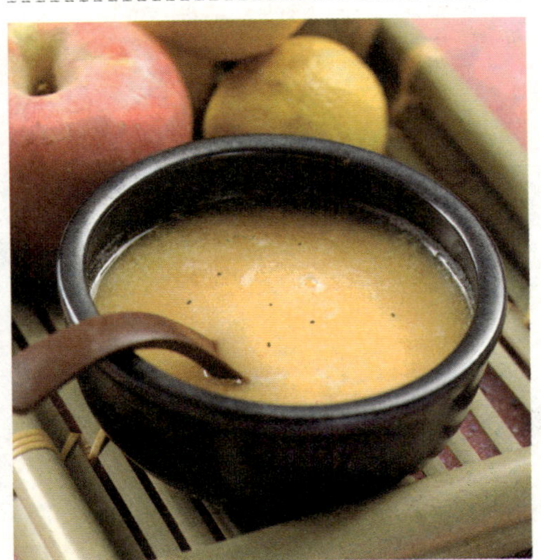

猕猴桃梨汁

材料

猕猴桃50克，梨、苹果各1个，哈密瓜半个，柠檬1/4个。

调料

无。

做法

1 将猕猴桃、梨、哈密瓜、柠檬及苹果分别洗净，均去皮后切块，放入榨汁机中榨汁。

2 加入适量凉开水混合搅打均匀即可。

苹果

——水果中的“大夫”

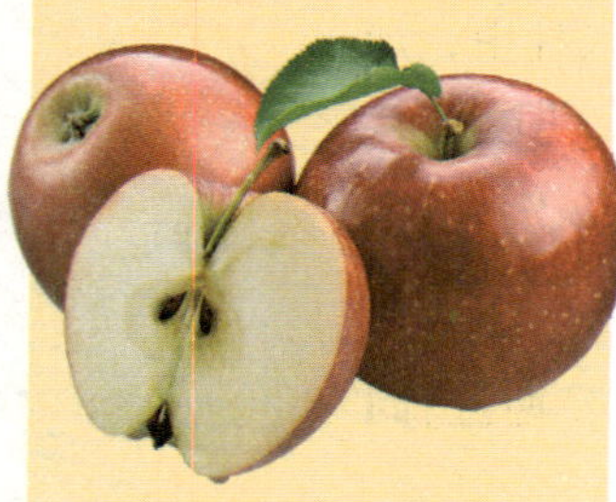

每日适用量

200~400克

热量（100克）

54千卡

钠含量（100克）

1.6毫克

别名

柰、滔婆

性味归经

性平，味甘、酸，归脾、肺经

降压密码

降压元素：钾、果胶。

降压有理：苹果中含有一定量的钾，可将人体血液中的钠盐置换出来，有利于降低血压；苹果中的果胶能强化胆酸的代谢，因此当身体需要消耗胆固醇来合成新的胆酸时，体内的胆固醇会减少，血管就处于比较健康的状态，血压便能稳定。

功效解析

◎苹果具有提神醒脑、消除压抑、润肺除烦、生津止渴、通利大便的功效。

◎苹果是碱性食物，吃苹果可以迅速中和体内过多的酸性物质，增强体力和抗病能力。

食疗提醒

吃苹果时要细嚼慢咽，这样不仅可以减轻肠道的负担，还可以提高营养的吸收率。

搭配原则

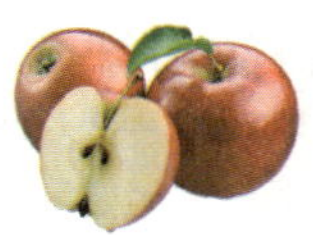

苹果 +

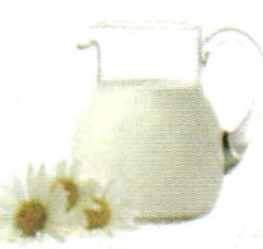

牛奶

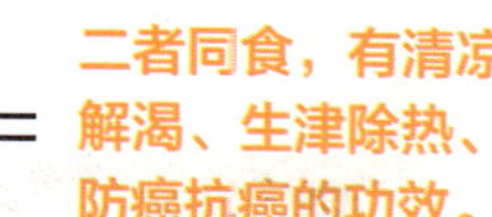

= 二者同食，有清凉解渴、生津除热、防癌抗癌的功效。

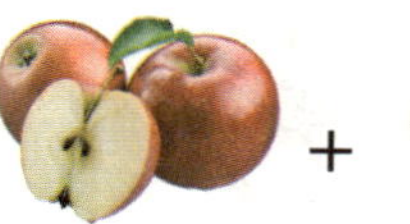

苹果 +

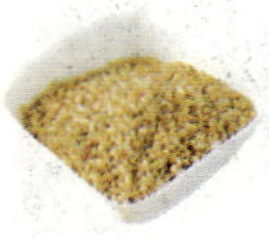

糙米

= 可以消炎止泻，长期食用对慢性肠胃炎有一定疗效。

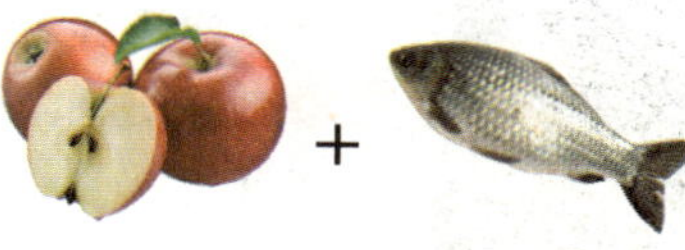

苹果 +

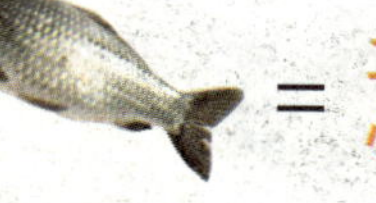

鲫鱼

= 二者同食，可预防心脑血管疾病。

降血压营养食谱推荐

酸奶苹果

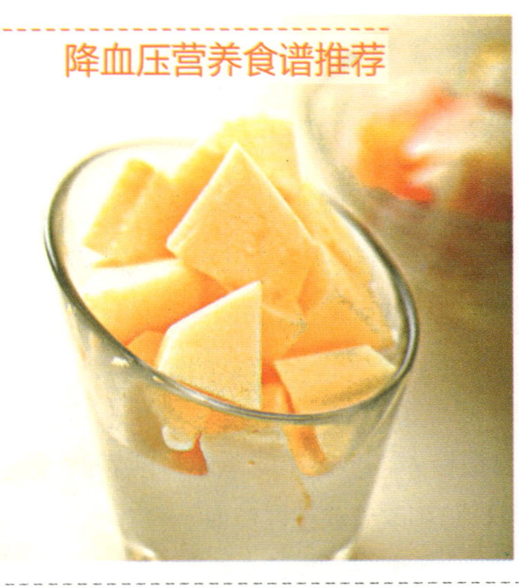

材料

苹果2个，酸奶1杯。

调料

蜂蜜适量。

做法

❶ 苹果洗净，去皮及核，切成块。

❷ 将酸奶与蜂蜜拌匀，倒入容器中，放入冰箱冷藏10分钟，备用。

❸ 将苹果块放入酸奶中拌匀即可。

什锦水果沙拉

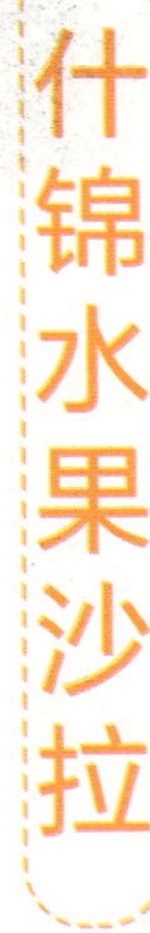

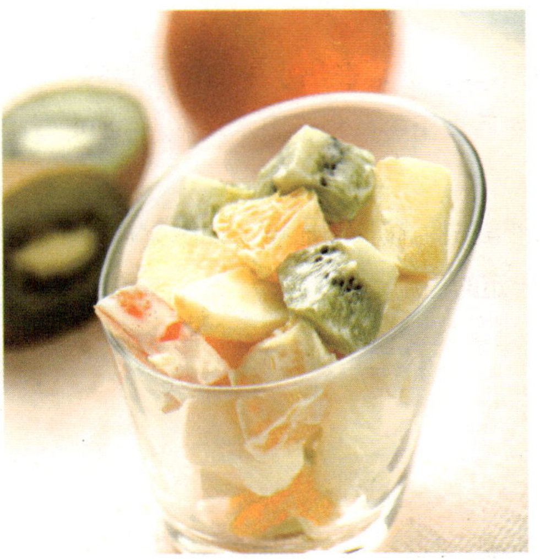

材料

苹果、猕猴桃、橙子、香蕉各1个，冰奶块少许。

调料

沙拉酱适量。

做法

❶ 苹果洗净，切成块；橙子、猕猴桃、香蕉均剥皮，切成块。

❷ 将苹果块、橙子块、猕猴桃块、香蕉块混合，加入沙拉酱拌匀。

❸ 将所有水果块放入加有冰奶块的容器中即可。

果蔬牛奶汁

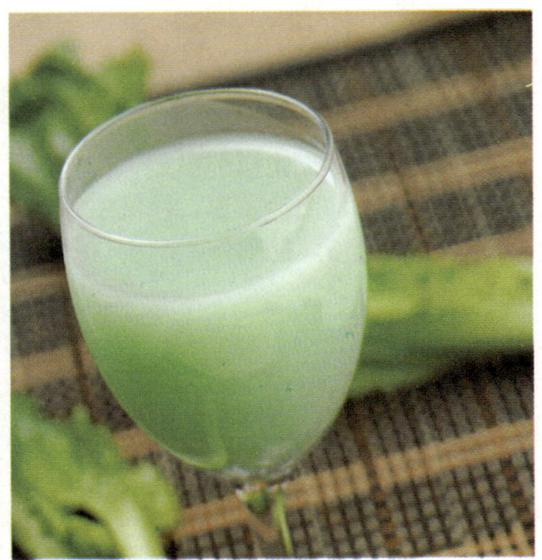

材料

新鲜苹果块300克，油麦菜少许，牛奶150毫升。

调料

蜂蜜1小匙。

做法

❶ 油麦菜洗净，切成小片。

❷ 苹果块和油麦菜段一同放入榨汁机中，加入牛奶搅拌均匀，然后榨取汁液。

❸ 牛奶、苹果和油麦菜的混合汁中加入蜂蜜即可饮用。

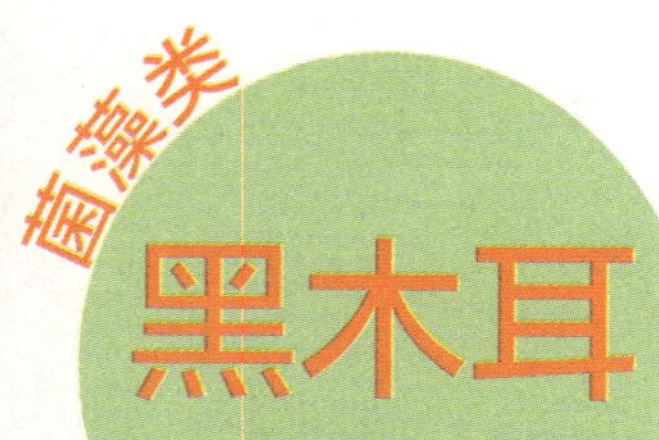

菌藻类

黑木耳

——"素中之荤"享美誉

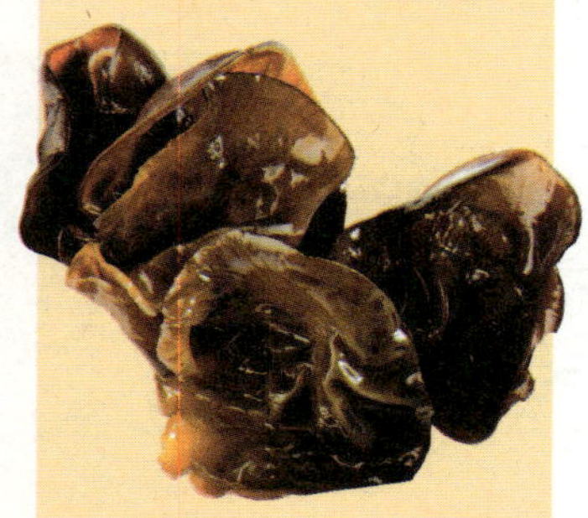

每日适用量

10～30克

热量（100克）

27千卡

钠含量（100克）

8.5毫克

别名

云耳、桑耳、松耳

性味归经

性平，味甘，归胃、大肠经

降压密码

降压元素：腺嘌呤核苷。

降压有理：黑木耳含有大量的腺嘌呤核苷，可抑制血小板聚集、溶解血栓，除了有效稳定血压外，还能减少老年人高血压诱发脑血栓的可能性。

功效解析

黑木耳中铁的含量极为丰富，常吃黑木耳能养血驻颜、肌肤红润，可预防和改善缺铁性贫血。

食疗提醒

◎黑木耳所含的黑木耳多糖，在热水中的溶解度较高，因此黑木耳煮熟后食用更有利于黑木耳多糖的吸收利用。

◎黑木耳能减少血液凝块，在预防血栓、动脉粥样硬化和冠心病方面有一定的作用。

搭配原则

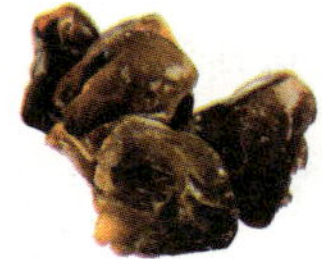 黑木耳 ＋ 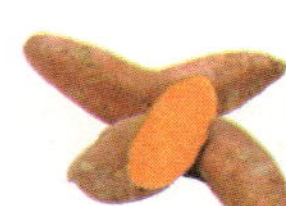 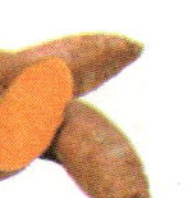 红薯 ＝ 不仅补血，还可促进血液循环，并有暖身作用。

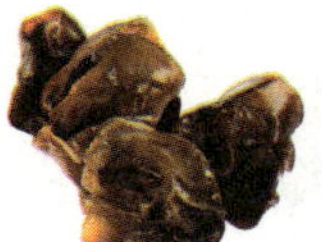 黑木耳 ＋ 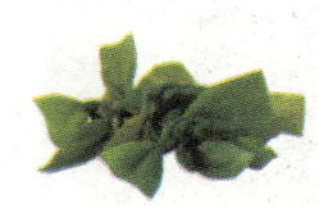 海带 ＝ 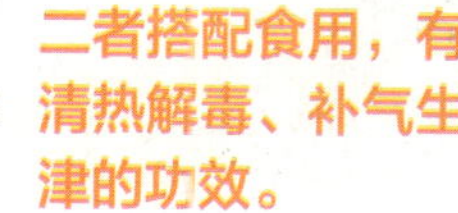 二者搭配食用，有清热解毒、补气生津的功效。

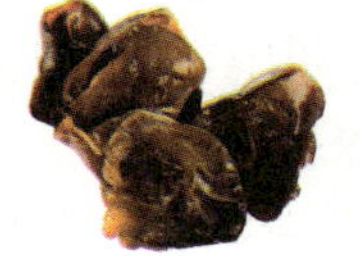 黑木耳 ＋ 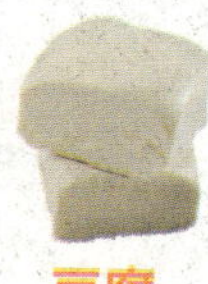 豆腐 ＝ 二者同食，清热解毒、益气生津等效果更为显著。

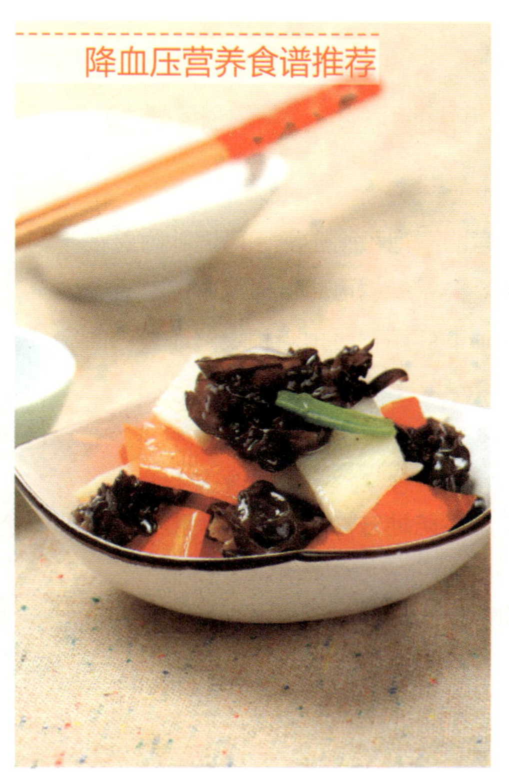

黑木耳炒山药

材料

山药150克，胡萝卜、水发黑木耳各60克，葱段少许。

调料

盐、鸡精各少许，水淀粉适量。

做法

1. 将山药去皮洗净，切成片；胡萝卜去皮洗净，切片；黑木耳洗净，撕成小朵，备用。
2. 油锅烧热，下葱段炒香，下胡萝卜片翻炒片刻，然后下入黑木耳朵大火炒匀。
3. 下山药片炒至将熟，加入盐、鸡精炒至入味熟透。
4. 以水淀粉勾芡，出锅即可。

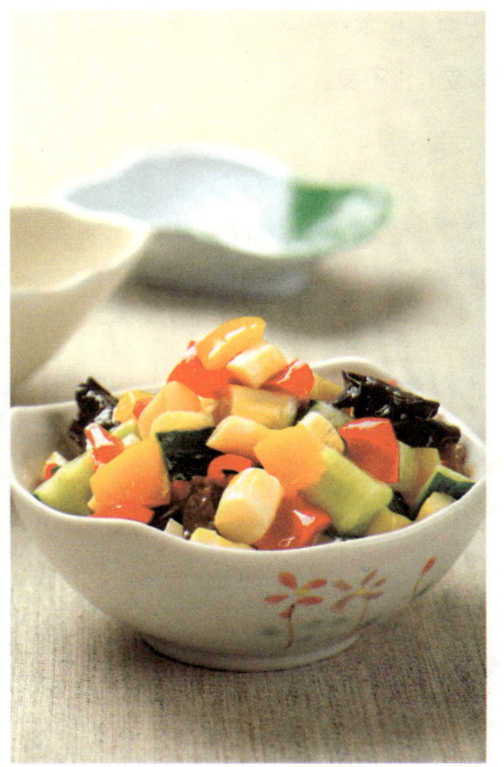

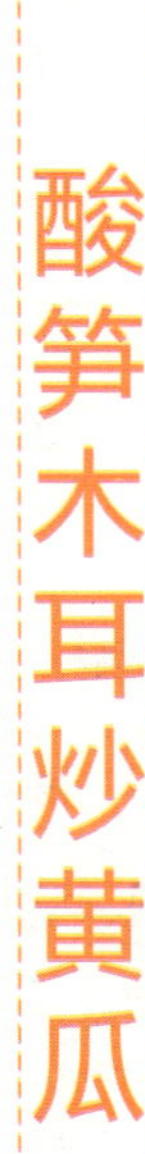

酸笋木耳炒黄瓜

材料

黄瓜丁100克，酸笋丁、水发黑木耳各50克，红椒丁30克，黄椒丁20克，姜片、葱段各少许。

调料

盐、料酒、水淀粉各少许。

做法

1. 黑木耳洗净，撕成小朵。
2. 锅中注入适量清水烧开，然后加酸笋丁、黑木耳朵汆烫片刻，捞出沥干。
3. 油锅烧热，放入姜片和葱段炒香，下入红椒丁和黄椒丁翻炒片刻。
4. 下入黑木耳朵、酸笋丁、黄瓜丁略炒，烹入料酒，加盐炒至入味，以水淀粉勾薄芡，出锅装盘。

海带

——“降压良药”

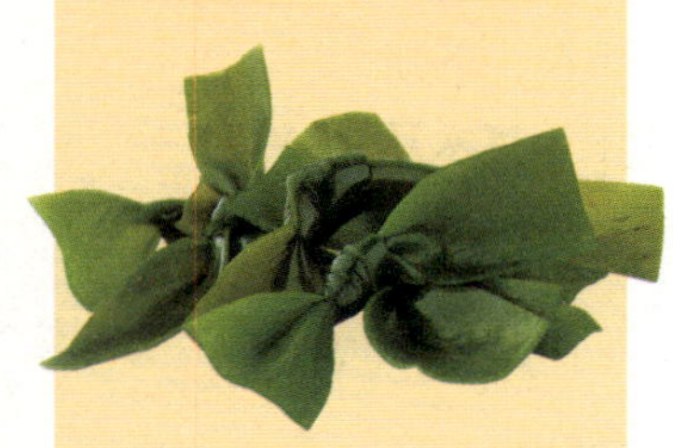

每日适用量

20克

热量（100克）

13千卡

钠含量（100克）

8.6毫克

别名

昆布、江白菜、纶布、海昆布、海马蔺、海带菜、海草

性味归经

性寒，味咸，归肝、胃、肾经

降压密码

降压元素：不饱和脂肪酸、钙、海带多糖、膳食纤维。

降压有理：海带含有的不饱和脂肪酸，可清除附着在血管壁上的胆固醇；海带多糖可降低血液中的有害物质，同时还有抗凝血的作用，可预防和缓解血管内血栓的形成。

功效解析

◎海带中富含碘，能预防地方性甲状腺肿大和维持甲状腺的正常功能。

◎海带中含有丰富的甘露醇，对改善脑水肿、青光眼有一定作用。

食疗提醒

海带本身性偏寒，所以脾胃虚寒者在吃海带的时候不要一次性吃太多，也不要跟一些寒性的物质搭配，否则会引起胃痛或消化不良。

搭配原则

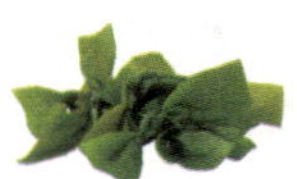 + 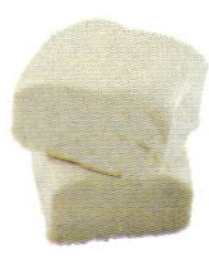 = 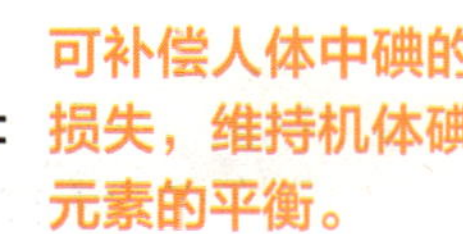

海带 豆腐

可补偿人体中碘的损失，维持机体碘元素的平衡。

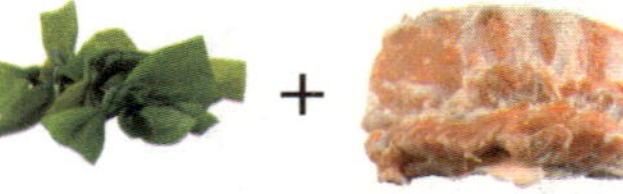 + 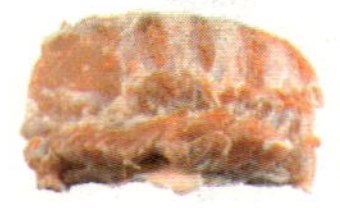 = 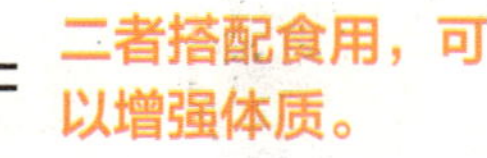

海带 排骨

二者搭配食用，可以增强体质。

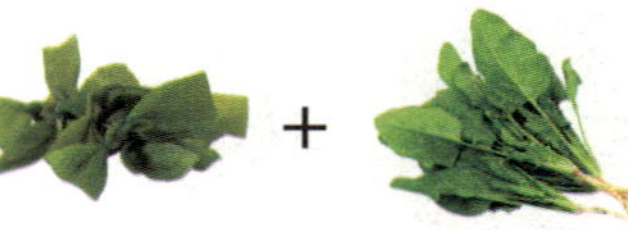 + 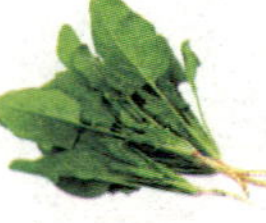 =

海带 菠菜

二者磷、钙比例适当，搭配食用，有益人体健康。

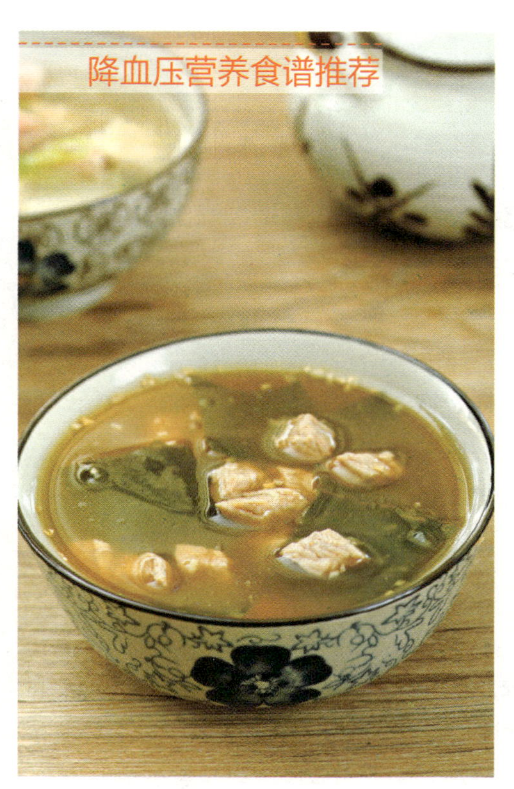

海带牛肉汤

材料

干海带100克，牛肉50克，蒜末适量。

调料

香油、酱油、盐各少许。

做法

1. 干海带入清水中浸泡至软后洗净，捞出，沥干，切块；牛肉洗净，切块。
2. 锅置火上，烧热后放入牛肉块，再加香油、酱油和少许盐调味，搅拌均匀，煮2分钟。
3. 然后放入海带块，一边搅拌一边煮约1分钟，再倒入适量清水，煮沸后放入蒜末，大火煮沸后转小火，盖盖煮至牛肉熟透即可。

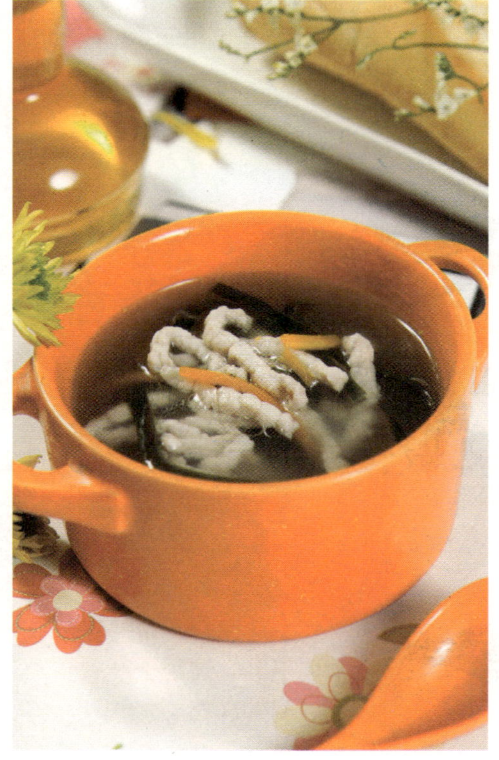

海带肉丝汤

材料

猪瘦肉50克，海带丝100克，胡萝卜20克，姜片、葱末各少许。

调料

盐、鸡精各适量，清汤400毫升，淀粉少许。

做法

1. 胡萝卜、猪瘦肉切成中等粗细的丝用淀粉抓匀；海带丝切段。
2. 锅内加适量清水烧开，把海带丝、胡萝卜丝氽烫片刻，捞出备用。
3. 另起锅烧开，下姜片，注入清汤，待汤烧开时，下海带丝、胡萝卜丝、猪瘦肉丝，加盐、鸡精调味，用中火滚5分钟，撒上葱末即可。

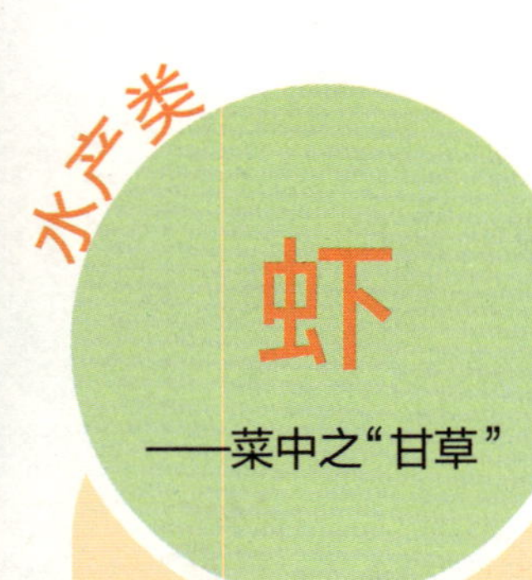

水产类

虾

——菜中之“甘草”

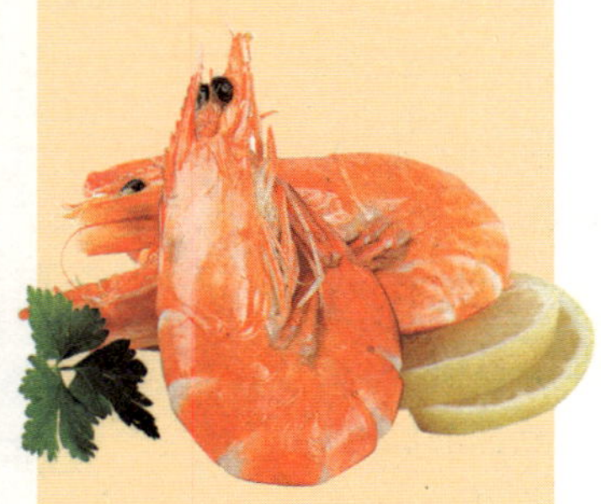

每日适用量

100克

热量（100克）

93千卡

钠含量（100克）

165.2毫克

别名

长须公、虎头公

性味归经

性温，味甘，归肝、肾经

降压密码

降压元素：钙、镁。

降压有理： 虾所富含的钙、镁可以帮助控制血压，预防脑血管意外的发生。

功效解析

◎虾的肉质和鱼一样松软，易消化，不失为老年人食用的营养佳品，对健康极有裨益，特别适合老年人、身体虚弱者以及病后需要调养的人来滋补身体。

◎虾含有丰富的硒，有防癌作用。

食疗提醒

◎买虾要挑虾体完整、甲壳密集、外壳清晰鲜明、肌肉紧实、身体有弹性，并且体表干燥洁净的。

◎肉质疏松、颜色鲜红、闻之有腥味的虾不够新鲜，不宜食用。

◎虾和柠檬不宜同食，否则会破坏柠檬中的维生素C。

搭配原则

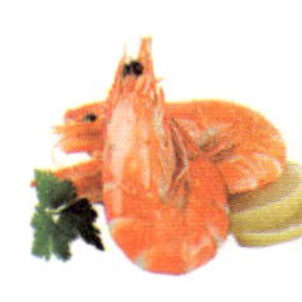

虾 + 黄瓜 = 二者同食，有美容养颜的效果。

虾 + 豆苗 = 二者搭配食用，有滋阴益精、促进食欲的功效。

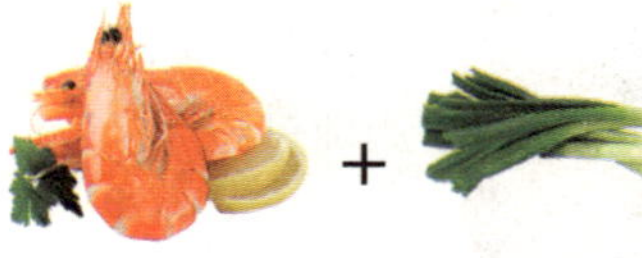

虾 + 葱 = 二者同食，可益气下乳，适用于产后缺乳女性。

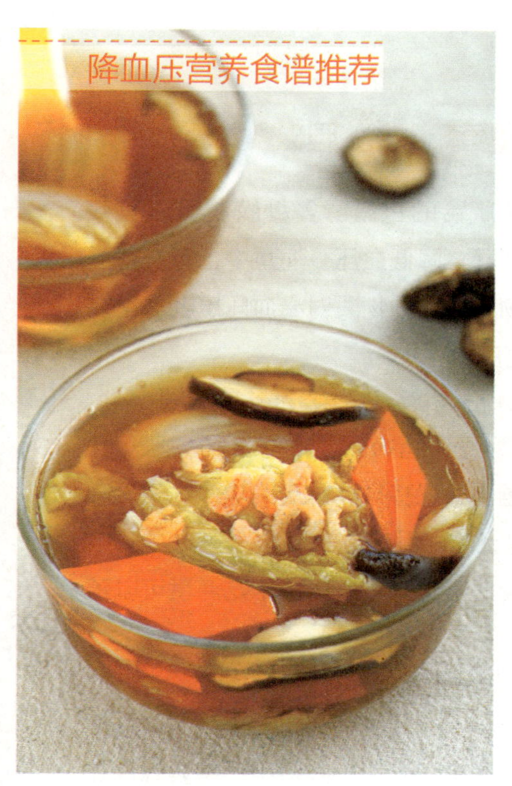

虾米白菜汤

材料

白菜200克，水发香菇、胡萝卜、虾米、姜片、葱段各适量，枸杞子少许。

调料

水淀粉、盐、香油、老抽、鸡精各少许。

做法

1. 白菜洗净，切片，入油锅中滑一下，捞出，控油；香菇、胡萝卜洗净，均切片；虾米泡洗干净。
2. 油锅烧热，放入葱段、姜片炒香，再加入剩余材料及清水烧沸，并调入盐、老抽、鸡精烧熟入味，用水淀粉勾芡，淋入香油即可。

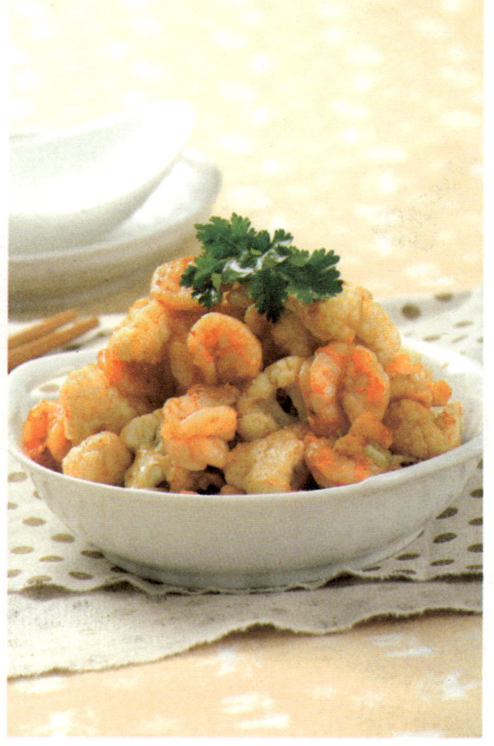

菜花炒北极虾

材料

新鲜北极虾200克，菜花150克，葱末、香菜叶各少许。

调料

盐、生抽各适量，水淀粉1大匙，香油少许。

做法

1. 将菜花洗净，掰成小朵；北极虾去头、壳、虾线，洗净。
2. 锅中注入适量清水烧开，倒入菜花朵氽烫至将熟，捞出，沥干。
3. 虾仁入沸水锅中略氽烫，捞出，沥干。
4. 油锅烧热，放入葱末炒香，倒入菜花朵、虾仁略炒，加盐、生抽调味。
5. 以水淀粉勾芡，淋入香油，出锅装盘，撒上香菜叶即可。

海蜇

——理想的营养库

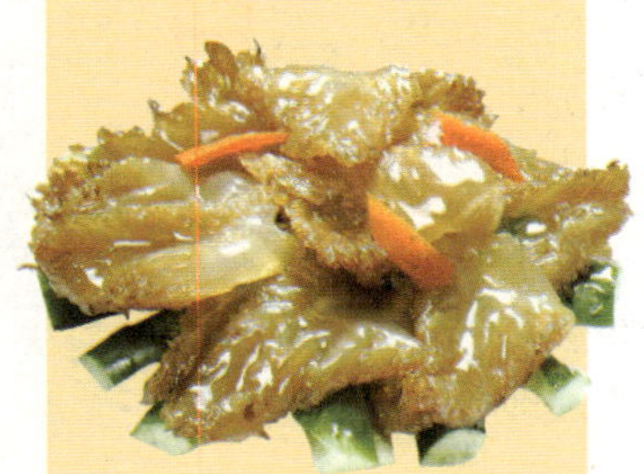

每日适用量

40克

热量（100克）

33千卡

钠含量（100克）

325.0毫克

别名

水母、石镜

性味归经

性平，味甘、咸，归肝、肾经

降压密码

降压元素：甘露醇、乙酰胆碱类似物。

降压有理：海蜇中所含的甘露醇多糖胶质可以有效降低血液中的胆固醇，降低血压。海蜇中含有一种类似于乙酰胆碱的物质，这种物质对高血压患者非常有益，可以有效降血压。

功效解析

◎海蜇具有清理肠胃、保持身体健康的功效，常接触粉尘环境的人可以经常食用。

◎海蜇中碘的含量非常丰富，所以经常吃海蜇可以预防甲状腺肿大。

食疗提醒

新鲜的海蜇中含有毒素，不能食用，需要脱水处理后才能食用。

搭配原则

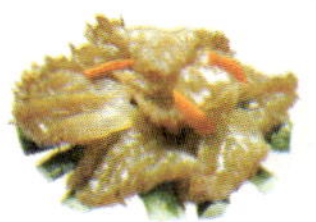

海蜇

＋

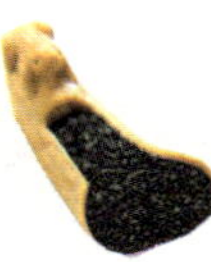

芝麻

＝ 二者同食，具有润肠通便，防治便秘的功效。

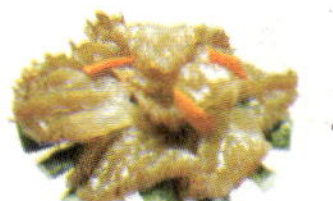

海蜇

＋

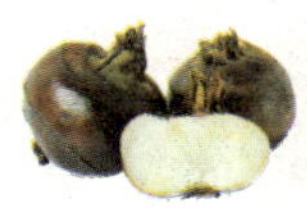

荸荠

＝ 二者同食，清热生津的效果明显，可以改善支气管扩张。

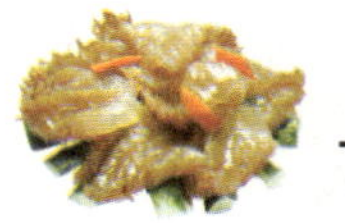

海蜇

＋

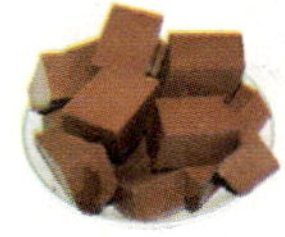

猪血

＝ 海蜇皮与猪血炖服，可以有效改善哮喘病。

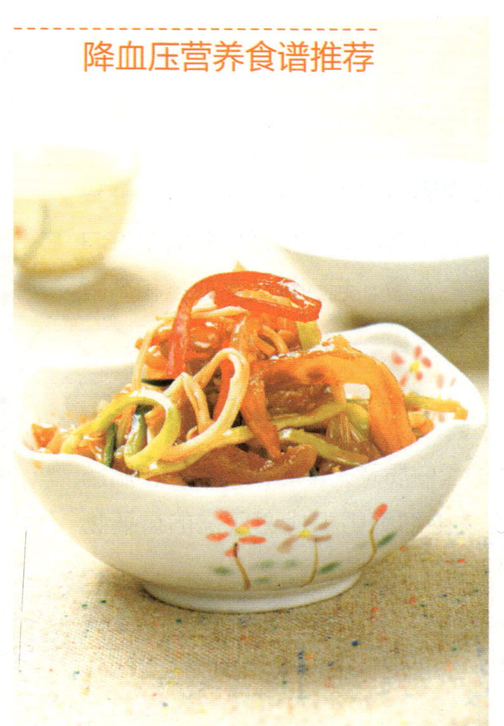

爽口海蜇皮

材料

海蜇皮300克，金针菇、黄瓜、红椒各50克，蒜泥适量。

调料

白醋2大匙，白砂糖、老抽、香油各1大匙。

做法

1. 将海蜇皮洗净，切成丝，用沸水汆烫30秒，立即捞起，泡入凉开水中冷却。
2. 红椒去蒂洗净，黄瓜洗净，两者均切成丝；金针菇去蒂洗净，放入沸水中汆烫，捞起后沥干。
3. 将所有材料放入碗中，加入所有调料拌匀，放入冰箱冷藏1小时即可。

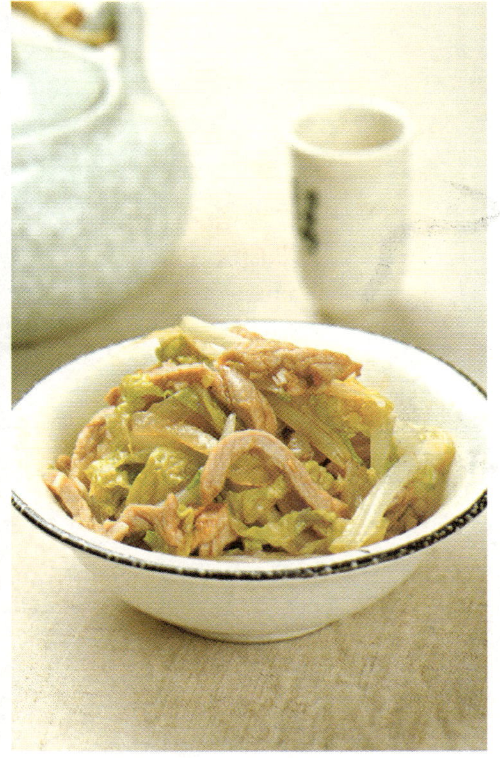

蒜味鸡丝海蜇皮

材料

鸡胸肉200克，海蜇皮150克，白菜心80克，蒜泥适量。

调料

盐、白砂糖、醋、香油各少许。

做法

1. 将海蜇皮洗净，切成丝，放入清水中浸泡去除多余盐分，洗净；鸡胸肉、菜心分别洗净，切成丝。
2. 锅内加适量水烧沸，放入海蜇皮丝汆烫片刻，捞起过凉，再下入鸡胸肉丝汆烫至熟，过凉后沥干，备用。
3. 将海蜇皮丝、菜心丝、鸡胸肉丝倒入大碗内，调入蒜泥、盐、香油、醋、白砂糖拌匀即可。

其他

核桃

——高营养的“万岁子”

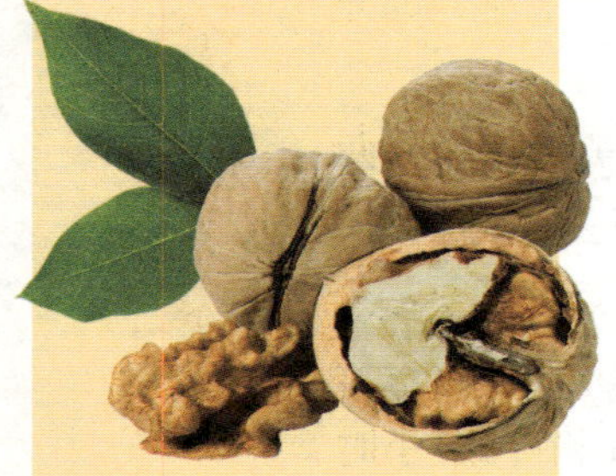

每日适用量

10～30克

热量（100克）

646千卡

钠含量（100克）

6.4毫克

别名

胡桃、羌桃

性味归经

性温，味甘，归肺、肾、肝经

降压密码

降压元素：不饱和脂肪酸。

降压有理：核桃能减少肠道对胆固醇的吸收。核桃富含对人体有益的不饱和脂肪酸，可以降低血液中甘油三酯和低密度脂蛋白的含量，起到预防高血压和高脂血症的目的。

功效解析

◎核桃仁含有较多的蛋白质及人体必需的不饱和脂肪酸，这些成分皆为大脑细胞组织代谢所需的重要物质，能滋养脑细胞，增强脑功能。

◎核桃质润多油，可以滋润肠道，尤其适合气虚便秘、产后及病后津血亏耗所引起的肠燥便秘等。

食疗提醒

核桃含较多油脂，一次不宜吃得太多，否则会影响胃肠消化功能。

搭配原则

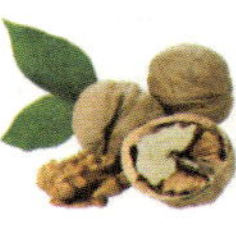
核桃
+
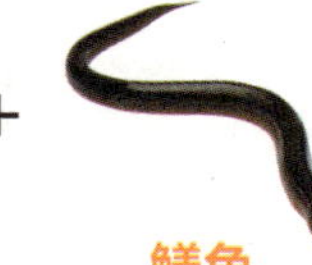
鳝鱼
= 二者搭配，可以调节血糖。

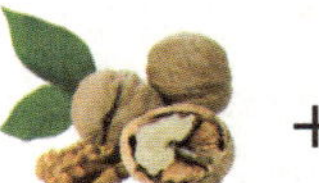
核桃
+
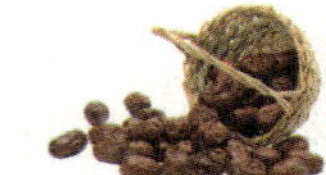
红枣
= 二者相配，能健脾补肾。

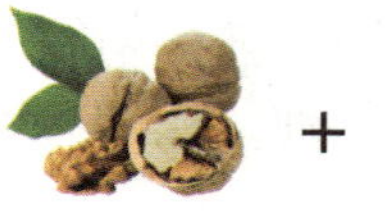
核桃
+
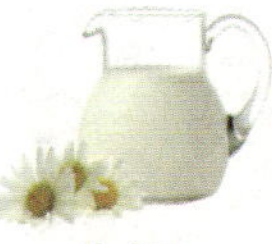
牛奶
= 二者同食，有祛斑增白的作用，可改善面部肤色。

降血压营养食谱推荐

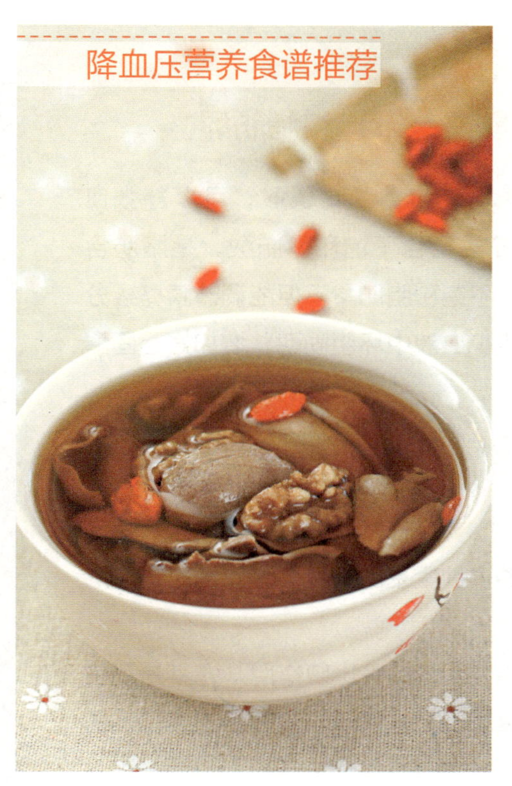

猪腰核桃汤

材料

猪腰500克，核桃仁、葱、姜各适量。

调料

高汤950毫升，胡椒粉、盐、枸杞子、鸡精、料酒各适量。

做法

❶ 猪腰去筋膜，对剖后去猪骚，洗净，切厚片，入沸水中汆烫后捞出，冲洗干净；核桃仁入沸水中汆烫至熟，捞出；葱切段；姜切片，备用。

❷ 油锅烧热，爆香葱段、姜片，然后放入猪腰片煸炒至干，再烹入料酒，倒入适量水，接着放入核桃仁，调入盐，转小火煮25分钟，最后放入枸杞子、鸡精、胡椒粉煮匀即可。

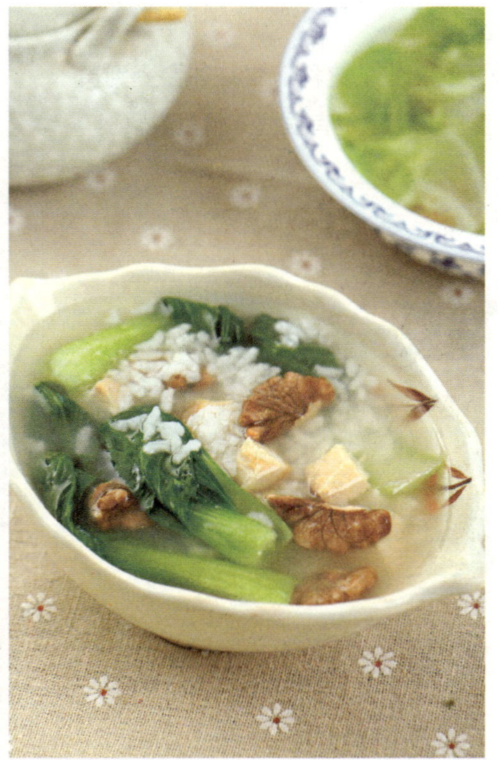

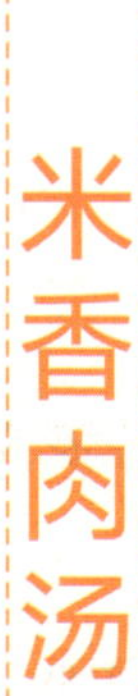

材料

大米150克，鸡胸肉100克，核桃仁、小油菜各适量。

调料

盐少许。

做法

❶ 大米淘洗干净；鸡胸肉洗净，切丁；核桃仁洗净；小油菜洗净，入沸水中汆烫至熟，捞出，备用。

❷ 鸡胸肉丁入碗中，加盐搅拌均匀，入蒸锅中蒸16分钟。

❸ 锅置火上，加入适量清水，放入大米，煮至九成熟。

❹ 然后放入小油菜、核桃仁、蒸好的鸡肉丁及汤汁，搅拌均匀，最后煮至入味即可。

花 生

——药用保健的“长生果”

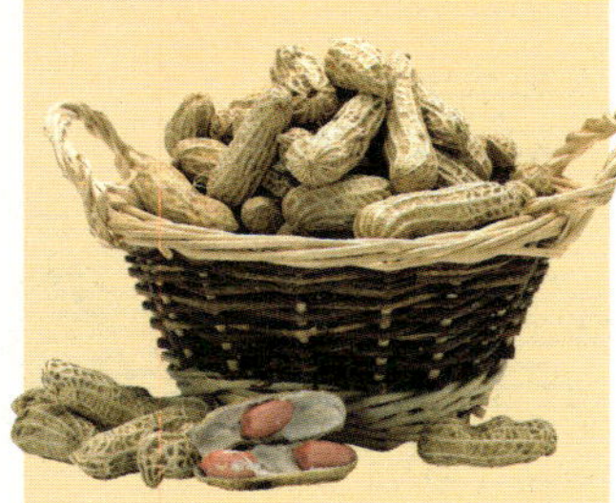

每日适用量

50克

热量（100克）

313千卡

钠含量（100克）

3.7毫克

别名

落花生、长生果

性味归经

性平，味甘，归胃、肺经

降压密码

降压元素：精氨酸、不饱和脂肪酸。

降压有理：花生中含有丰富的精氨酸，可以舒张血管，降低血压。花生富含不饱和脂肪酸，是脂肪含量中成分最高者。不饱和脂肪酸不但能调节胰岛素分泌，同时还具有减少血液中坏胆固醇、增加好胆固醇的功效。

功效解析

◎花生含有维生素B_1、维生素B_2等多种维生素，特别是含有人体必需的多种氨基酸，有促进脑细胞发育的作用。

◎花生中所含的维生素K具有止血作用，尤其是花生红衣的止血作用更加明显，所以非常适合出血性疾病患者食用。

食疗提醒

忌食发霉或发芽的花生。这种花生往往会受到黄曲霉毒素的污染，黄曲霉毒素具有很强的致癌性。

搭配原则

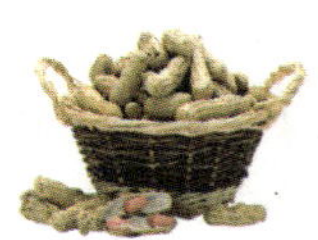

花生

\+

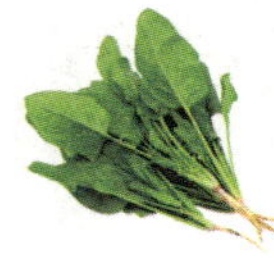

菠菜

=

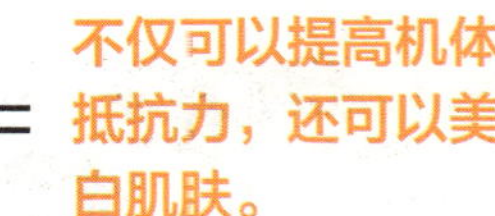

不仅可以提高机体抵抗力，还可以美白肌肤。

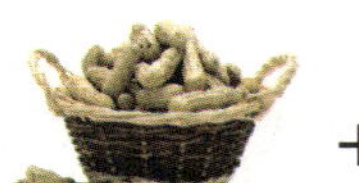

花生

\+

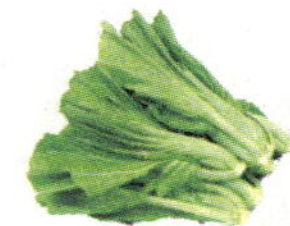

芥菜

=

二者搭配食用，可改善心脑血液循环、抗衰老。

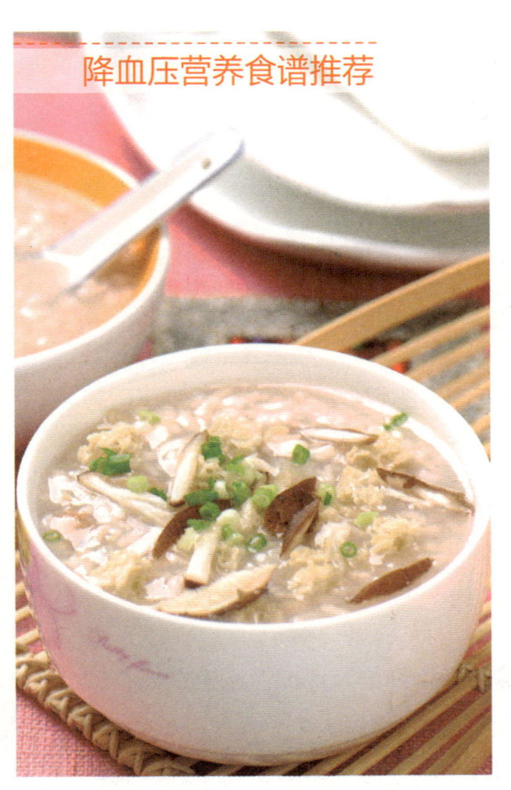

烤麸花生粥

材料

大米200克，烤麸、大麦米各100克，花生仁、干香菇、葱各适量。

调料

盐、鸡精各少许。

做法

❶ 大麦米、大米分别洗净、浸泡；烤麸涨发回软，洗净后切成块；干香菇用温水浸泡，去蒂洗净，切成片；葱洗净，切成末，备用。

❷ 把泡好的大麦米和大米放入锅中，加入适量清水，用大火煮沸后改为小火，放入切好的烤麸块、花生仁、香菇片继续熬煮1小时。当粥黏稠时，加入少许的盐和鸡精，搅拌均匀后关火，撒上葱末即可。

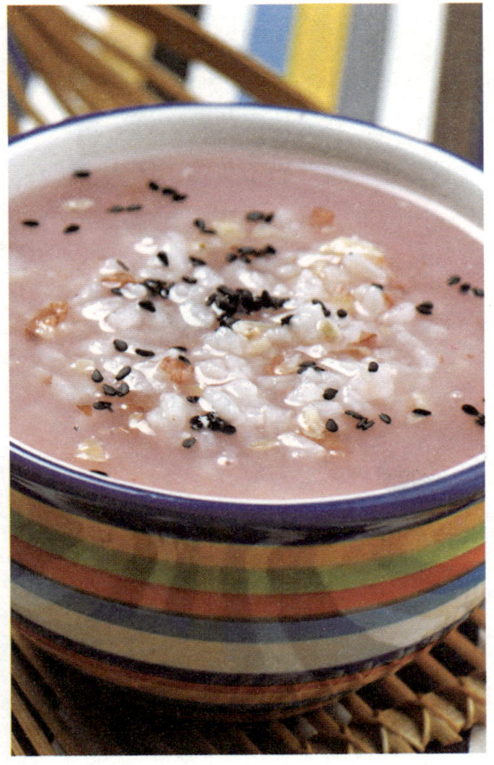

黑芝麻花生粥

材料

糯米50克，花生仁10克，黑芝麻少许。

调料

白砂糖少许。

做法

❶ 将泡好的花生仁沥干水分，用搅拌机搅成末；糯米和黑芝麻淘洗干净，备用。

❷ 锅置火上，倒入适量水煮沸，放入糯米煮开，改用小火熬成粥，再放入花生仁末、黑芝麻同煮至黏稠，撒入少许白砂糖调味即可。

Tips

花生含有丰富的维生素A、维生素E、叶酸、钙、镁、锌、铁、膳食纤维和蛋白质等，对人的大脑发育和身体健康有很大帮助。

糙 米

——绿色健康食品

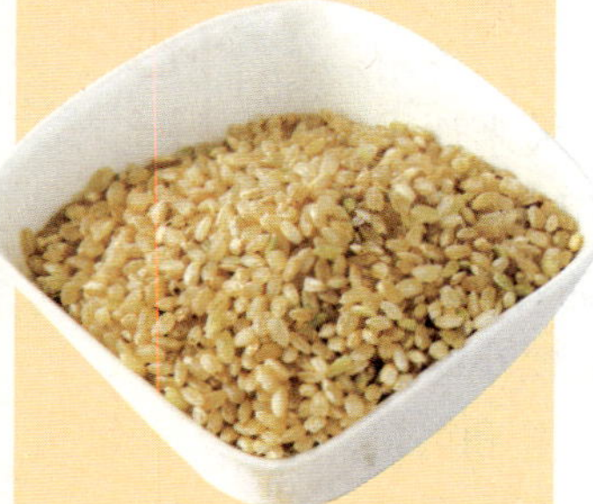

每日适用量

100克

热量（100克）

320千卡

钠含量（100克）

2.8毫克

别名

玄米

性味归经

性平，味甘，归脾、胃经

高脂血症的饮食调理

降脂密码

降脂元素：镁、维生素E、亚麻油酸、膳食纤维、γ-氨基丁酸。

降脂有理：糙米含有丰富的膳食纤维和γ-氨基丁酸等营养成分。膳食纤维可保护心血管，维护血管健康；γ-氨基丁酸可以通过刺激副交感神经的方式来抑制交感神经的活性，避免血管过度收缩，稳定血脂。

功效解析

◎糙米保留了大量的膳食纤维，可加速肠道蠕动，软化粪便，预防便秘和肠癌。

◎糙米饭的血糖指数比白米饭低得多，对于糖尿病患者和肥胖者特别有益。

食疗提醒

糙米的表层含有植酸，有碍人体吸收钙、镁、蛋白质等养分，因此浸泡这道手续万万不可省。因为水可以分解植酸，只有通过浸泡，才能真正吃到糙米的营养。

搭配原则

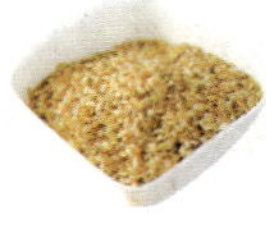
糙米

＋

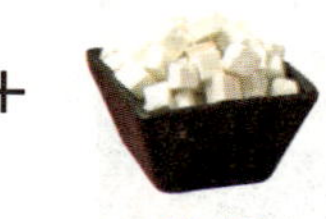
茯苓

＝ 二者同食，有除湿健脾、消痰利尿的功效。

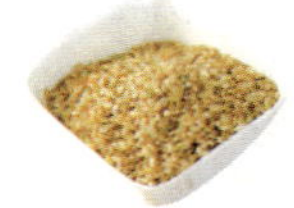
糙米

＋

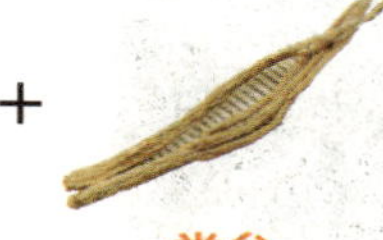
党参

＝ 二者同食，可以补中气、和脾胃、除烦渴、止泻。

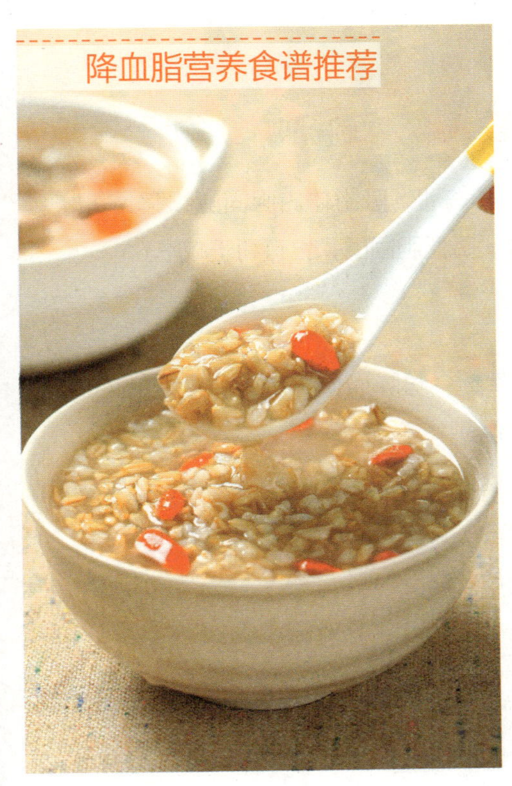

燕麦枸杞粥

材料

糙米100克，燕麦仁35克，枸杞子15克。

调料

无。

做法

❶ 糙米洗净，入清水中浸泡1小时，备用。

❷ 燕麦仁洗净，用清水浸泡30分钟，枸杞子洗净。

❸ 锅中放水烧开，将糙米、燕麦仁放进锅里，盖上盖子大火煮开，再改小火煮半个小时。

❹ 放入枸杞子再煮1分钟即可。

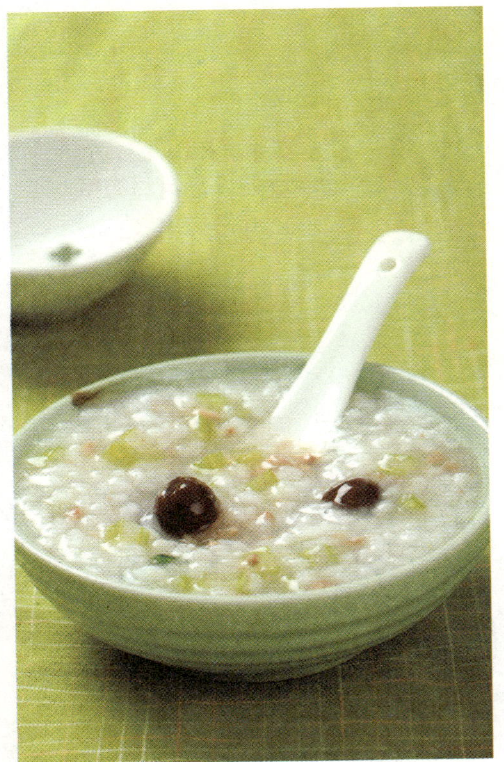

芹菜猪肉粥

材料

糙米40克，猪瘦肉泥、芹菜各30克，红枣20克。

调料

生粉、老抽各适量，盐少许。

做法

❶ 糙米淘洗干净，入清水中浸泡2小时左右；猪瘦肉泥与生粉、老抽混合搅拌腌渍30分钟至入味；芹菜择洗干净，切末；红枣洗净，去核，备用。

❷ 猪瘦肉泥入沸水中略汆烫即捞出，沥干。

❸ 锅置火上，加入适量水，然后放入猪瘦肉泥、红枣和糙米，大火煮沸后转小火，加入盐，转小火煮25分钟，起锅前加入芹菜末再煮2分钟即可。

燕 麦

——胃肠健康好帮手

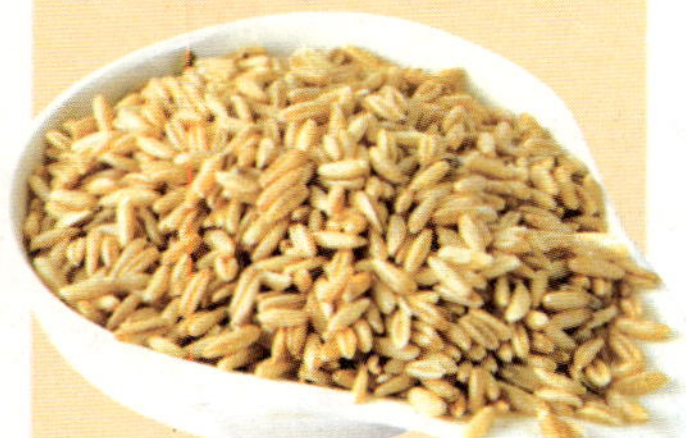

每日适用量

40克

热量（100克）

377千卡

钠含量（100克）

3.7毫克

别名

雀麦、野麦、油麦、玉麦

性味归经

性平，味甘，归肝、脾、胃经

降脂密码

降脂元素：膳食纤维、亚油酸、矿物质。

降脂有理：促进胃肠蠕动，吸附体内胆固醇和脂类，并促使其排出体外，降低胆固醇，也有利于减肥。

功效解析

◎燕麦具有补益脾肾、润肠通便、敛汗、止血的作用，适合便秘者食用。

◎燕麦富含膳食纤维，经常食用可减肥。

◎燕麦中含有褪黑素，能有效祛除黑斑，使皮肤恢复白皙，还能镇静安神、促进睡眠。

食疗提醒

燕麦中含有大量植物性纤维，一次不宜食用过多，否则会造成胃痉挛和腹胀。

搭配原则

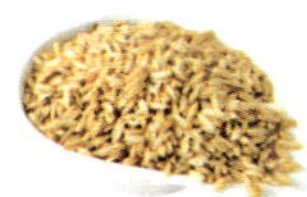
燕麦
+
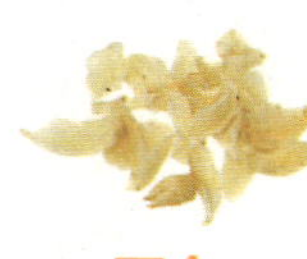
百合
= 二者同食，口感会更好，而且具有解渴润燥的功效。

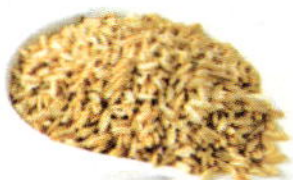
燕麦
+
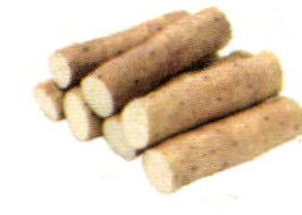
山药
= 可健身益寿，对糖尿病、高血压等具有食疗作用。

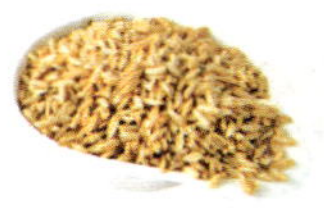
燕麦
+
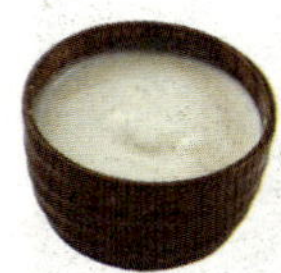
酸奶
= 二者同食，有利于营养素的吸收，口感也好。

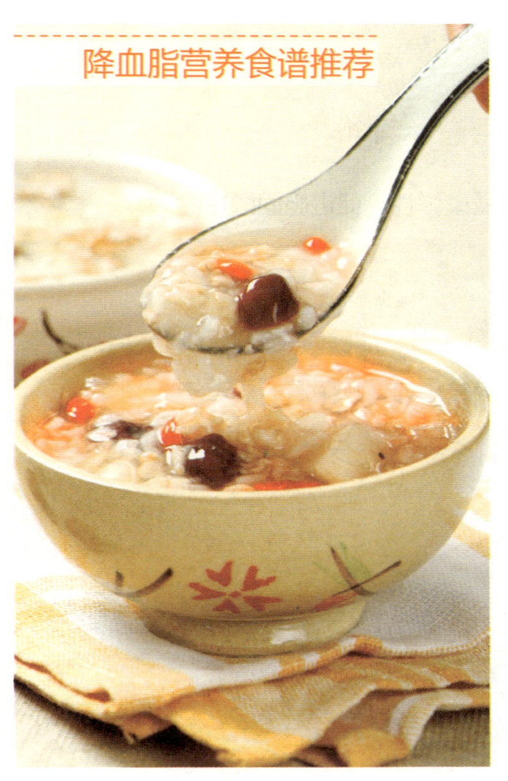

红枣雪梨粥

材料

雪梨100克，燕麦片、糯米各50克，红枣适量，枸杞子少许。

调料

蜂蜜少许。

做法

1. 燕麦片洗净；糯米淘洗干净，用水浸泡约3小时；雪梨洗净，切小块；枸杞子洗净。
2. 锅置火上，加入适量水后倒入糯米、红枣，大火煮沸后，转小火煮约30分钟至粥稠。
3. 放入燕麦片、枸杞子、雪梨块继续煮约5分钟，关火。
4. 放凉，拌入蜂蜜即可。

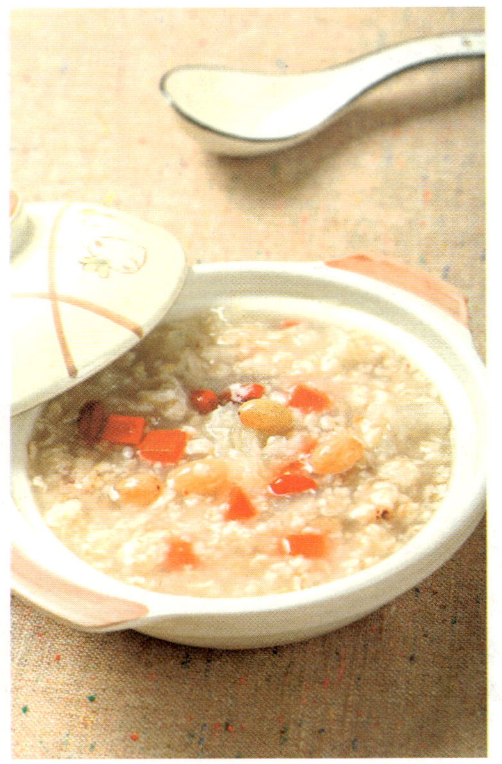

燕麦枸杞胡萝卜粥

材料

燕麦片100克，胡萝卜30克，银耳20克，花生仁10克，枸杞子10克。

调料

白砂糖少许。

做法

1. 银耳泡发，洗净，撕小朵；胡萝卜洗净，切丁；花生仁、枸杞子分别洗净，备用。
2. 锅置火上，加入适量清水，然后放入银耳、胡萝卜丁，大火煮沸，放入燕麦片，再煮30分钟。
3. 加入枸杞子、花生仁煮10分钟，最后在粥内拌入白砂糖即可。

红薯

——高营养的“长寿食品”

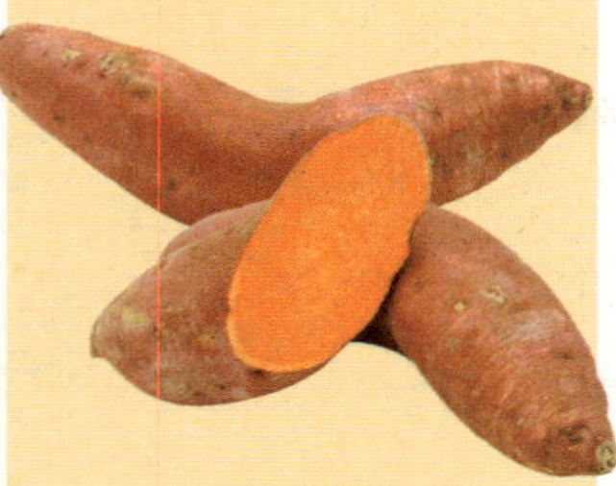

每日适用量

150克

热量（100克）

102千卡

钠含量（100克）

28.5毫克

别名

甘薯、金薯、地瓜、番薯

性味归经

性平，味甘，归脾、胃、大肠经

降脂密码

降脂元素：黏蛋白、纤维素。

降脂有理：维持血管壁弹性，促进胆固醇排泄。

功效解析

◎红薯中含有大量黏蛋白，能够防止肝脏和肾脏结缔组织萎缩，提高机体免疫力，预防胶原病发生。

◎红薯中的绿原酸，可抑制黑色素的产生，防止雀斑和老年斑。

食疗提醒

红薯蒸煮来吃，不仅有助于降低血压，而且还能有效刺激肠道的蠕动，促进排便。

搭配原则

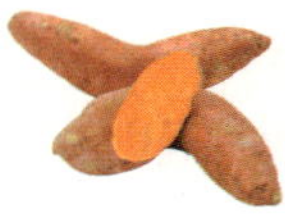

红薯 + 莲子 = 适宜便秘者食用，同时还具有一定的美容功效。

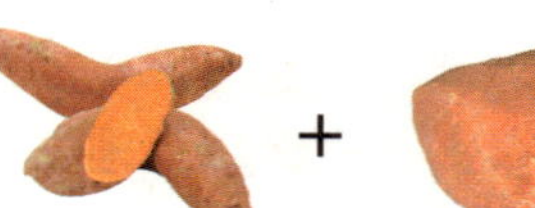

红薯 + 猪肉 = 二者同食，有降低胆固醇的作用。

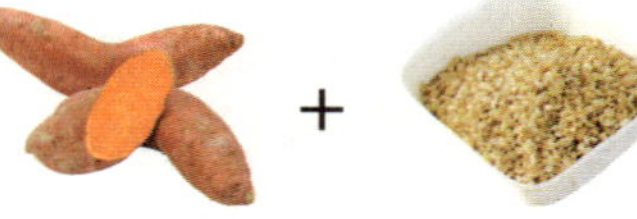

红薯 + 糙米 = 二者同食，可减肥消脂。

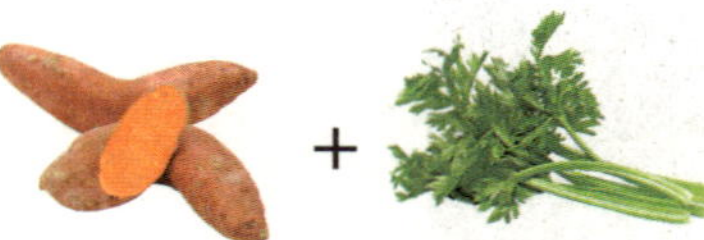

红薯 + 芹菜 = 二者同食，降脂、降压效果明显。

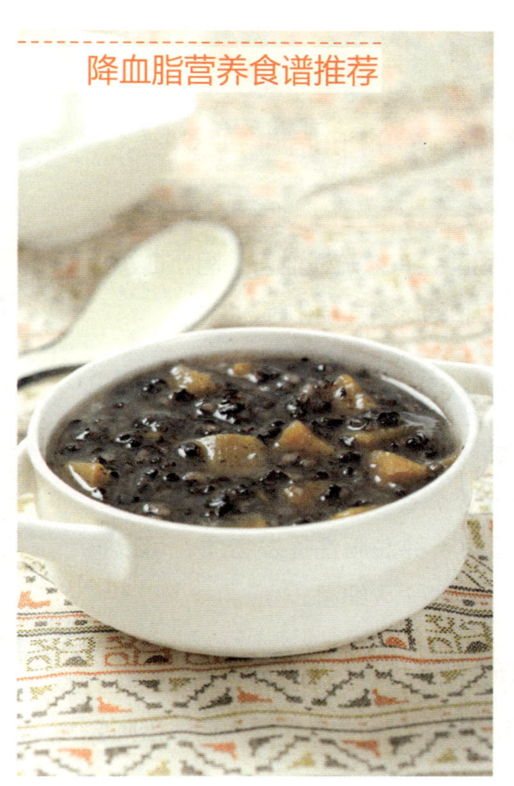

红薯莲子粥

材料

大米100克，黑米50克，红薯1个，莲子、花生各25克。

调料

无。

做法

1. 大米、黑米分别淘洗干净，入清水中浸泡1小时；红薯洗净，去皮，切滚刀块。
2. 锅中加入清水、所有材料，大火煮沸后转小火煮30分钟左右，至粥熟烂即可。

Tips

红薯可抑制黑色素的产生，抑制肌肤老化，延缓人体衰老。

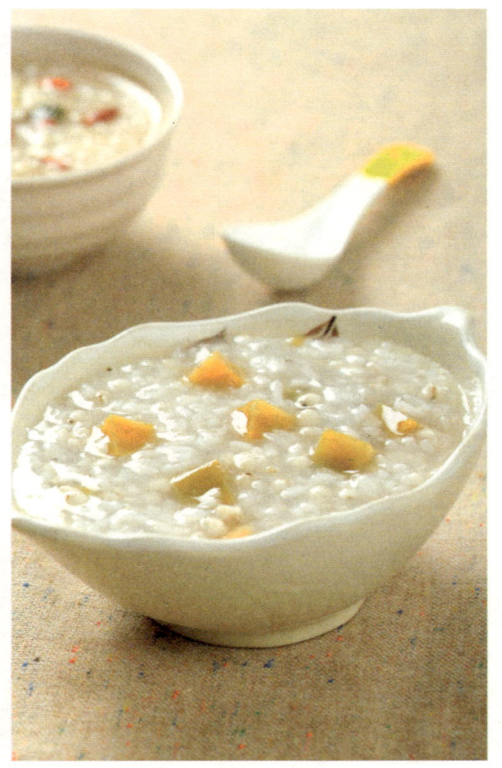

红薯糯米粥

材料

红薯块300克，糯米100克，薏米35克。

调料

无。

做法

1. 薏米洗净，入清水中浸泡2小时；糯米淘洗干净。
2. 锅中加入适量清水，然后放入红薯块、糯米、薏米，大火煮沸后，转小火煮40分钟左右，至粥熟米烂即可。

Tips

薏米不易熟，浸泡后再与糯米、红薯一同入锅；如果没有浸泡，则需先将薏米放入锅中煮至七八分熟后再放入糯米、红薯同煮。

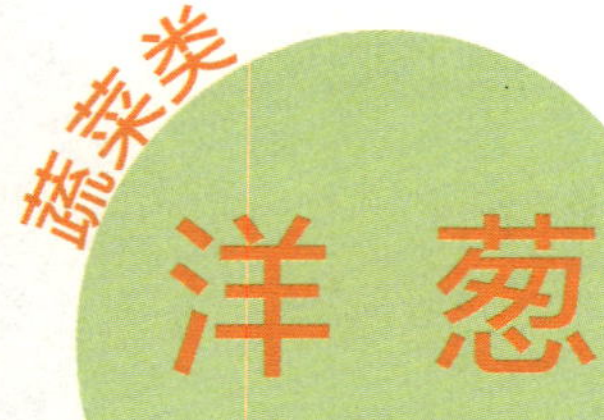

蔬菜类

洋葱

——杀菌降脂的食物药材

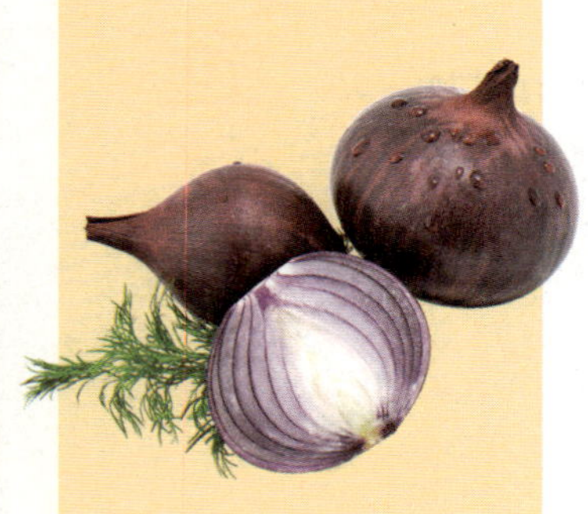

每日适用量

70克

热量（100克）

40千卡

钠含量（100克）

4.4毫克

别名

葱头、玉葱、圆葱

性味归经

性温，味甘、微辛，归肝、脾、胃、肺经

降脂密码

降脂元素：硫化丙烯的油脂性挥发物、前列腺素A等。

降脂有理：降低胆固醇，有效疏通血管，阻止血小板凝集，预防高脂血症和动脉粥样硬化等。

功效解析

◎洋葱的辛辣味能够刺激肠胃和消化腺分泌，增进食欲，故非常适合食欲不振者食用。

◎洋葱的叶子中含有一种油脂性挥发物质，可以抗寒、抵御流感病毒，还能杀灭细菌。

食疗提醒

洋葱不宜加热过久，以有些微辣味为佳，否则会降低其营养功效。

搭配原则

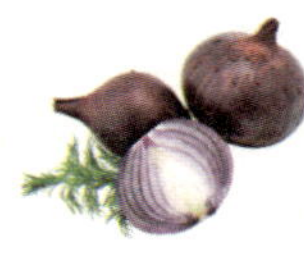 + 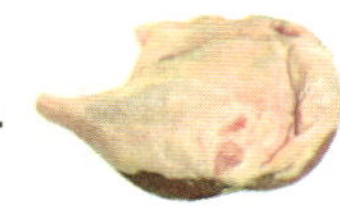 = 二者同食，具有抗癌美容、减缓衰老的作用。

洋葱　鹅肉

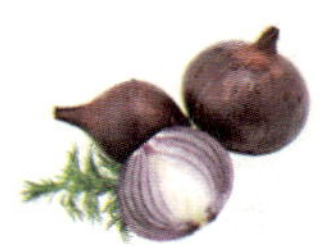 + 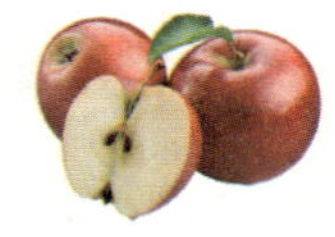 = 二者同食，可以保护心脏，亦有减肥瘦身的效果。

洋葱　苹果

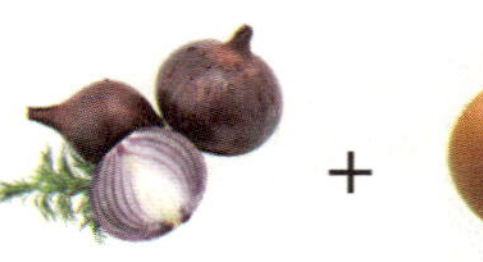 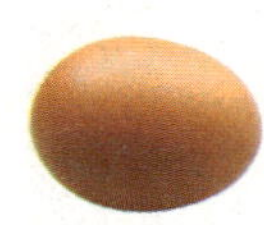 = 二者同食，对高血压、冠心病有预防和改善作用。

洋葱　鸡蛋

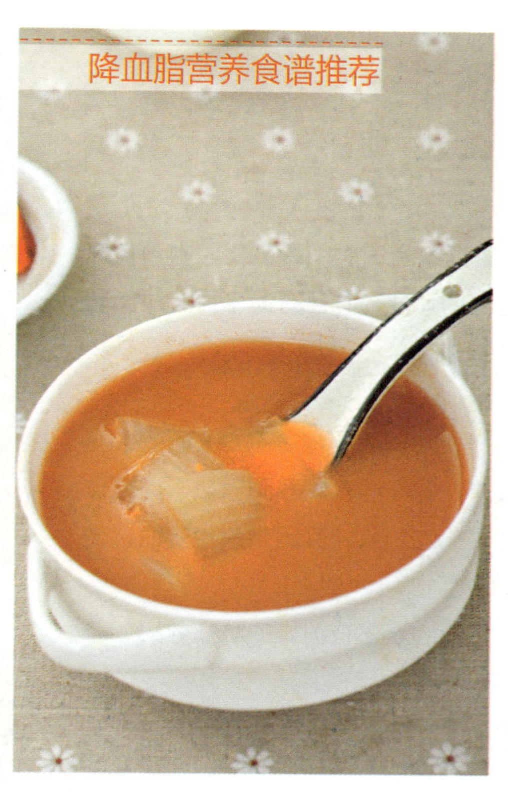

洋葱胡萝卜汤

材料

胡萝卜400克，洋葱1个。

调料

酸奶250毫升，姜汁适量，盐、黑胡椒粉各少许。

做法

❶ 胡萝卜洗净，切片，入果汁机中绞碎；洋葱去皮，洗净，切块，备用。

❷ 油锅烧热，放入洋葱块、姜汁翻炒至洋葱变软，然后放入绞碎的胡萝卜炒1分钟。

❸ 另起锅，加入适量清水煮沸，倒入炒好的洋葱块和胡萝卜碎，大火煮沸后转小火，煮5分钟。

❹ 再调入盐、黑胡椒粉，最后食用时加酸奶拌匀即可。

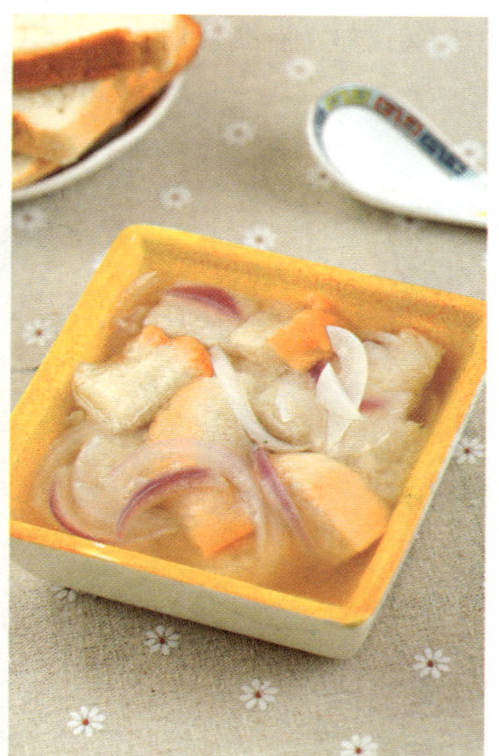

洋葱面包汤

材料

洋葱200克，法式面包、蒜末、百合片各适量。

调料

盐、胡椒粉、香叶、黄油各少许。

做法

❶ 洋葱去皮，切丝；法式面包切成块，备用。

❷ 锅置火上，放入黄油烧至溶化，放入洋葱丝翻炒至变色，再放入蒜末略翻炒，然后加入香叶，大火煮沸后加盐、胡椒粉调味，转小火，煮10分钟即可。

❸ 面包块和百合片放入汤碗中，入烤箱180℃烤20分钟左右即可。

西红柿

——润肺生津又消食

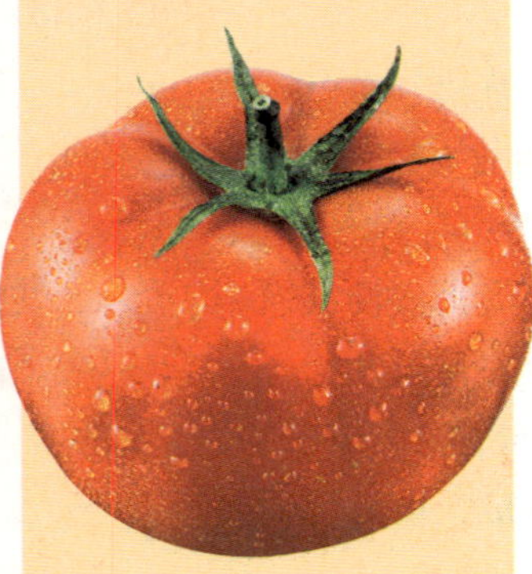

每日适用量

100克

热量（100克）

20千卡

钠含量（100克）

5.0毫克

别名

番茄、洋柿子、狼桃、番李子

性味归经

性凉，味甘、酸，归肝、胃、肺经

降脂密码

降脂元素：烟酸、番茄红素、苹果酸或柠檬酸等。

降脂有理：阻止低密度脂蛋白胆固醇氧化后附着在血管壁上，维持血管壁的弹性；并且有助于胃液对脂肪的消化和红细胞的生成。

功效解析

◎西红柿有润肺生津、健胃消食、养阴凉血、提高食欲、预防动脉粥样硬化的功效，可用来改善贫血、便秘、胆固醇过高等症状。

◎西红柿中所含的番茄红素还有很好的防癌效果，可以预防前列腺癌、消化道癌、肝癌等。

食疗提醒

烧煮西红柿时稍加些醋，就能破坏其中的有害物质——西红柿碱，有助于发挥西红柿的降压功效。

搭配原则

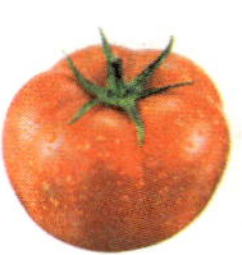

西红柿 +

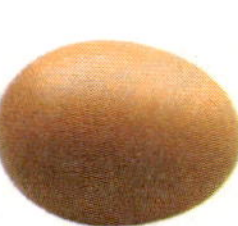

鸡蛋 =

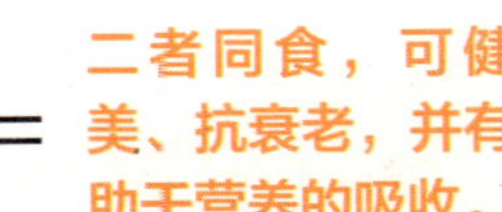

二者同食，可健美、抗衰老，并有助于营养的吸收。

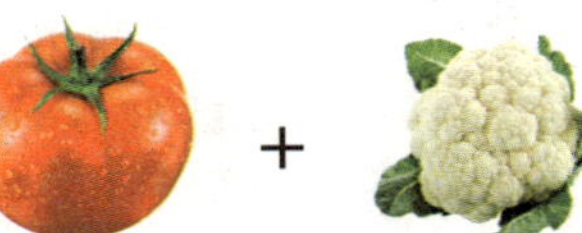

西红柿 +

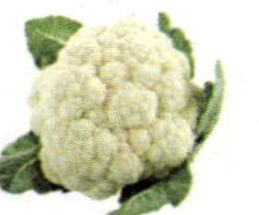

菜花 =

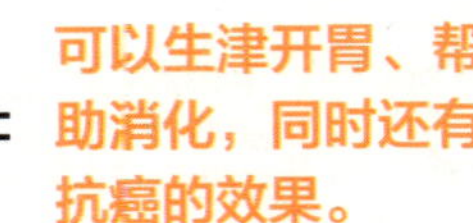

可以生津开胃、帮助消化，同时还有抗癌的效果。

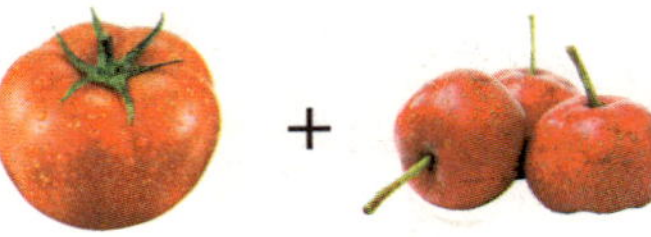

西红柿 +

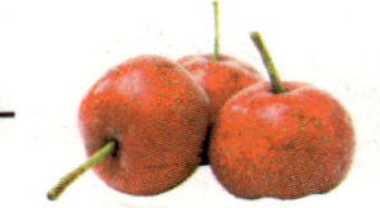

山楂 = 二者同食，可健脾消食，降压调脂。

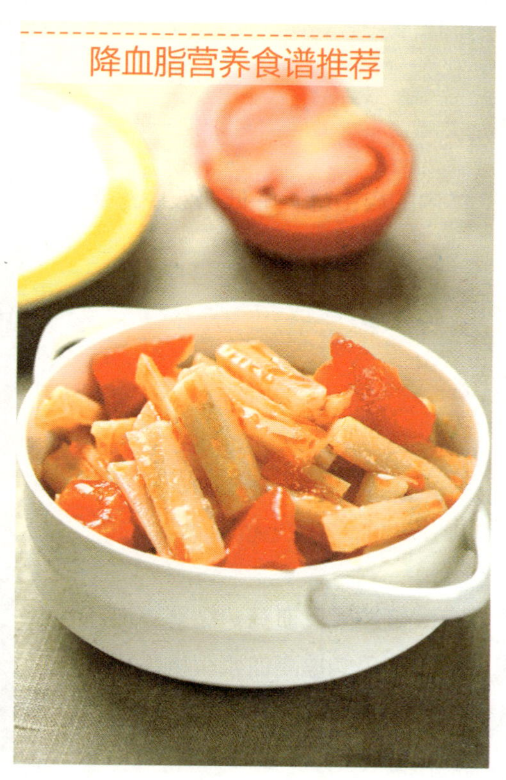

西红柿拌藕条

材料

莲藕300克，西红柿1个。

调料

白砂糖、盐、姜汁各适量。

做法

❶ 将莲藕洗净，去皮，切条，放入清水中浸泡；西红柿用沸水略汆烫，撕去外皮，切成小块。

❷ 将藕条汆烫至断生，捞出过凉，沥干。

❸ 藕条加盐拌匀，腌渍5分钟，冲净沥干，加入西红柿块和剩余调料拌匀即可。

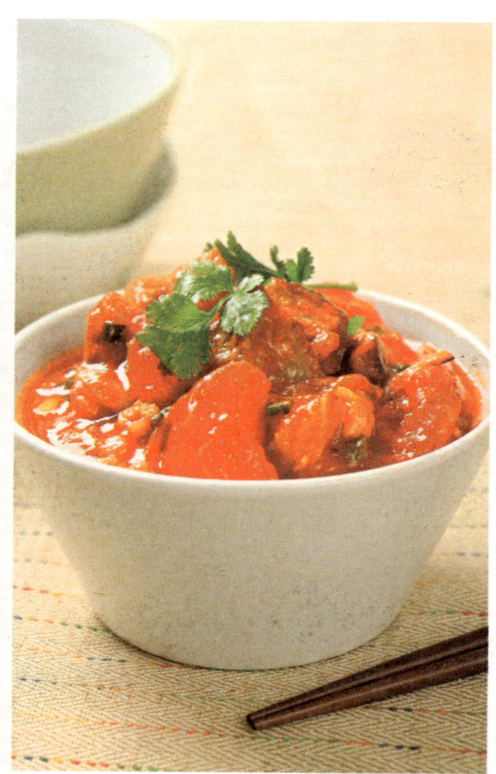

材料

熟牛腩块300克，西红柿块200克，姜片、葱段、香菜叶各适量。

调料

盐、鸡精、生抽各1小匙，番茄酱、料酒、白砂糖、水淀粉各少许。

做法

❶ 油锅烧热，放姜片、葱段炒香。

❷ 烹入料酒，倒入牛腩块略炒。

❸ 继续倒入西红柿块翻炒片刻。

❹ 倒入番茄酱炒匀，加盐、鸡精、生抽、白砂糖调味，以水淀粉勾芡，出锅装盘，撒上香菜叶即可。

水果类

葡萄

——除烦补血的水晶玛瑙

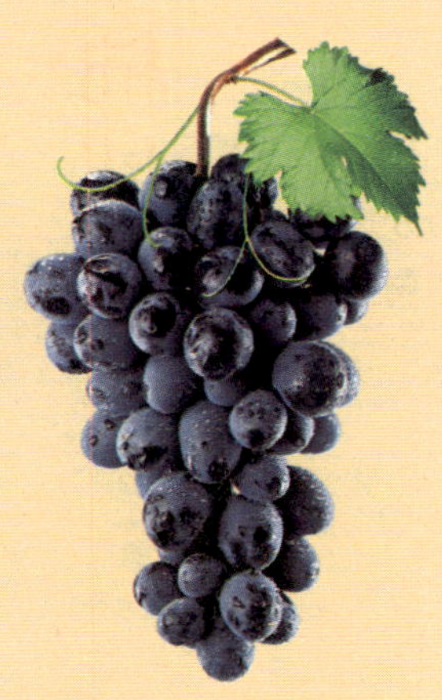

每日适用量

100克

热量（100克）

44千卡

钠含量（100克）

1.3毫克

别名

蒲桃、草龙珠、山葫芦、李桃

性味归经

性平，味甘、酸，归肝、脾、膀胱经

降脂密码

降脂元素：水杨酸、类黄酮等。

降脂有理：有效清除体内的自由基，降低血液中的胆固醇和甘油三酯。

功效解析

◎开胃健脾，助消化。

◎改善贫血。

◎降血压。

食疗提醒

葡萄的果皮中含有大量能降低血糖、缓解高血压症状的物质。不仅如此，它还能提高血浆里抗氧化物质的含量，因此葡萄宜带皮吃。

搭配原则

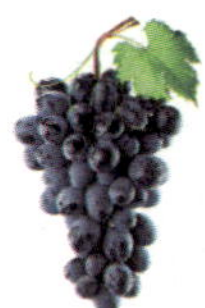

葡萄

+

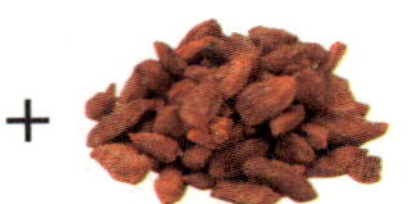

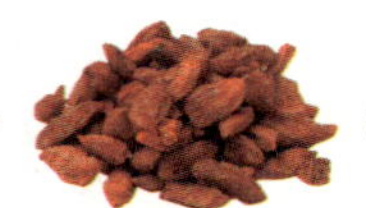

枸杞子

= 二者同食，可以益气补血。

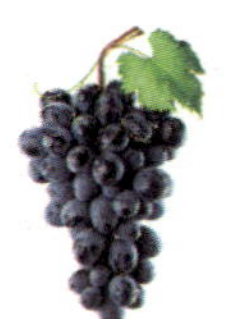

葡萄

+

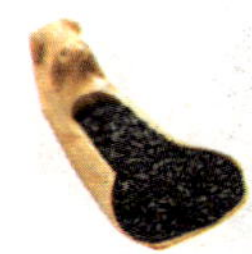

黑芝麻

=

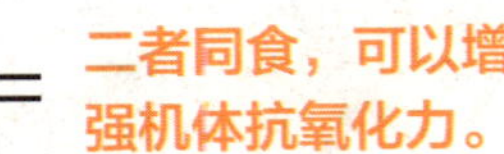

二者同食，可以增强机体抗氧化力。

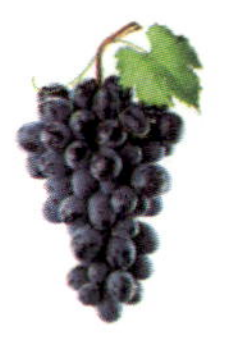

葡萄

+

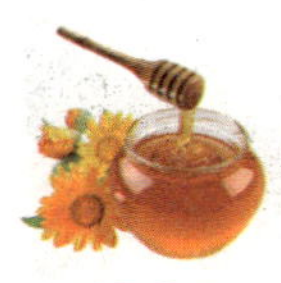

蜂蜜

= 葡萄汁与蜂蜜冲饮，可有效减轻咽干津少等不适。

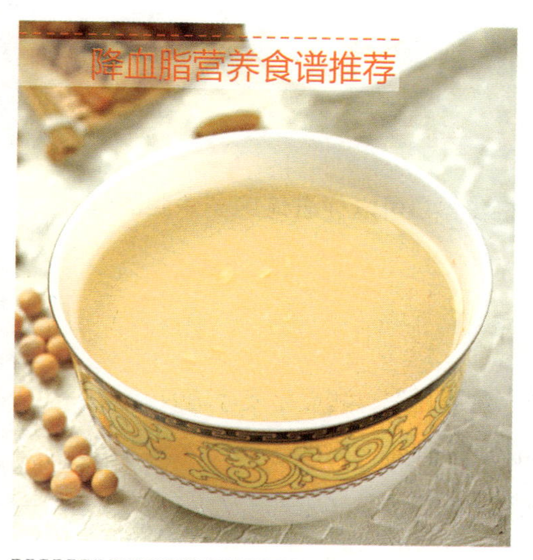

葡萄干豆浆

材料

黄豆70克，玉米渣25克，无子葡萄干20克。

调料

无。

做法

❶ 将黄豆浸泡至软，洗净；玉米渣淘洗干净，浸泡2小时；无子葡萄干泡软，切碎。

❷ 把所有处理好的材料一同倒入全自动豆浆机中，加入适量水煮成豆浆即可。

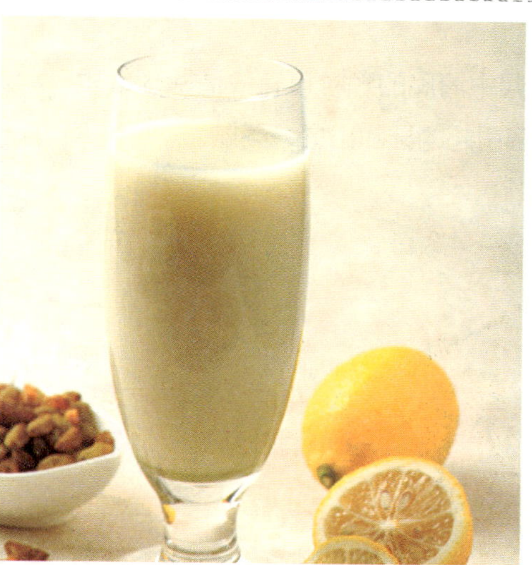

葡萄蜜豆浆

材料

黄豆50克，葡萄干10克，柠檬片适量。

调料

蜂蜜少许。

做法

❶ 将黄豆浸泡至软，洗净。

❷ 将泡好的黄豆、葡萄干、柠檬片一同放入全自动豆浆机中，加入适量水煮成豆浆。

❸ 将豆浆过滤，加入适量蜂蜜调味即可。

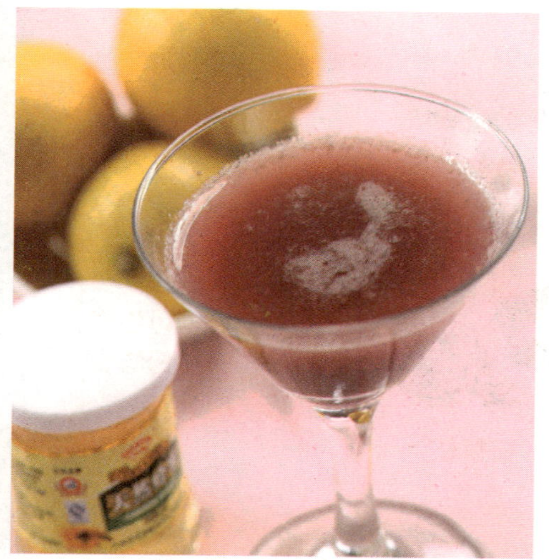

蓝莓葡萄汁

材料

葡萄10颗，蓝莓10克，柠檬1/4个，寒天粉（琼脂粉）适量。

调料

蜂蜜1小匙。

做法

❶ 将蓝莓、葡萄分别洗净；柠檬去皮，切片。

❷ 将所有处理过的水果放入榨汁机中，加适量凉开水及蜂蜜混合搅打均匀，再加入寒天粉调匀即可。

梨

——香甜多汁的百果之宗

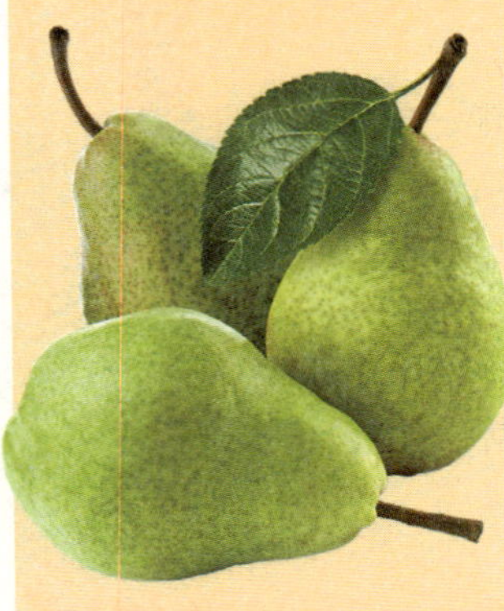

每日适用量

100~200克

热量（100克）

50千卡

钠含量（100克）

2.1毫克

别名

快果、玉乳

性味归经

性凉，味甘、微酸，归肺、胃经

降脂密码

降脂元素：果胶、维生素C。

降脂有理：梨中的维生素C可以促进体内多余胆固醇和脂肪的排出。

功效解析

◎梨具有清心润肺、生津止渴、润燥化痰等功效。

◎梨中的膳食纤维含量很高，有助于消化、通利排便、排毒瘦身，是减肥的首选食品。

食疗提醒

饭后吃鲜梨，梨中清脆的颗粒可有效清除牙缝里的菌斑，缓解由细菌引起的牙龈出血、萎缩。

搭配原则

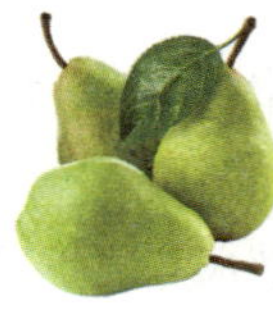
梨

+

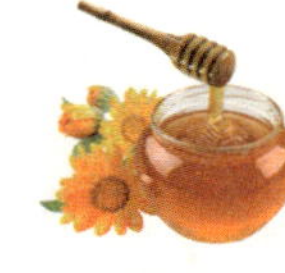
蜂蜜

= 能清肺降火、止咳化痰、除烦解渴、消散酒毒。

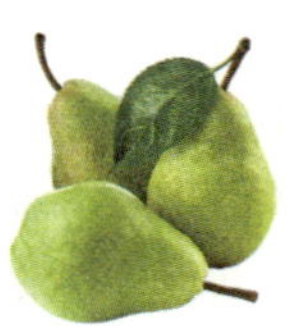
梨

+

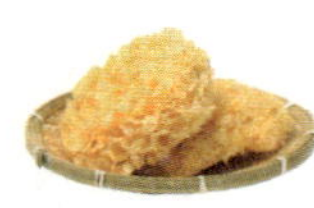
银耳

= 二者同食，可润肺生津、止咳化痰。

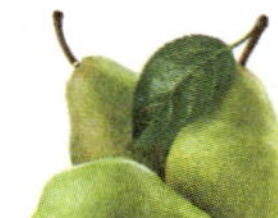
梨

+

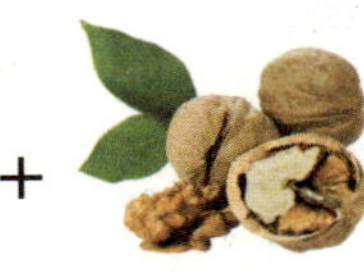
核桃仁

= 二者同食，可生津润肺，对百日咳有缓解作用。

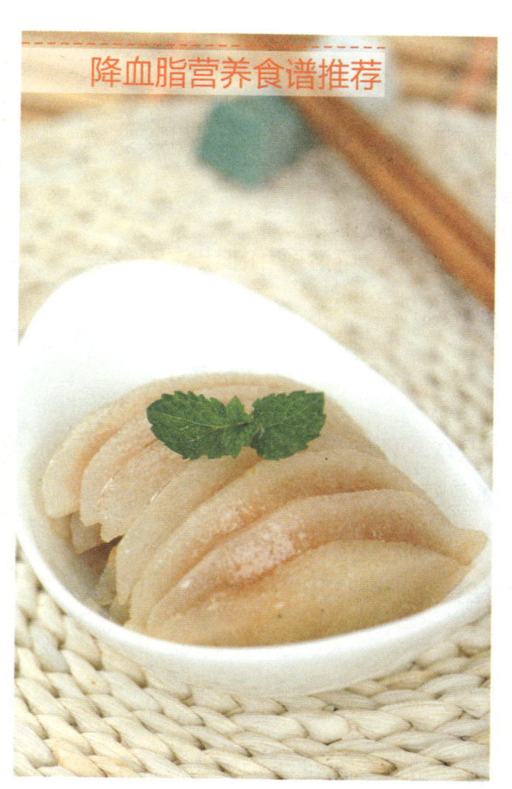

蜜梨葡萄汁

材料

去皮雪梨1个，葡萄汁500毫升，薄荷叶少许。

调料

苹果醋、白砂糖各适量。

做法

1. 雪梨清洗干净，备用。
2. 锅置火上，将500毫升的葡萄汁倒入锅内，再把去好皮的雪梨放进去，加入白砂糖煮10分钟，待雪梨煮软后即可关火。
3. 待汤汁凉凉后可将雪梨取出，切片、去核。
4. 再将梨片放入汤汁中浸泡片刻，倒入苹果醋，放入冰箱内冷藏3小时，食用时可将梨片捞出，装盘放薄荷叶点缀即可。

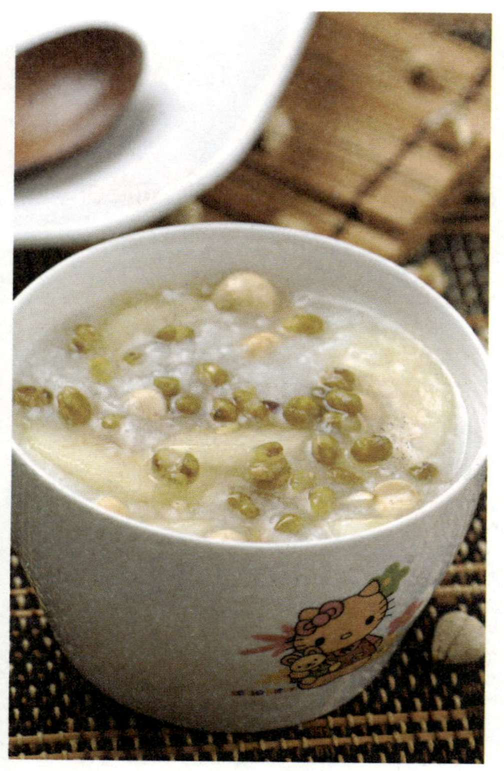

雪梨川贝粥

材料

雪梨500克，大米100克，川贝、绿豆各适量。

调料

冰糖适量。

做法

1. 大米和绿豆用清水淘洗干净，放在清水中浸泡1小时后捞出沥干水分；川贝放入清水中，同样浸泡1小时，捞出；雪梨去皮及核后洗净，切成末。
2. 锅内倒入适量清水，用大火煮开后，放入绿豆，再次煮开后放入浸泡好的大米和川贝，改用小火熬煮40分钟。
3. 当粥黏稠时，加入切好的梨末，继续熬煮20分钟，最后放入冰糖调味即可。

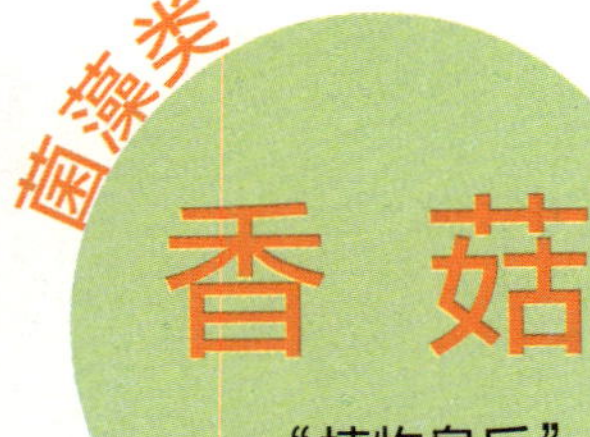

菌藻类

香菇

——“植物皇后”

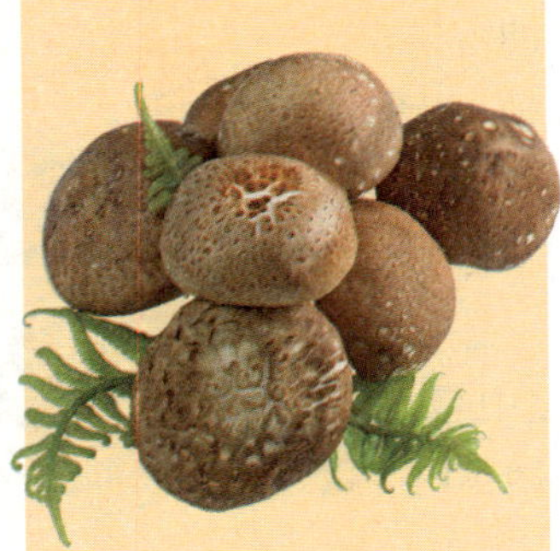

每日适用量

20克

热量（100克）

26千卡

钠含量（100克）

1.4毫克

别名

冬菰、菊花菇

性味归经

性平、偏凉，味甘，归肝、胃经

降脂密码

降脂元素：氨基酸、膳食纤维、嘌呤、胆碱、氧化酶等。

降脂有理：香菇中的降脂元素可溶解和排出体内多余胆固醇，预防动脉粥样硬化。

功效解析

◎香菇所含蛋白质中含人体必需的8种氨基酸中的7种，常食可提高人体免疫力。

◎在香菇的菌盖部分含有核糖核酸，这种营养成分被人体吸收后，会产生具有抗癌作用的干扰素，可以预防癌症的发生。

食疗提醒

经过暴晒后的香菇可以产生维生素D，能促进人体对钙的吸收，有助于稳定血脂。

搭配原则

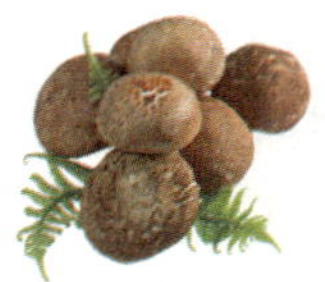

香菇

\+

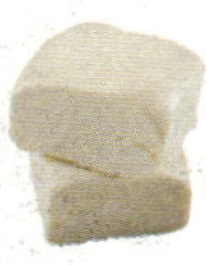

豆腐

=

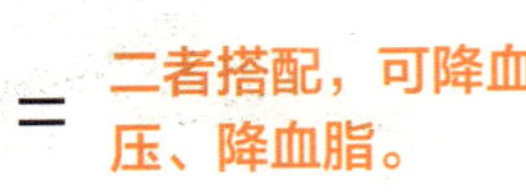

二者搭配，可降血压、降血脂。

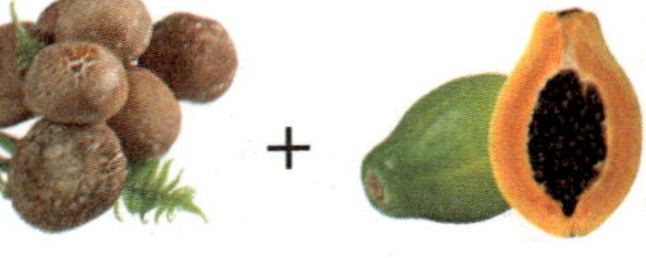

香菇

\+

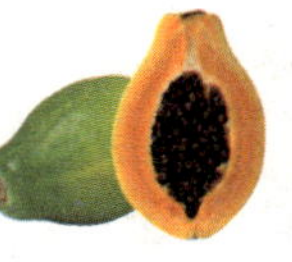

木瓜

=

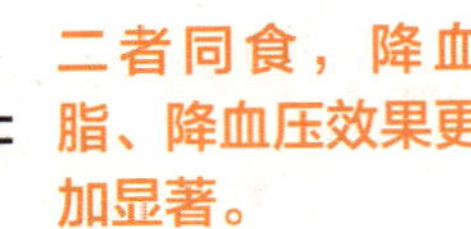

二者同食，降血脂、降血压效果更加显著。

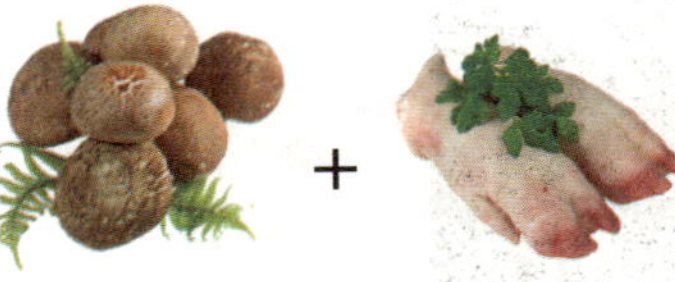

香菇

\+

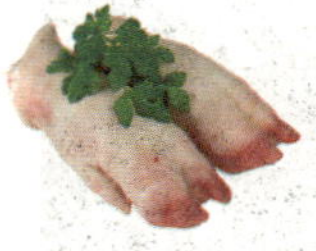

猪蹄

=

二者同食，可养血生精，非常适合产后女性食用。

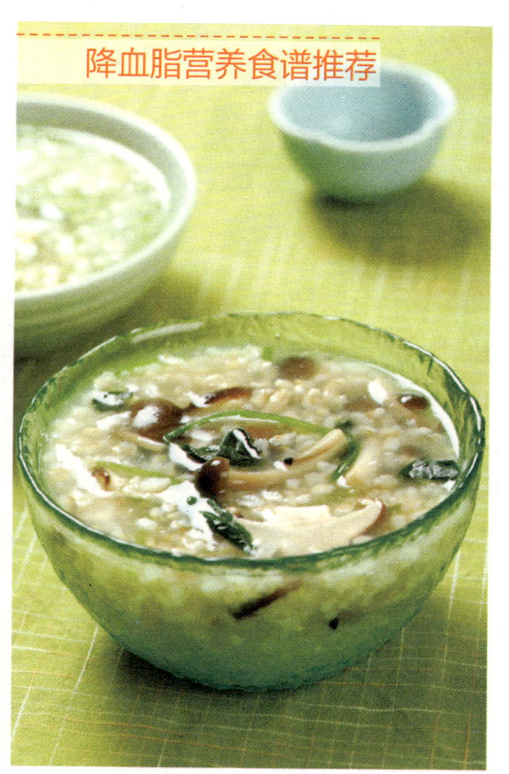

菠菜双菇粥

材料

糙米65克，菠菜、蟹味菇各25克，鲜香菇3朵，葱末少许。

调料

盐适量，白胡椒粉、香油各少许。

做法

❶ 糙米洗净，入清水中浸泡4小时；菠菜择洗干净，汆烫后切段；蟹味菇洗净；鲜香菇洗净，切片。

❷ 油锅烧热，倒入鲜香菇片爆香后，加入适量水煮开，然后放入糙米再煮滚后转小火，放入蟹味菇煮35分钟，再加盐调味。

❸ 关火前加入菠菜段、白胡椒粉、香油调味，最后撒上葱末即可。

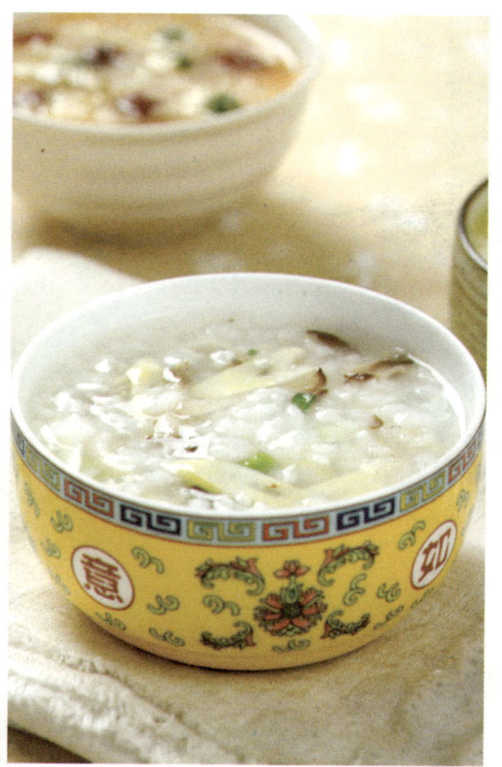

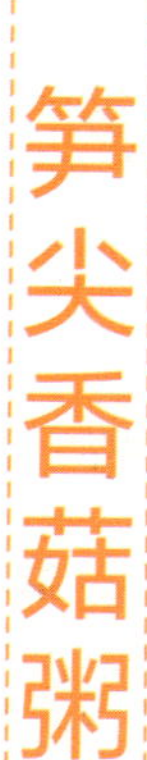

材料

大米100克，鲜笋尖50克，鲜香菇丝25克，葱末适量。

调料

盐适量。

做法

❶ 大米淘洗干净，入清水中浸泡1小时；笋尖洗净，切斜段，汆烫片刻，捞出。

❷ 锅置火上，加入适量清水和大米大火煮沸后，转小火煮20分钟。

❸ 加笋尖段、鲜香菇丝、葱末、盐再煮约8分钟即可。

Tips

新鲜竹笋不宜多吃，每人每餐最好不要超过半根。

紫菜

——人类健康的守护神

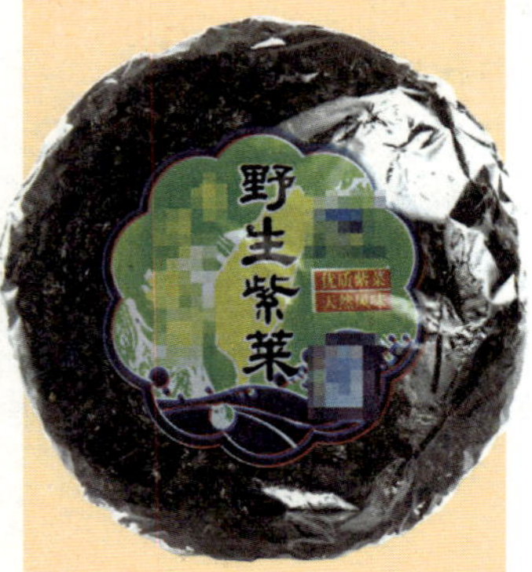

每日适用量

15克

热量（100克）

250千卡

钠含量（100克）

710.5毫克

别名

索菜、子菜、甘紫菜、海苔

性味归经

性寒，味甘、咸，归肺、肾经

降脂密码

降脂元素：膳多糖物质、牛磺酸、二十碳五烯酸（EPA）、二十二碳六烯酸（DHA）等。

降脂有理：紫菜中的降脂元素可减少血清胆固醇的含量，降低低密度脂蛋白胆固醇和甘油三酯水平。

功效解析

◎紫菜中含丰富的钙、铁元素，可以补血，促进儿童的骨骼、牙齿生长，是贫血者、缺钙者的保健菜。

◎紫菜中所含的营养成分对肿瘤有一定的抑制作用，经常食用对乳腺癌、甲状腺癌等均有预防作用。

食疗提醒

忌食用凉水浸泡后呈蓝紫色的紫菜，因为其含有对人体有害的物质。

搭配原则

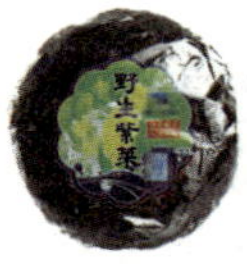
紫菜
+
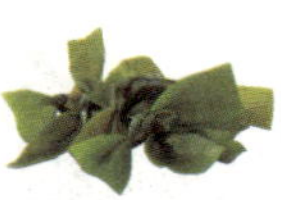
海带
= 对地方性甲状腺肿大、夜盲症等有辅助治疗效果。

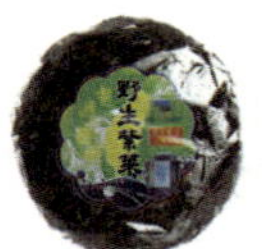
紫菜
+
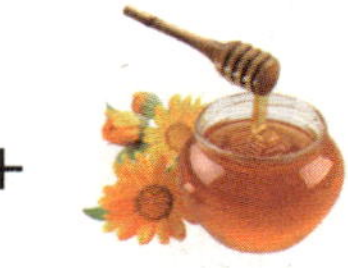
蜂蜜
= 紫菜清热利尿，蜂蜜润肠通便，二者搭配可改善痔疮。

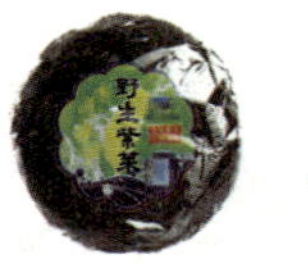
紫菜
+
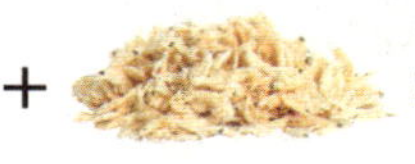
虾皮
= 二者同食，钙碘同补，对缺铁性贫血患者有利。

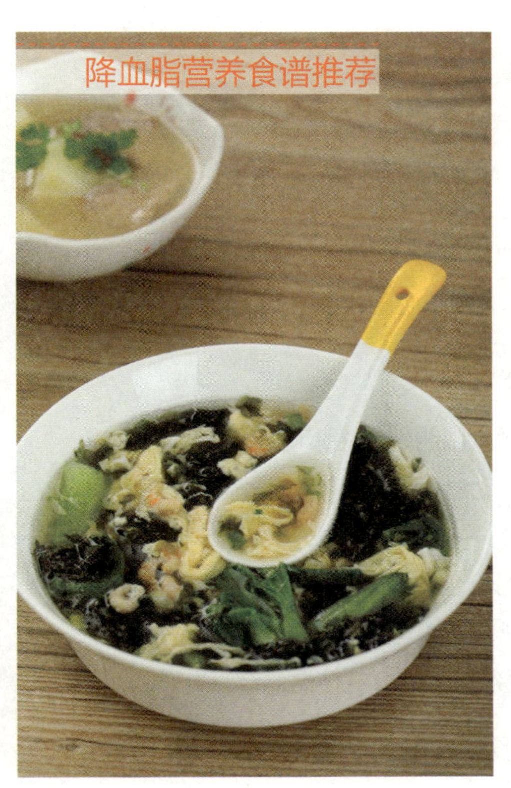

紫菜蛋花汤

材料

鸡蛋1个，紫菜、海米、油菜叶、葱末各适量。

调料

盐适量。

做法

1. 鸡蛋磕入碗中，打散；紫菜撕碎，放入碗中；海米入温水中浸泡至软。
2. 油锅烧热，爆香葱末后倒入适量清水，然后放入海米，小火煮沸。
3. 接着调入盐，再放入油菜叶，淋入蛋液，转大火煮至蛋花浮起。
4. 最后倒入紫菜碗中，搅拌均匀即可。

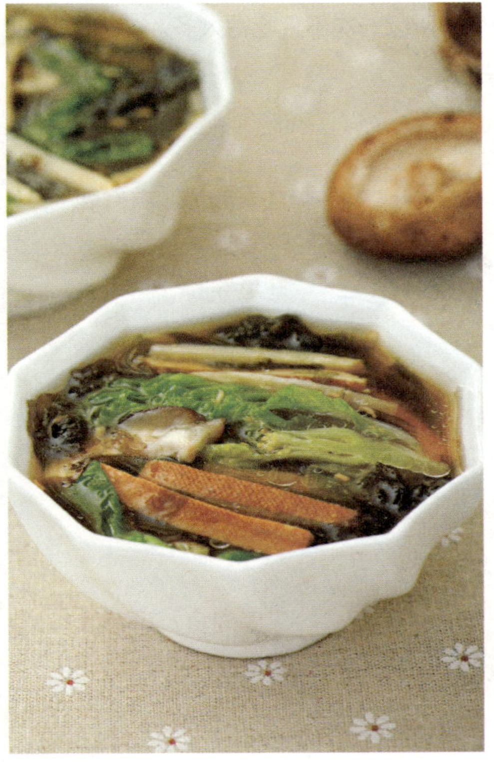

鲜香紫菜汤

材料

干紫菜、竹笋、鲜香菇、小白菜、豆腐干各50克，姜适量。

调料

盐、味精、香油、老抽各少许。

做法

1. 紫菜掰成块；香菇去蒂洗净，切丝；豆腐干洗净切丝；竹笋去皮，洗净，入沸水中氽烫至熟，捞出，切丝；小白菜洗净；姜洗净切末，备用。
2. 油锅烧热，放入豆腐干丝、香菇丝、竹笋丝略煸炒，然后加入适量清水和紫菜块，煮沸后加姜末、盐、老抽、味精调味，再次煮沸后淋入香油调味，最后放入小白菜略煮即可。

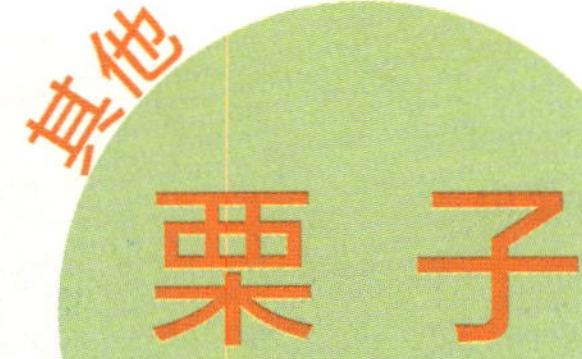

其他

栗子

——“干果之王”

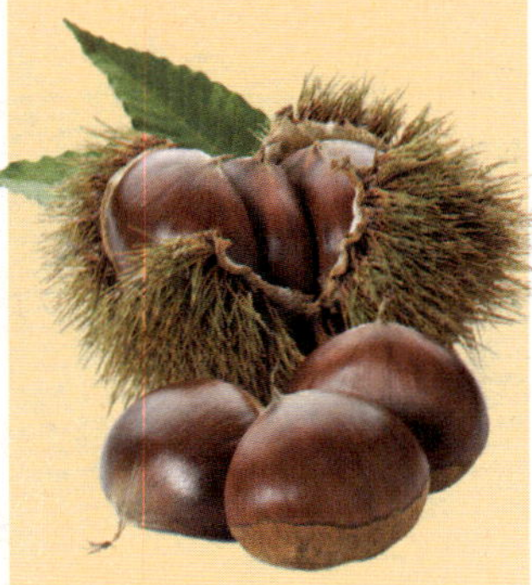

每日适用量

60克

热量（100克）

189千卡

钠含量（100克）

13.9毫克

别名

栗果、大栗

性味归经

性温，味甘，归脾、胃、肾经

降脂密码

降脂元素：不饱和脂肪酸、维生素、矿物质。

降脂有理：栗子中的降脂元素可清除体内多余胆固醇，防止血管氧化，预防心脑血管疾病。

功效解析

◎栗子含有蛋白质、脂肪、维生素等营养素，能辅疗高血压、冠心病、动脉粥样硬化、骨质疏松等疾病，有益于人体健康。

◎栗子含有丰富的维生素C，能够维持牙齿、骨骼、血管、肌肉的正常功能，可以预防和改善筋骨疼痛、乏力等症状，是延缓衰老的保健佳品。

食疗提醒

栗子生吃不易消化，因此最好不要生吃；而熟吃太多栗子又容易滞气，所以一次不宜吃得太多。

搭配原则

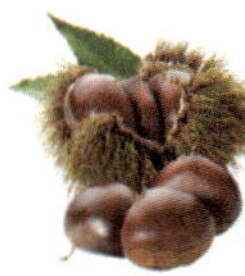

栗子

\+

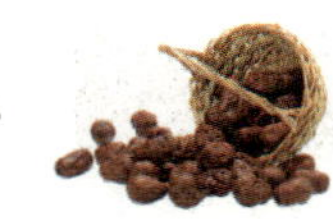

红枣

=

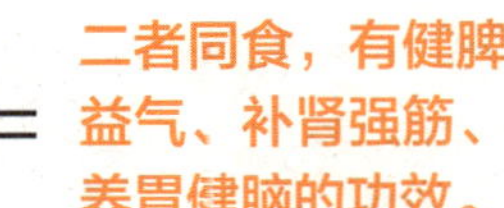

二者同食，有健脾益气、补肾强筋、养胃健脑的功效。

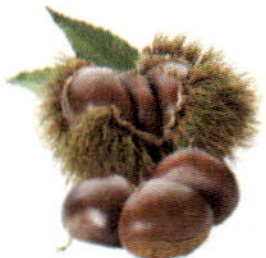

栗子

\+

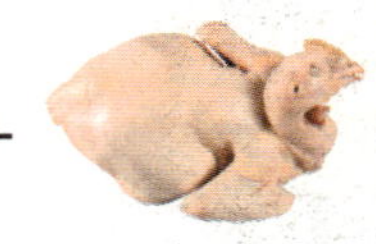

鸡肉

=

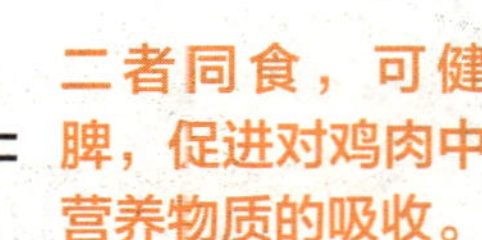

二者同食，可健脾，促进对鸡肉中营养物质的吸收。

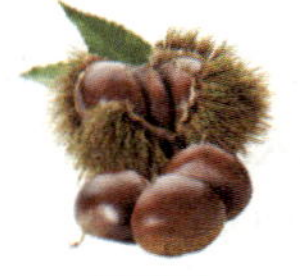

栗子

\+

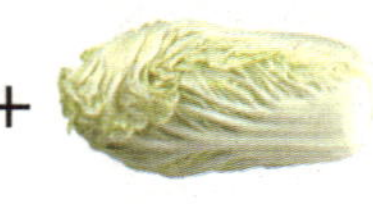

白菜

=

二者同食，可有效消除黑眼圈和面部色斑。

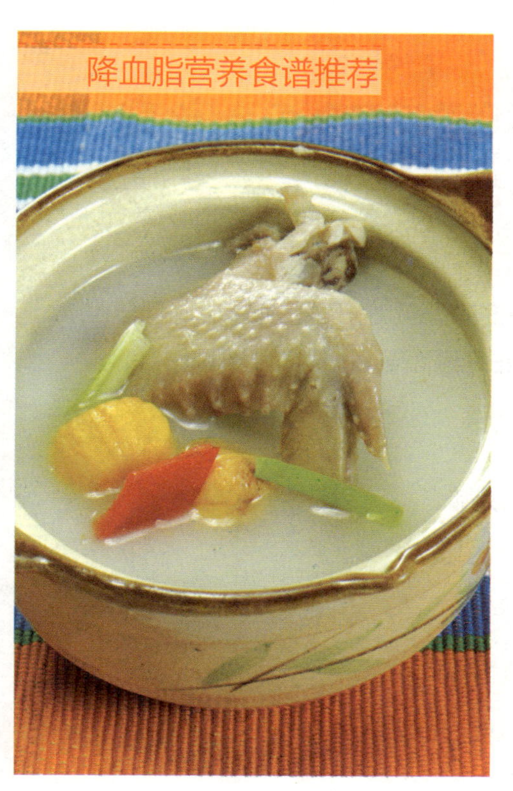

鸡翅栗子炖汤

材料

鸡翅300克，栗子50克，红甜椒20克，葱30克。

调料

盐、味精各适量。

做法

❶ 将鸡翅洗净，入沸水中汆烫一下，捞出，沥干水分；栗子去壳，洗净，泡好；红甜椒去蒂和子，洗净，切片；葱洗净，切段。

❷ 锅置火上，放入适量清水、鸡翅和栗子大火煮沸，再放入红甜椒片、葱段一起炖煮50分钟至熟透。

❸ 出锅前加入适量盐和味精调味即可。

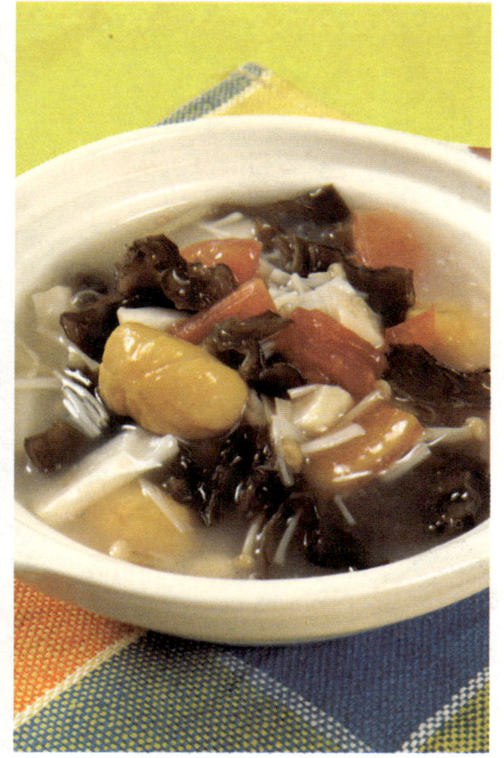

什锦栗子煲

材料

栗子300克，冬笋100克，金针菇、西红柿、水发黑木耳各20克，蒜片、姜片各少许。

调料

A.盐、味精、白砂糖各少许，清汤300毫升，老抽适量；B.水淀粉适量。

做法

❶ 栗子煮熟去壳；西红柿、冬笋洗净，切块；金针菇洗净，切段；黑木耳洗净，切片。

❷ 冬笋块、金针菇段、黑木耳片分别放入开水中汆烫。

❸ 油锅烧热，下蒜片、姜片爆香，放入冬笋块、金针菇段、黑木耳片、清汤，调入调料A先焖片刻，再加入栗子、西红柿块同焖几分钟，用水淀粉勾芡即可。

杏仁

——益寿“长生果”

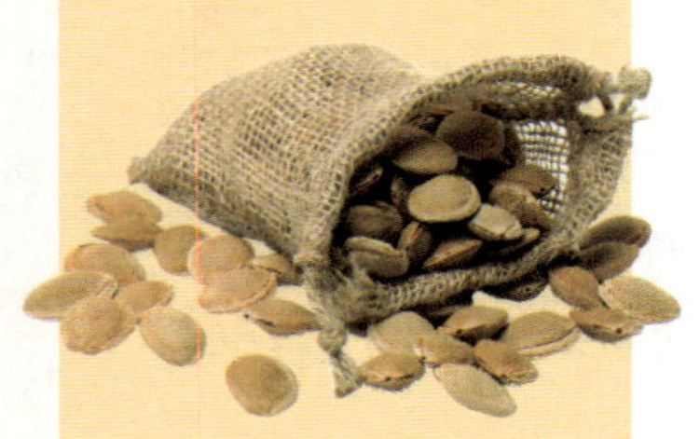

每日适用量

10克

热量（100克）

578千卡

钠含量（100克）

8.3毫克

别名

苦杏仁、北杏仁、杏核仁、杏子

性味归经

性微温，味苦，归肺、大肠经

降脂密码

降脂元素：黄酮类物质、多酚类物质、维生素E、不饱和脂肪酸、人体必需的氨基酸、膳食纤维等。

降脂有理：杏仁中的降脂元素可净化血液，降低总胆固醇和低密度脂蛋白胆固醇含量，从而达到降脂目的。

功效解析

◎止咳平喘，润肠养肺。

◎促进皮肤微循环。

◎降低血压。

食疗提醒

苦杏仁不宜多吃，否则易中毒，产妇、幼儿、糖尿病患者不宜食用。

搭配原则

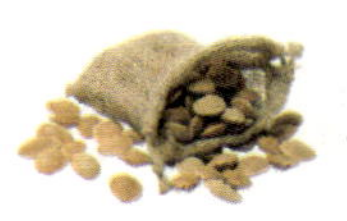 + 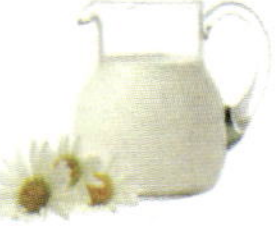 = 二者同食，可润肤美容。

杏仁 牛奶

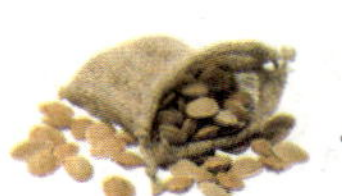 + 豆浆 = 二者同食，可抗衰养颜。

杏仁 豆浆

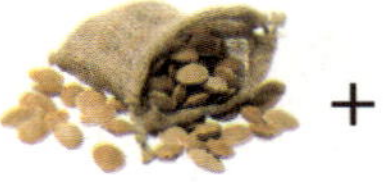 = 二者同食，可以起到润肺的效果。

杏仁 猪肺

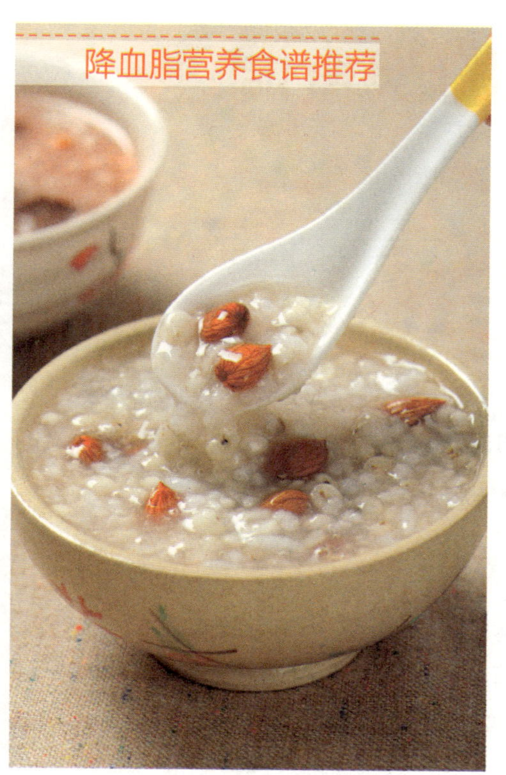

杏仁双米粥

材料

大米50克，薏米45克，杏仁20克。

调料

冰糖适量。

做法

1. 大米、薏米分别淘洗干净；杏仁洗净。
2. 锅置火上，加入适量清水，然后放入薏米、大米，大火煮开后，转小火煮25分钟。
3. 加入杏仁煮25分钟左右。
4. 最后放入冰糖续煮5分钟即可。

Tips

建议购买时用指甲按压杏仁，以坚硬者为佳，若指甲能按入杏仁里，则代表已受潮，应避免选用。

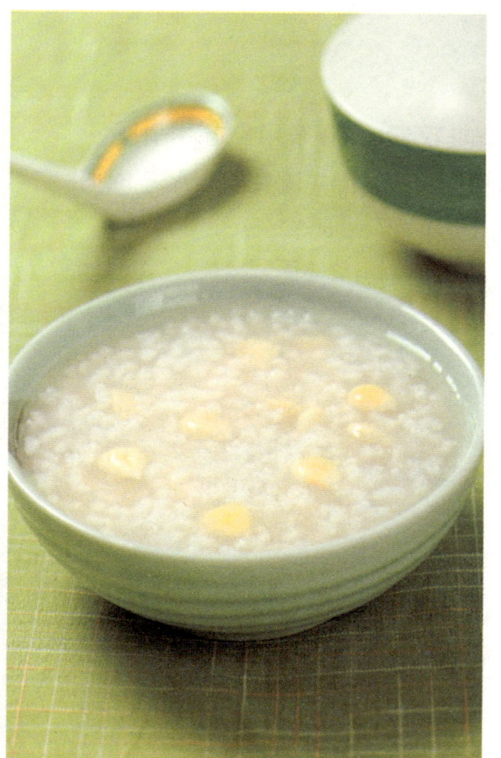

甜杏仁大米粥

材料

大米100克，甜杏仁25克。

调料

冰糖适量。

做法

1. 大米淘洗干净，入清水中浸泡1小时；甜杏仁洗净，去皮，捣烂。
2. 锅置火上，加入适量清水，然后放入大米，大火煮开后加入甜杏仁，再次煮沸后转小火同煮20分钟，煮至粥成，最后在出锅前加入冰糖即可。

Tips

挑选杏仁要选颗粒均匀、不发油、个大的。

五谷类

薏米

——世界禾本科植物之王

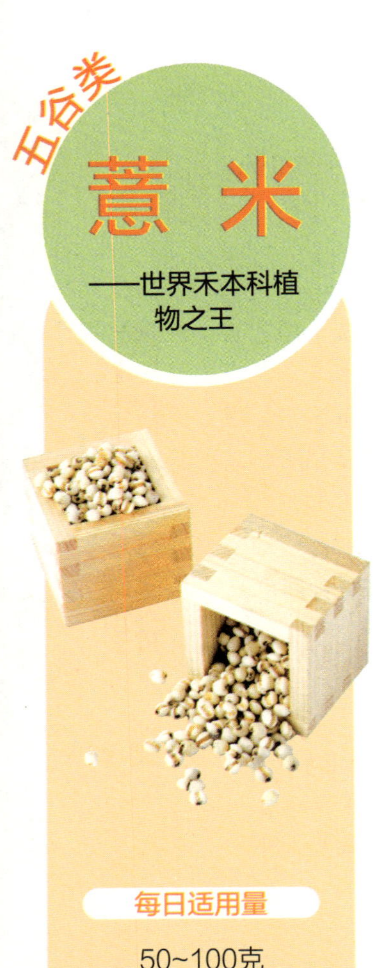

每日适用量

50~100克

热量（100克）

361千卡

钠含量（100克）

3.6毫克

别名

薏仁、薏苡仁

性味归经

性平，味甘、淡，归脾、胃、肺经

糖尿病的饮食调理

降糖密码

降糖元素：膳食纤维、维生素E、钙、镁、硒。

降糖有理：由于薏米的特殊营养成分，其降血糖功效不错，多食薏米可起到扩张血管和降低血糖的作用，尤其对高血压、糖尿病患者有特殊功效。

功效解析

◎薏米中含有特殊的营养成分，可使毛细血管特别是肺血管扩张，从而缓解心血管疾病症状。因此，多吃薏米有助于扩张血管和降血糖。

◎薏米中含有维生素E，能够保护红细胞、抗自由基氧化，对预防脑血管并发症有益。

食疗提醒

◎薏米所含的糖类黏性较高，过量食用会妨碍消化。

◎用薏米煮粥不宜直接熬煮，而应该先用清水浸泡30分钟左右，然后再小火慢煮。

搭配原则

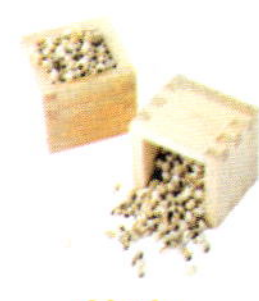

薏米

\+

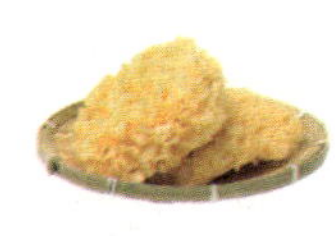

银耳

= 二者同食，可以滋补生津，缓解和改善脾胃虚弱。

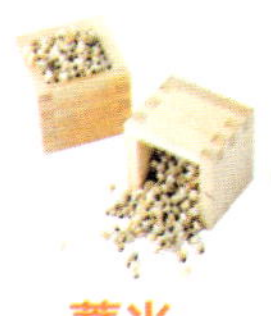

薏米

\+ 冬瓜

= 二者同食，具有解暑利湿的作用。

薏米藕香汤

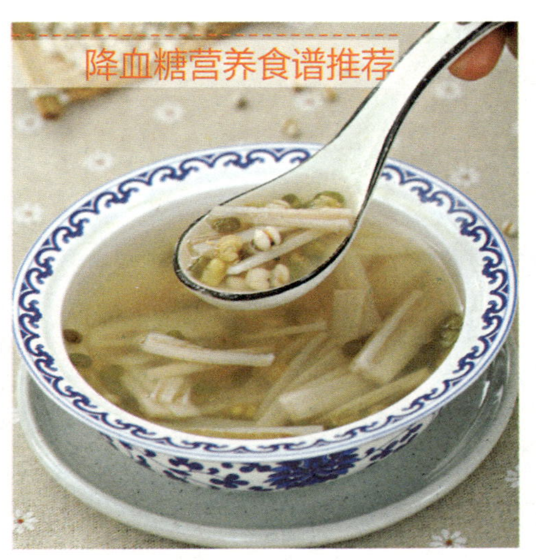

材料

莲藕丝300克，绿豆、薏米各100克。

调料

盐（白砂糖）适量。

做法

1. 绿豆、薏米分别洗净，入清水中浸泡2小时。
2. 锅置火上，加入适量清水，大火煮沸后放入莲藕丝、绿豆、薏米，煮至材料熟后转小火，继续煮20分钟，最后加盐或白砂糖煮至入味即可。

金橘薏米粥

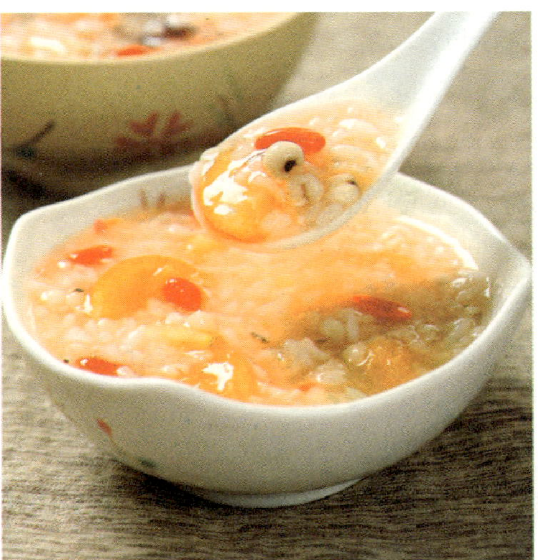

材料

薏米65克，糯米、金橘肉各40克，枸杞子少许。

调料

冰糖适量。

做法

1. 薏米、糯米分别淘洗干净，浸泡2小时左右；枸杞子泡洗干净。
2. 锅中倒入适量清水后放入薏米、糯米煮25分钟。
3. 加入金橘肉、枸杞子再煮10分钟，最后加冰糖煮至溶化即可。

薏米粥

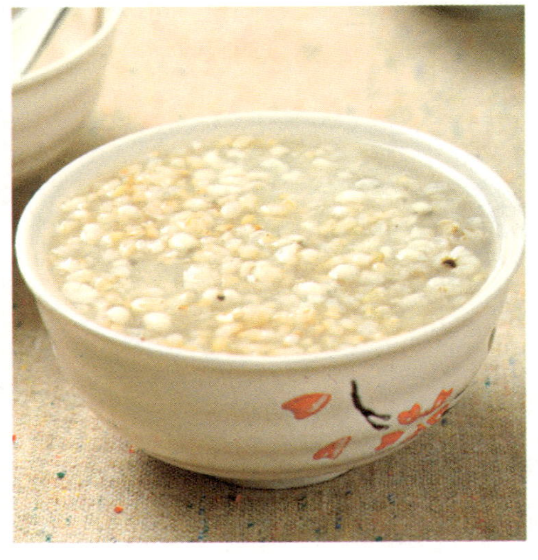

材料

薏米、糙米各50克。

调料

无。

做法

1. 薏米、糙米分别洗净，入清水中浸泡3小时。
2. 锅置火上，加入适量清水，然后放入浸泡好的薏米、糙米，大火煮沸后改用小火，煮至粥熟即可。

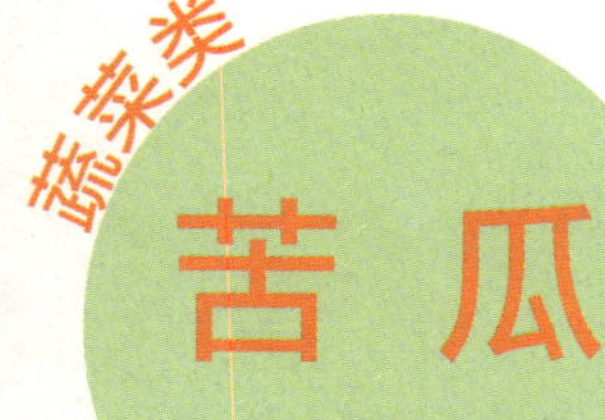

苦瓜

——"君子菜"

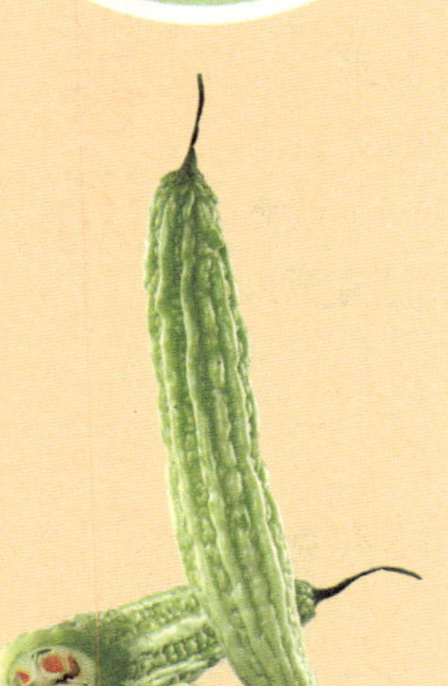

每日适用量

80克

热量（100克）

22千卡

钠含量（100克）

2.5毫克

别名

癞瓜、锦荔枝

性味归经

性寒，味苦，归脾、胃、心、肝经

降糖密码

降糖元素：维生素B_1、维生素B_2、维生素C、胡萝卜素、膳食纤维。

降糖有理：苦瓜具有降血糖的作用，正常的以及四氧嘧啶所致糖尿病的家兔灌服苦瓜浆汁后，可使血糖明显降低。

功效解析

◎有研究发现，苦瓜果实和种子中含有类似胰岛素样物质，它能促进糖类代谢，使过剩的糖类转化为能量，还具有促进体内脂肪分解的作用，是糖尿病患者理想的食疗食物。

◎苦瓜中含大量维生素C，而维生素C具有很强的抗氧化功能，可以保护血管，同时促进糖类代谢。

食疗提醒

苦瓜性寒，脾胃虚寒者以及体质虚寒的女性月经前后不宜食用。

搭配原则

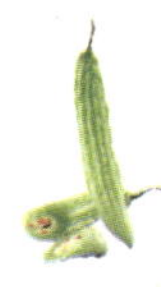

苦瓜 + 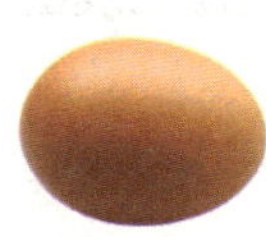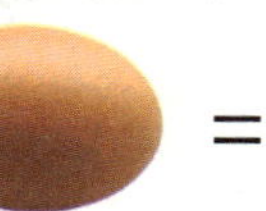

鸡蛋 = 二者同食，可以促进铁的吸收。

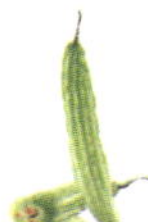

苦瓜 + 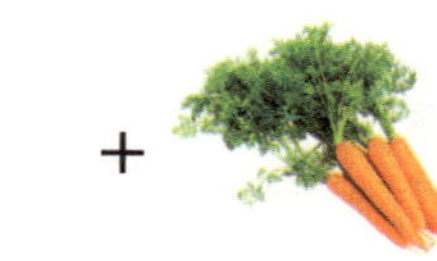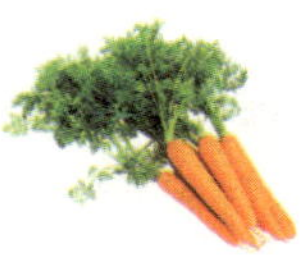

胡萝卜 = 可以改善皮肤粗糙、祛皱，使人变得容光焕发。

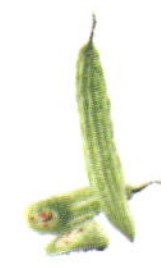

苦瓜 + 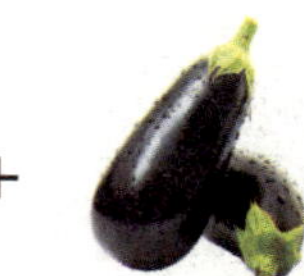

茄子 = 二者都是心血管患者的保健食品。

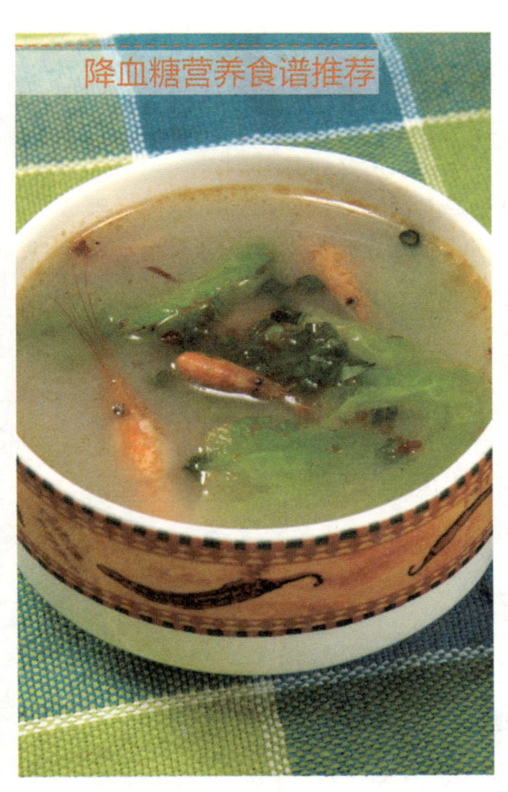

河虾苦瓜汤

材料

河虾150克，苦瓜50克，葱花、姜丝、蒜丝各适量。

调料

盐、味精、白砂糖、川椒粉、花椒、醪糟、香油各适量。

做法

① 河虾去虾线后洗净；苦瓜洗净，剖开去瓤和子后切片，加盐拌匀，略腌渍5分钟后洗净盐分。

② 油锅烧热，放入葱花、姜丝、蒜丝及花椒爆香，再放入河虾炒至变色，然后放入苦瓜片略炒，倒入适量水，调入除香油外的所有调料烧至熟透入味，最后淋入香油即可。

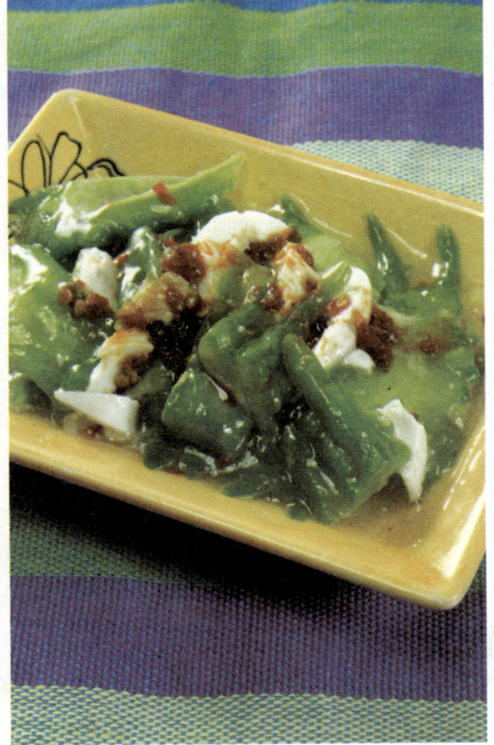

咸蛋炒苦瓜

材料

苦瓜350克，咸蛋2个，葱末、蒜末、姜末各适量。

调料

辣椒酱1小匙，白砂糖、鸡精、盐各少许，醪糟半大匙。

做法

① 苦瓜洗净，去头尾，剖开去子，切片，放入沸水中略氽烫，捞出，冲凉水，沥干；咸蛋去壳，切小片，备用。

② 油锅烧热，放入咸蛋片爆香，然后加入蒜末、葱末、姜末炒香，再放入辣椒酱与苦瓜片拌炒均匀，最后加入剩余所有调料拌炒至入味后即可。

山 药

——药食两用的营养食物

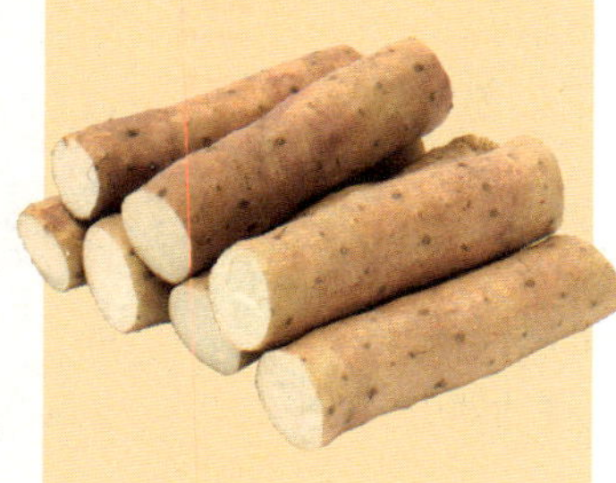

每日适用量

85克

热量（100克）

57千卡

钠含量（100克）

18.6毫克

别名

薯蓣、山薯蓣、白山药、麻山药

性味归经

性温，味甘，归肺、胃、大肠经

降糖密码

降糖元素：多巴胺、镁、膳食纤维。

降糖有理：山药具有降血糖的作用，可对抗由肾上腺素或葡萄糖引起的血糖升高。因此，被广泛运用于防治糖尿病的食疗中。

功效解析

山药能促进内分泌激素的合成，改善体质，还能调节人体平衡，促进人体吸收营养。此外还是某些营养品、高级化妆品等的添加剂。

食疗提醒

山药若已削皮切块，应尽快食用；若一时无法食用完毕，可以用保鲜袋封好存放于冰箱中。

搭配原则

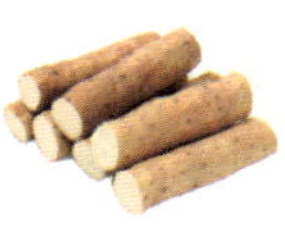 山药 + 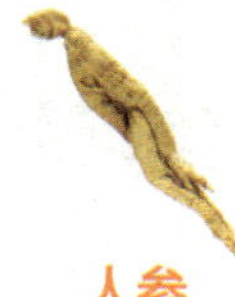 人参 = 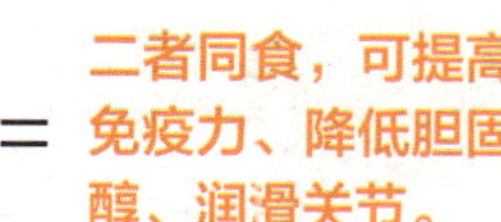 二者同食，可提高免疫力、降低胆固醇、润滑关节。

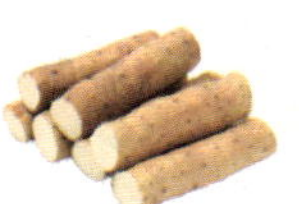 山药 + 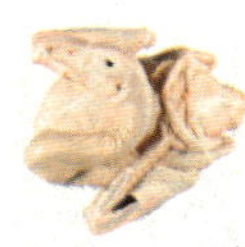 鸭肉 = 可滋阴养胃、清肺利尿，还能健脾止渴、养阴生津。

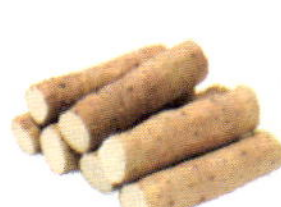 山药 + 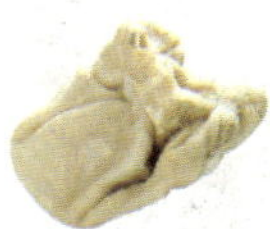 羊肚 = 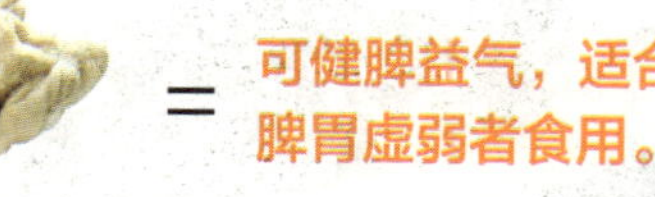 可健脾益气，适合脾胃虚弱者食用。

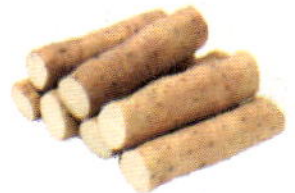 山药 + 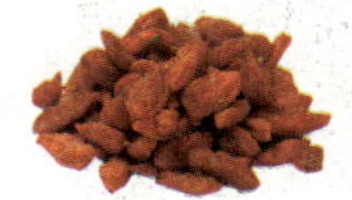 枸杞子 = 二者同食，养肾益脾、强壮肌肉，有利身体健康。

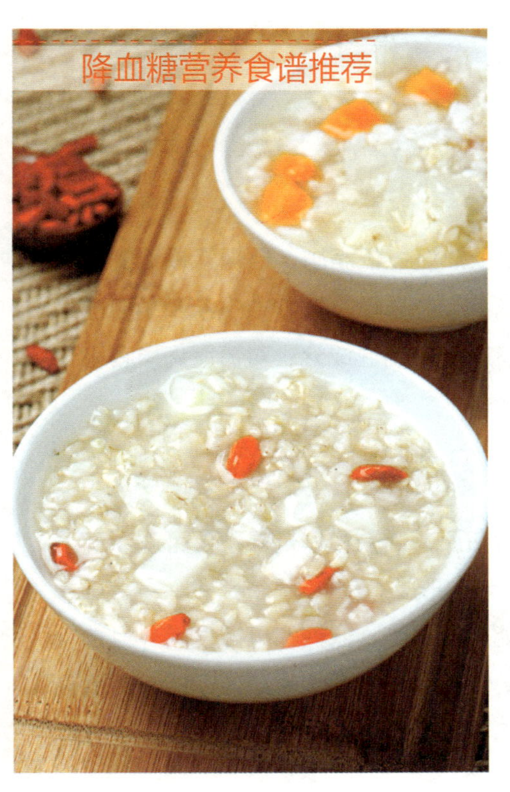

山药糙米粥

材料

糙米100克，干山药、莲子、茯苓、芡实各20克。

调料

白砂糖适量。

做法

❶ 糙米洗净，入清水中浸泡1小时；茯苓、莲子、芡实分别洗净，入清水中浸泡30分钟；干山药碾粉，备用。

❷ 锅置火上，加入适量清水，然后放入浸泡好的糙米、莲子、茯苓、芡实，大火煮沸后转小火，煮至粥熟。

❸ 加入山药粉搅拌均匀，最后加白砂糖调味即可。

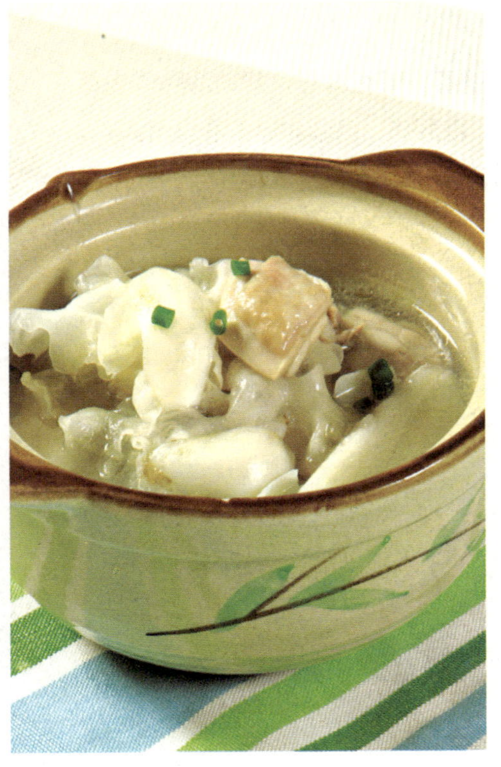

百合山药鸡汤

材料

鸡肉块400克，山药150克，百合80克，银耳少许，葱适量。

调料

料酒、盐各1大匙，白砂糖少许，鸡精1小匙。

做法

❶ 鸡肉块洗净，放入沸水中略汆烫，去除血水，捞出并用凉水冲洗干净，沥干，备用。

❷ 山药去皮，洗净，切成块；银耳洗净，去蒂，泡软；百合剥瓣洗净，沥干，备用；葱洗净，切花。

❸ 锅中倒入适量水煮沸，放入鸡肉块、银耳、山药块、料酒煮20分钟，再加入百合花瓣，加盐、白砂糖、鸡精调味，撒入葱花即可。

冬瓜

——爱美女士的最爱

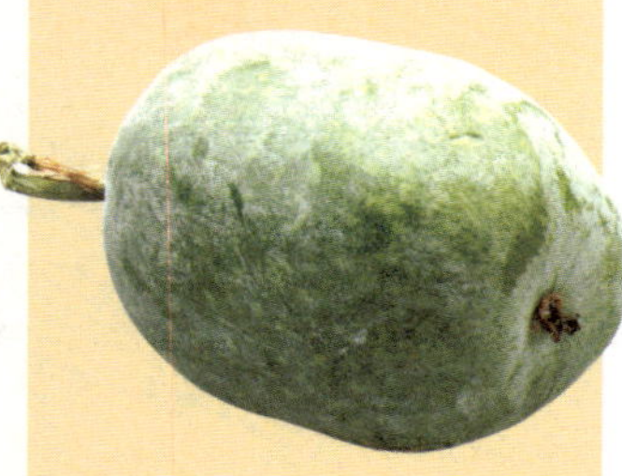

每日适用量

60克

热量（100克）

12千卡

钠含量（100克）

1.8毫克

别名

白冬瓜、枕瓜

性味归经

性寒，味甘，归肺、大肠、小肠、膀胱经

降糖密码

降糖元素：膳食纤维、葫芦巴碱、丙醇二酸、维生素C、维生素E。

降糖有理： 冬瓜是低热量、低脂肪、含糖量极低的食物，却含有很丰富的矿物质以及多种维生素和葫芦巴碱、丙醇二酸、甘露醇等活性成分，对糖尿病患者来说是十分有益的食物。

功效解析

◎冬瓜子所含的蛋白质、油酸和瓜氨酸不仅可润泽皮肤，还能抑制黑色素的形成。

◎冬瓜属于低热能、低脂肪、低糖的高钾食品，且含有多种维生素、矿物质以及减肥物质葫芦巴碱、丙醇二酸等活性成分，对Ⅱ型糖尿病患者中的肥胖者十分有益。

食疗提醒

◎冬瓜水分、钾含量高，可健脾胃，帮助清除体内毒素，很适合高血压、糖尿病、高脂血症人群食用。

◎煮冬瓜汤时最好连皮一起煮，其解毒利尿的效果会更好。

搭配原则

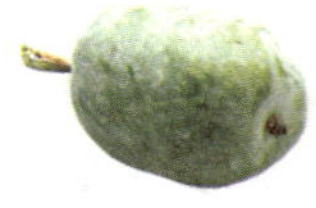

冬瓜 +

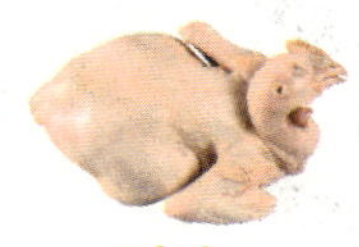

鸡肉 = 二者搭配，具有清热消肿的功效。

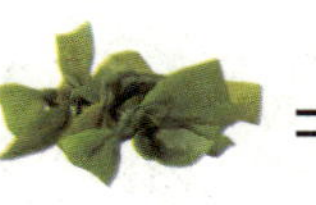

冬瓜 + 海带 = 二者同食，有减肥降脂、美白防斑的功效。

降血糖营养食谱推荐

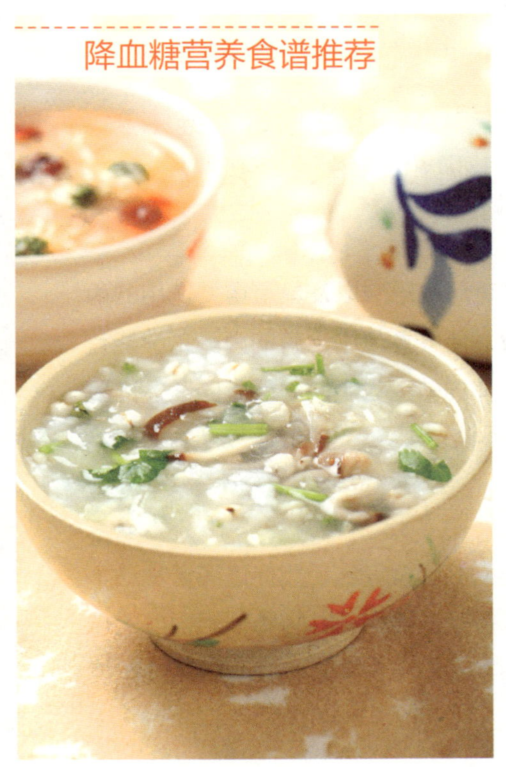

香菇冬瓜粥

材料

冬瓜丝100克，薏米75克，大米30克，鲜香菇丝20克，香菜末适量。

调料

盐适量，胡椒粉少许。

做法

1. 薏米洗净，用清水浸泡2小时；大米淘洗干净，入清水中浸泡1小时。
2. 锅中加入薏米和水大火煮开，转小火煮15分钟，放入大米大火煮开，转小火续煮20分钟。
3. 放入冬瓜丝、鲜香菇丝，大火煮开，转小火煮至粥熟，加盐、胡椒粉和香菜末调味即可。

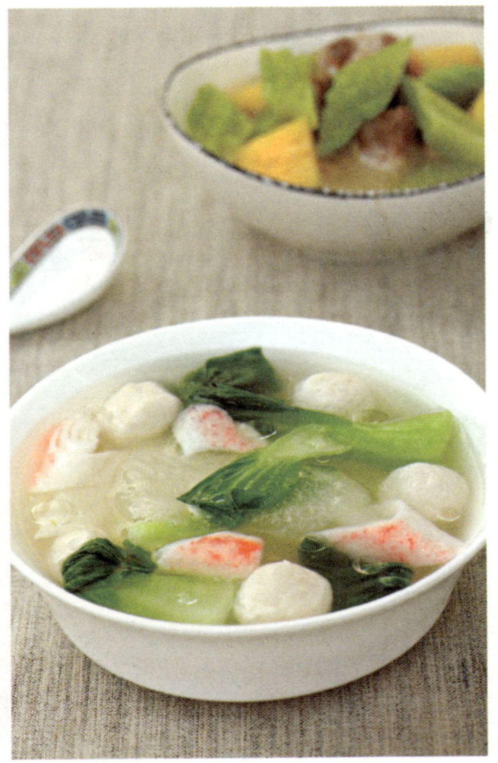

清汤浸冬瓜

材料

冬瓜200克，油菜心、蟹棒、鱼丸各50克，姜适量。

调料

清汤500毫升，香油、盐、胡椒粉、味精各适量。

做法

1. 冬瓜洗净，去皮及瓤，切厚片；油菜心择洗干净；姜洗净，切片，备用。
2. 锅内加清汤煮沸，放入冬瓜片、姜片烧煮片刻后，加盐调味。
3. 然后放入鱼丸、油菜心煮沸，撇去浮沫，接着放入蟹棒，搅拌均匀后加胡椒粉、味精，最后淋上香油即可。

黄瓜

——清热解毒的高手

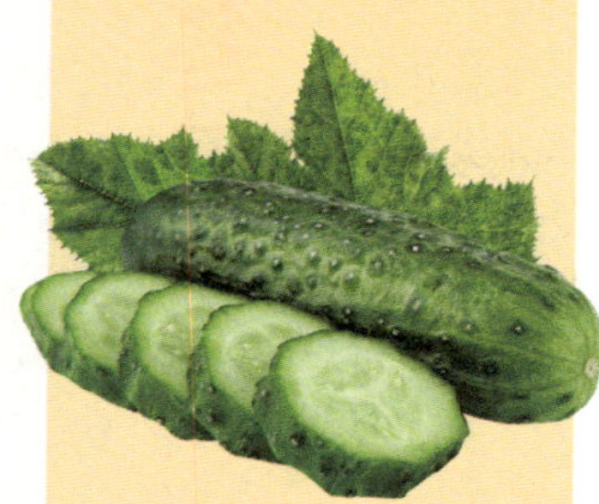

每日适用量

100克

热量（100克）

16千卡

钠含量（100克）

4.9毫克

别名

胡瓜、刺瓜、王瓜

性味归经

性凉，味甘，归肺、胃、大肠经

降糖密码

降糖元素：维生素A、维生素C、维生素E、胡萝卜素、膳食纤维、葫芦巴碱、丙醇二酸。

降糖有理：黄瓜含有葫芦巴碱以及具有重要作用的丙醇二酸等活性成分。新鲜黄瓜中含有的丙醇二酸能有效抑制糖类物质在体内转变为脂肪，而脂肪在体内聚集过多便会引起肥胖症。

功效解析

黄瓜中含有丰富的膳食纤维，能促进肠胃蠕动，保持排便顺畅，维持肠道清洁，并有降低胆固醇的作用。此外，黄瓜中丰富的维生素具有强烈的活性，能够消除自由基。

食疗提醒

黄瓜性凉，胃寒、脾胃虚弱、肺寒咳嗽者不宜多吃。

搭配原则

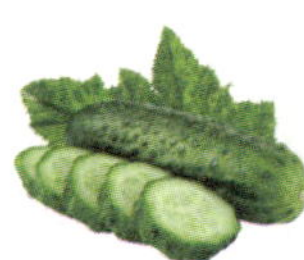 黄瓜 + 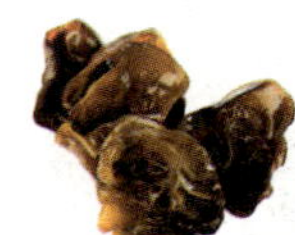 黑木耳 = 不仅能补虚养血、平衡人体营养，还具有减肥作用。

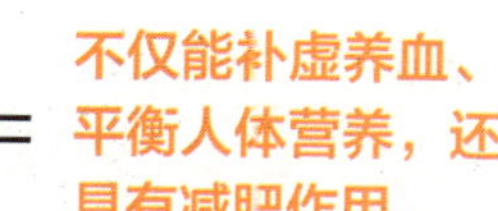

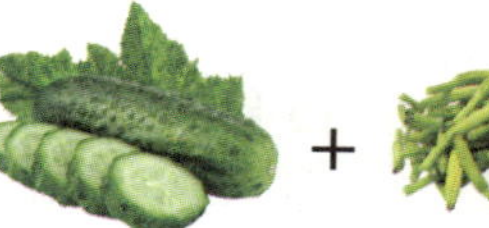 黄瓜 + 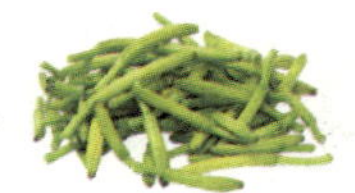 黄花菜 = 有补虚养血、利湿的功效，还能用于改善不良情绪。

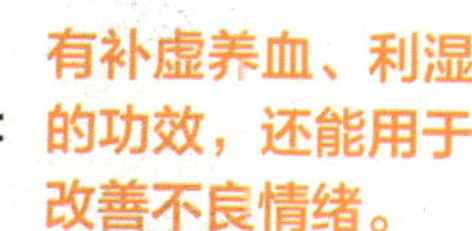

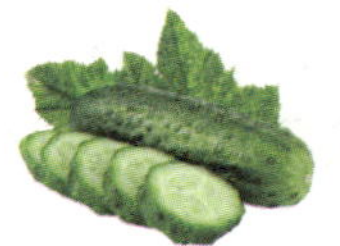 黄瓜 + 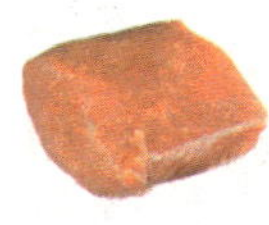 猪肉 = 可滋阴润燥，对便秘等有显著的食疗效果。

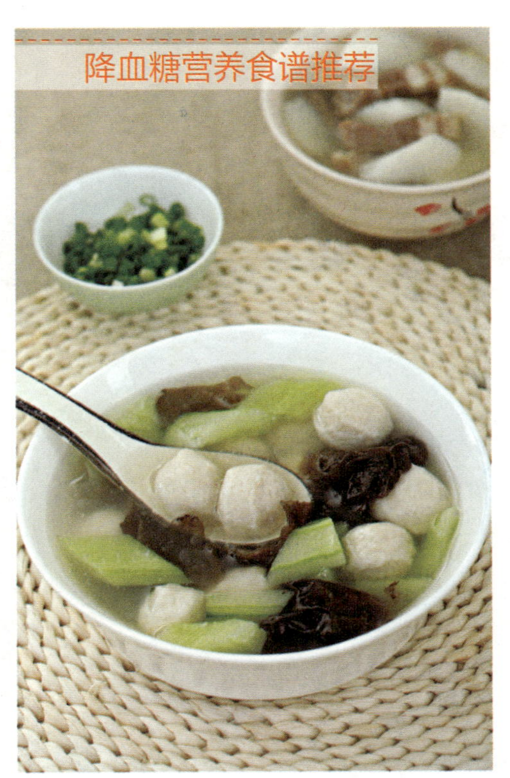

黄瓜鲜汤

材料

黄瓜200克，素虾丸125克，黑木耳、姜各适量。

调料

高汤100毫升，盐、料酒、香油各适量。

做法

❶ 黄瓜洗净，去皮，切厚菱形片；素虾丸洗净；黑木耳入温水中浸泡至发，去蒂洗净，撕小朵；姜洗净，切片。

❷ 油锅烧热，爆香姜片，然后放入黑木耳朵，调入料酒，倒入高汤，接着放入素虾丸、盐，煮沸，再放入黄瓜片，再次煮沸后关火，最后滴入香油即可。

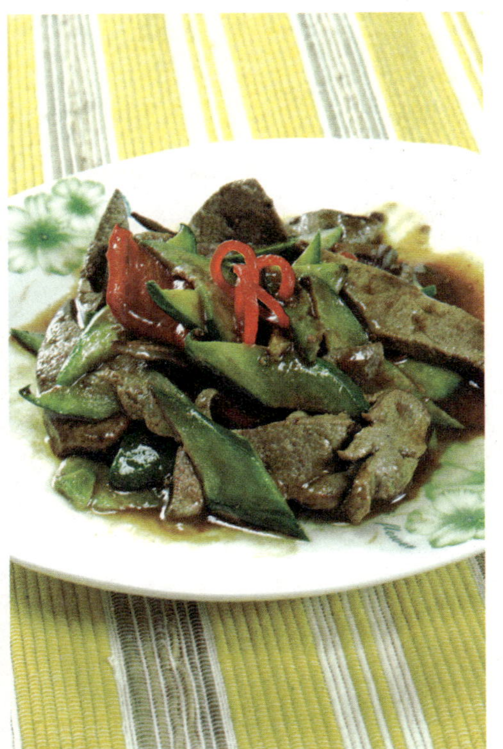

猪肝炒黄瓜

材料

猪肝150克，黄瓜2根，红椒1个，蒜末适量。

调料

老抽1小匙，盐、白砂糖、胡椒粉各半小匙。

做法

❶ 猪肝洗净后切成约0.5厘米的厚片，冲水去血污后沥干；黄瓜洗净后切成斜片；红椒洗净后切片。

❷ 将猪肝片入沸水中氽烫，趁热与淀粉拌匀。

❸ 油锅烧热，放入猪肝片，以小火炸约1分钟后捞出，沥干油分。

❹ 锅留底油，入蒜末、红椒片、黄瓜片与盐，以大火快炒约1分钟，再放入猪肝片及剩余的调料快炒2分钟即可。

西葫芦

——减肥防癌的好食材

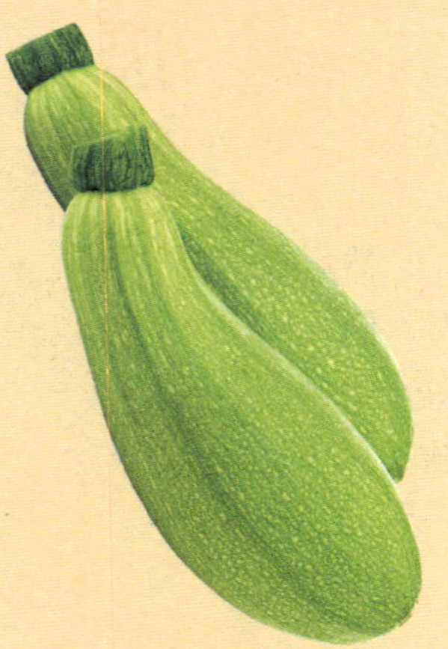

每日适用量

100克

热量（100克）

19千卡

钠含量（100克）

5毫克

别名

胡瓜、刺瓜、王瓜

性味归经

性寒，味甘，归肺、胃、肾经

降糖密码

降糖元素：膳食纤维、钾、维生素C、钙、镁、硒。

降糖有理：西葫芦含有的钾和维生素C，可以促进人体内胰岛素分泌，增强胰岛素的作用。

功效解析

◎西葫芦的水分含量多，可生津止渴。

◎西葫芦属于低热量食物，很适合需要控制热量摄入的糖尿病患者食用。

食疗提醒

◎西葫芦不宜生吃，烹调时不宜煮得太烂，以免破坏其营养成分。

◎西葫芦性寒，脾胃虚寒者慎食。

搭配原则

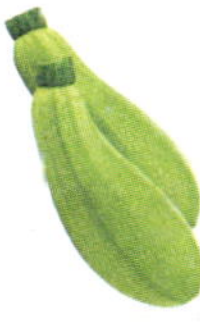

西葫芦 + 平菇 = 二者搭配，可以抗癌防癌。

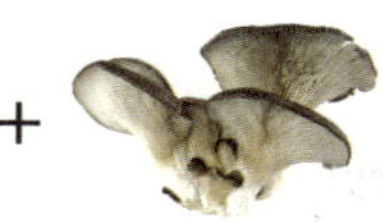

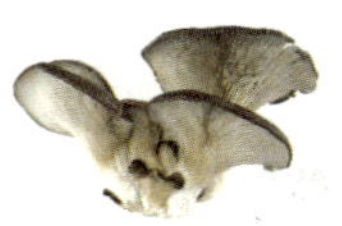

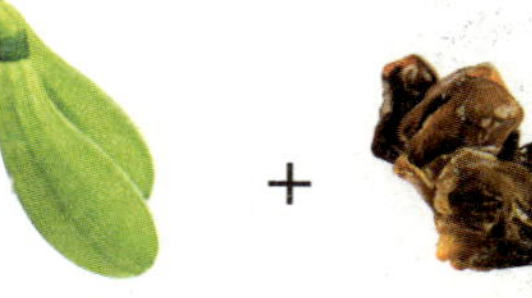

西葫芦 + 黑木耳 = 二者搭配，可以排毒减肥。

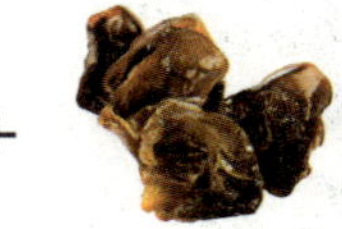

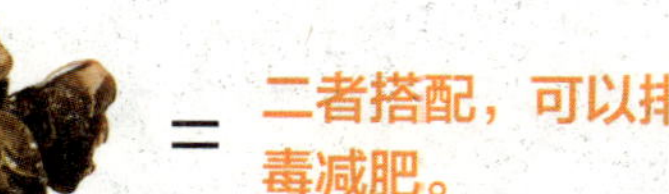

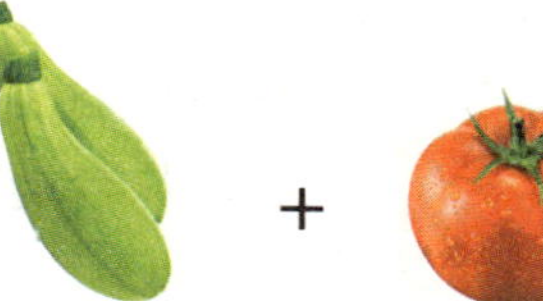

西葫芦 + 西红柿 = 二者搭配，可清热利尿、润肺止咳。

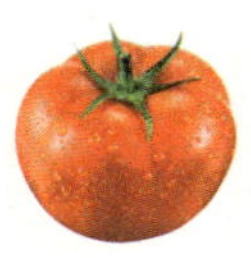

降血糖营养食谱推荐

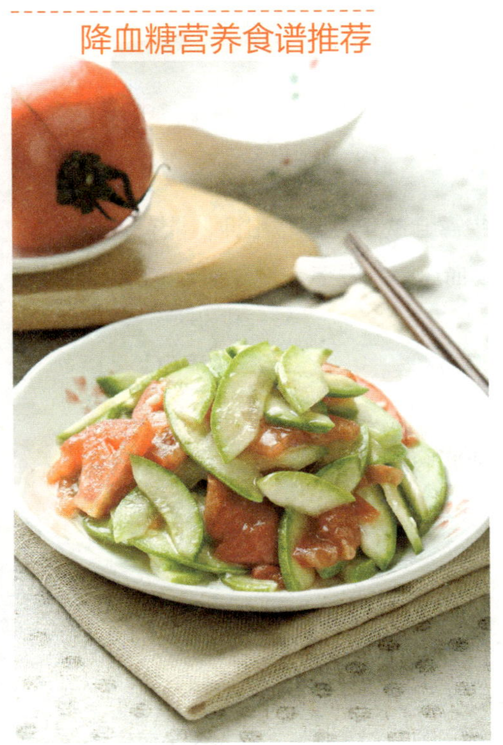

西红柿炒西葫芦

材料

西葫芦1根，西红柿1个，蒜2瓣。

调料

盐少许。

做法

1. 将西葫芦洗净切片；西红柿去蒂洗净，切块；蒜去皮，切片。
2. 油锅烧热，放入蒜片炒香。
3. 倒入西红柿块大火煸炒至变软出汁。
4. 放入西葫芦片炒软，加盐炒匀，出锅装盘即可。

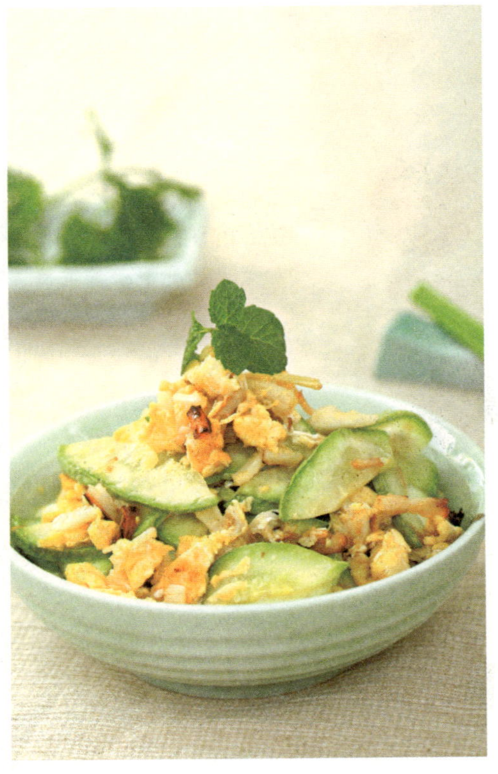

干贝炒西葫芦

材料

干贝250克，西葫芦200克，鸡蛋1个，姜丝、葱花、蒜末各适量，薄荷叶少许。

调料

盐、料酒、胡椒粉、老抽、水淀粉各少许。

做法

1. 干贝浸泡至透，撕丝；鸡蛋打散；西葫芦洗净，切片。
2. 油锅烧热，炒香蒜末，加西葫芦片、盐、水炒熟，用水淀粉勾薄芡。
3. 另起油锅烧热，炒香姜丝，放干贝丝、打散的鸡蛋液炒熟。
4. 倒入西葫芦片和葱花炒匀，放入剩余调料，撒薄荷叶点缀即可。

圆白菜

——蔬菜之王

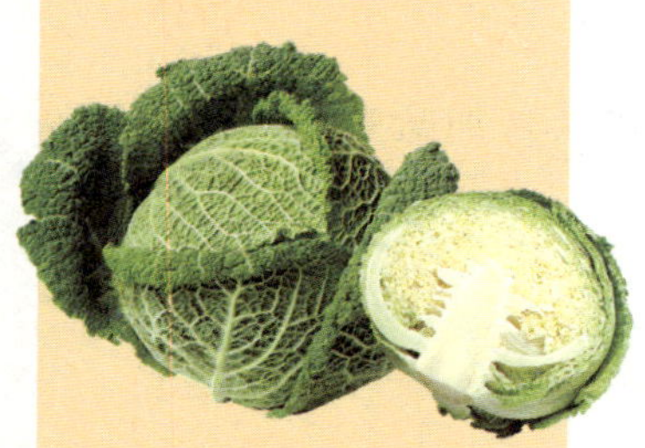

每日适用量

100克

热量（100克）

24千卡

钠含量（100克）

27.2毫克

别名

卷心菜、洋白菜、疙瘩白、包菜、莲花白

性味归经

性平，味甘，归脾、胃经

降糖密码

降糖元素：膳食纤维、胡萝卜素、维生素C、维生素E、钙、锰、钾、铬。

降糖有理：圆白菜中富含的维生素C和钾，能有效预防由糖尿病引起的高血压等并发症。

功效解析

圆白菜的含糖量很低，热量值低，而且含有微量元素铬，对血糖、血脂有调节作用，是糖尿病患者和肥胖者的理想食物。

食疗提醒

◎烹制圆白菜最好不要用煮烫、挤汁、浸烫等方式，以免造成营养流失。

◎在切圆白菜时，最好顺着纹理切，这样不仅容易煮熟，还能减少维生素流失。

搭配原则

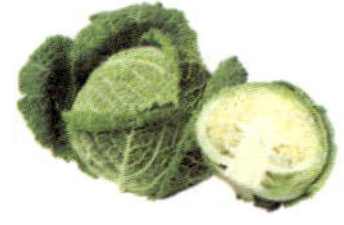

圆白菜

+

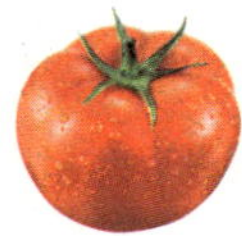

西红柿

= 二者同食，有益气生津的功效。

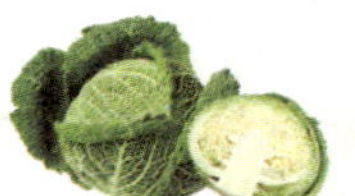

圆白菜

+

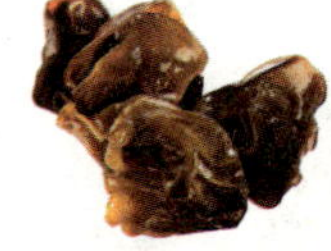

黑木耳

= 二者搭配，不仅可以补肾健脾，还可以提高抵抗力。

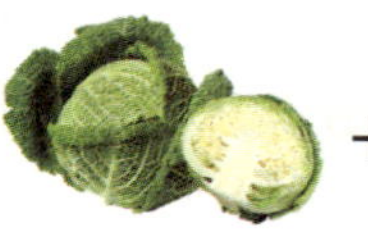

圆白菜

+

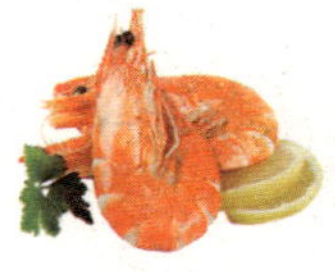

虾

= 二者同食，可保证营养的合理利用及吸收。

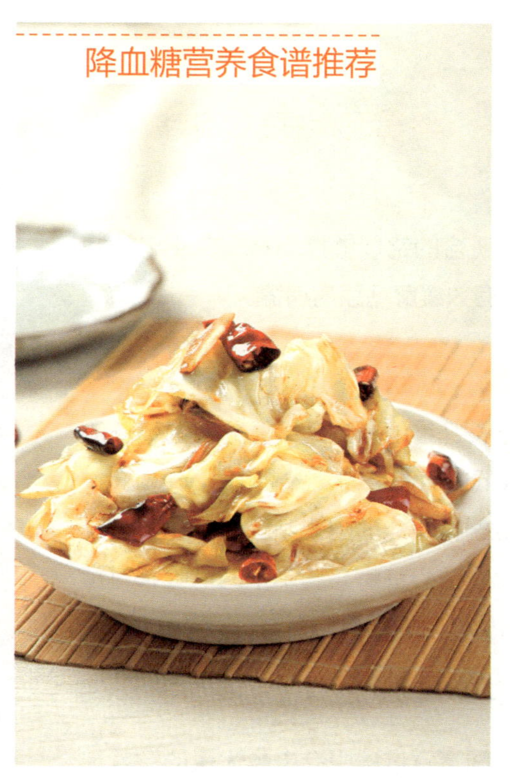

辣炒圆白菜

材料

圆白菜300克，干辣椒段、蒜末各少许。

调料

盐、鸡精、水淀粉各适量。

做法

1. 将圆白菜外面的老皮去掉，洗净，切丝。
2. 油锅烧热，先后放入蒜末、干辣椒段煸香。
3. 倒入圆白菜丝翻炒片刻，加盐、鸡精调味，用水淀粉勾芡。
4. 出锅装盘即可。

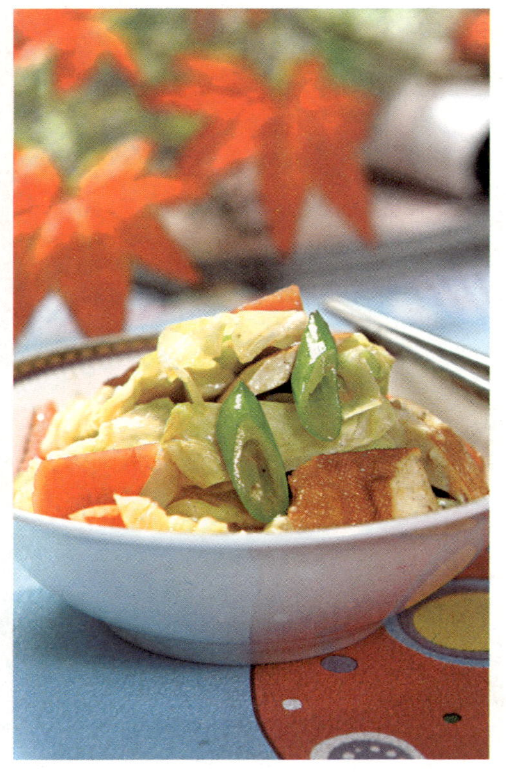

小炒圆白菜

材料

圆白菜半棵，西红柿2个，豆腐干5片，火腿1片，干辣椒段少许，葱段、姜末各1小匙。

调料

老抽1大匙，五香粉、盐、白砂糖各半小匙。

做法

1. 圆白菜、西红柿均洗净，切块；火腿片切丁；豆腐干片切块。
2. 油锅烧至七成热，放入葱段、姜末、干辣椒段爆香，再放入豆腐干块进行翻炒。
3. 加入五香粉，再放入圆白菜块，炒至圆白菜块稍软后加入盐、白砂糖调味。
4. 倒入西红柿块、火腿丁翻炒至出汤，出锅前淋入老抽炒匀即可。

西蓝花

——防癌抗癌的首选

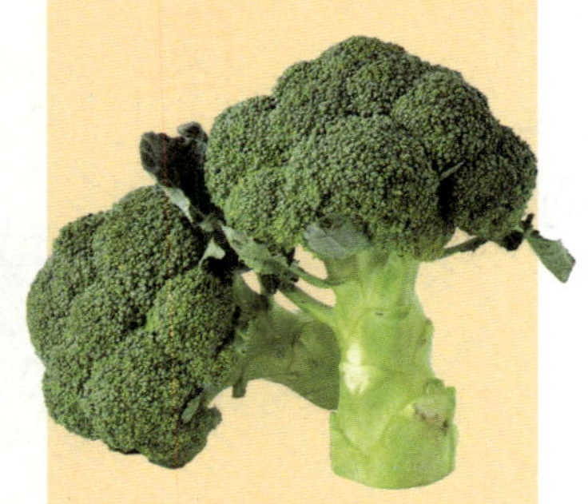

每日适用量

70～100克

热量（100克）

36千卡

钠含量（100克）

18.8毫克

别名

花菜、菜花、椰菜花、叶牡丹

性味归经

性平，味甘，归脾、心经

降糖密码

降糖元素：铬、类黄酮物质、膳食纤维、钙、镁。

降糖有理：西蓝花所含的铬能够提高糖尿病患者的胰岛素敏感性，可以有效缓解糖尿病病情。

功效解析

◎西蓝花富含的膳食纤维能有效延缓肠胃对葡萄糖的吸收，进而达到降低血糖的目的。

◎西蓝花中的类黄酮物质能够阻止胆固醇氧化，防止血小板凝结，减少发生心脏病与脑卒中的危险，对预防糖尿病并发高血压、心血管疾病有益。

食疗提醒

西蓝花在长时间烹煮过程中会丧失大量的营养，因此更适合凉拌。只要将西蓝花在沸水中稍汆烫，再放入凉水中过凉即可食用。

搭配原则

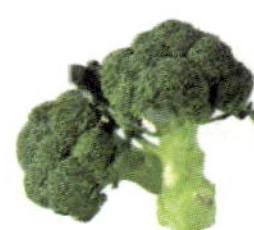

西蓝花 +

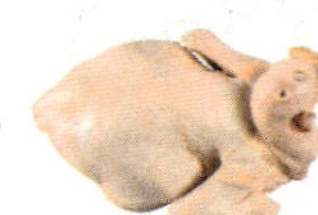

鸡肉 =

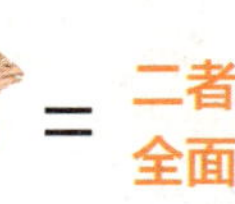

二者搭配，营养更全面。

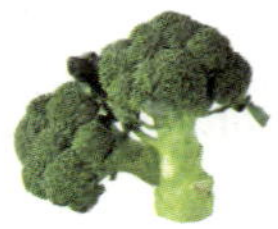

西蓝花 +

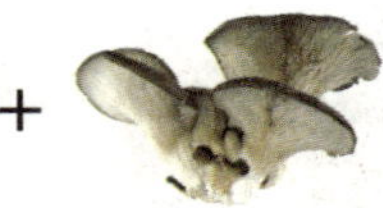

平菇 = 二者搭配，增强食欲，振奋精神的效果更佳。

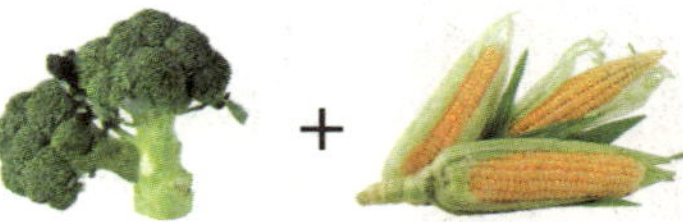

西蓝花 +

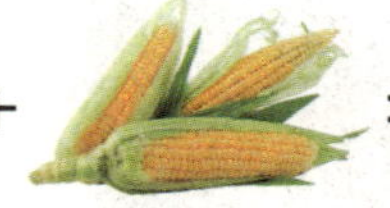

玉米 = 不仅可以益胃健脾，还能润肤美容。

降血糖营养食谱推荐

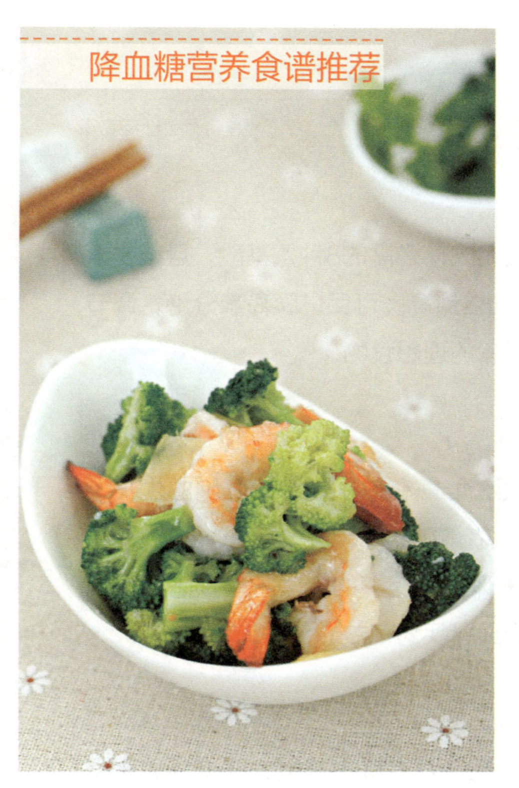

碧绿凤尾虾

材料

虾100克，西蓝花300克，鸡蛋（取蛋清）1个，姜片、高汤各适量。

调料

A.盐少许，淀粉2小匙；B.盐、料酒各少许。

做法

1. 西蓝花洗净，掰小朵，入沸水中汆烫1分钟，捞出过凉，沥干。
2. 虾处理干净，留尾壳，先用盐擦洗再用水冲净，沥干，加调料A及蛋清拌匀，入冰箱冷冻1小时。
3. 油锅烧热，入虾仁，滑油，至虾仁变色时捞出，沥尽油分。
4. 锅中留底油烧热，下入姜片爆香，放入西蓝花朵炒热，加少许盐调味，并加入少许高汤焖煮，放入虾仁，淋少许料酒炒匀即可。

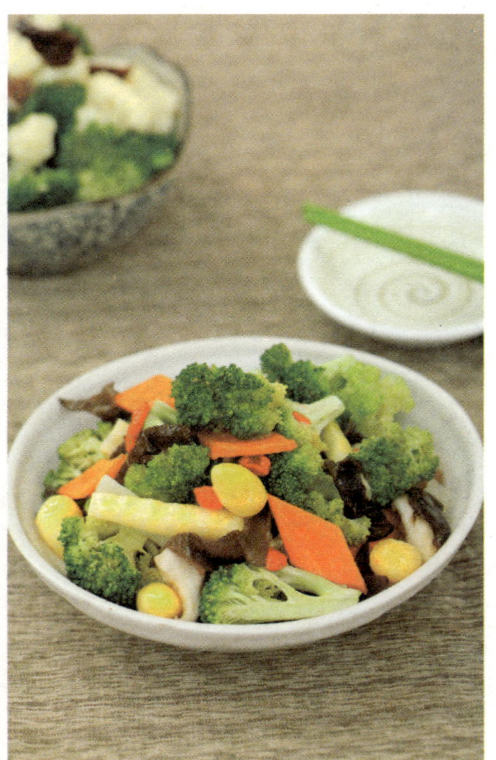

碧绿什锦

材料

西蓝花块100克，竹笋段、香菇块、白果各50克，枸杞子、胡萝卜片、黑木耳丝各少许，姜2片。

调料

盐2小匙，鸡精、水淀粉各适量。

做法

1. 西蓝花块放入加少许盐的沸水中汆烫熟，取出；香菇、竹笋段、白果放入沸水中汆烫片刻，取出；枸杞子泡软，备用。
2. 油锅烧热，爆香姜片，下西蓝花块、黑木耳丝略炒。
3. 再放入剩余材料炒熟。
4. 调入盐、鸡精拌炒均匀，用水淀粉勾芡即可。

菌藻类

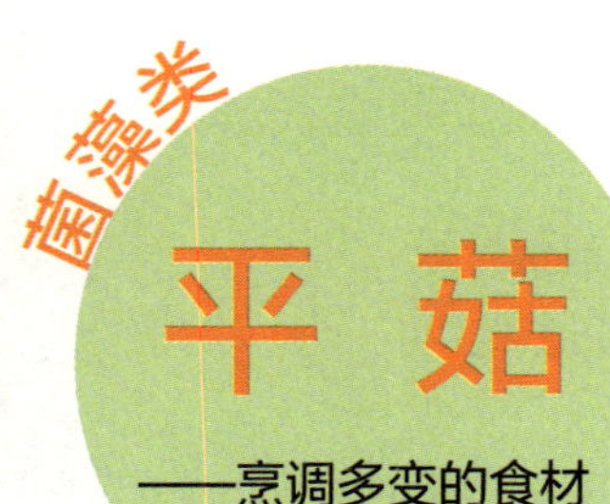

平 菇

——烹调多变的食材

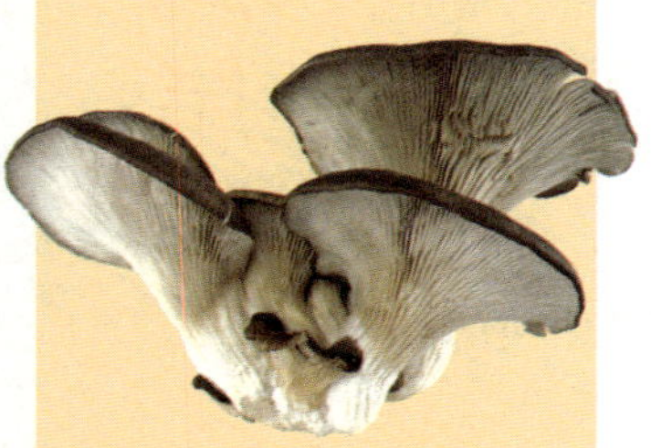

每日适用量

80克

热量（100克）

24千卡

钠含量（100克）

3.8毫克

别名

侧耳、蚝菇、黑牡丹菇

性味归经

性平，味甘，归肝、胃经

降糖密码

降糖元素：氨基酸、维生素C、维生素E、钾。

降糖有理： 平菇含有人体必需的8种氨基酸，且维生素C、维生素E、钾的含量高，可促进胰岛素分泌，调节血糖，是糖尿病患者的理想食物。

功效解析

◎平菇中所含的硒，能够有效抑制肿瘤细胞的生长，具有一定的防癌、抗癌功效。

◎平菇可以降低人体对胆固醇的吸收，对预防糖尿病并发高脂血症、心血管疾病有益。

食疗提醒

平菇特别适宜胆结石、慢性胃炎、肝炎、消化系统疾病、心血管系统疾病患者食用。

搭配原则

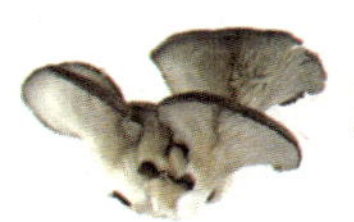

平菇

\+

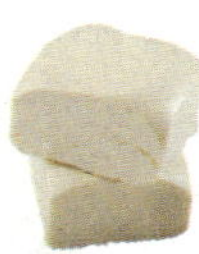

豆腐

= 二者同食，可促进植物蛋白的吸收，提高人体免疫力。

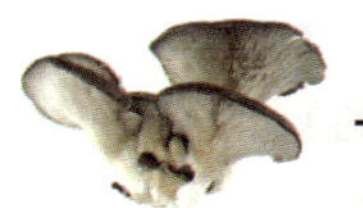

平菇

\+

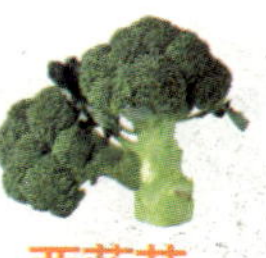

西蓝花

= 二者同食，具有延缓血管老化、降低血压的功效。

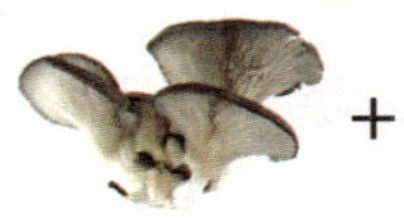

平菇

\+

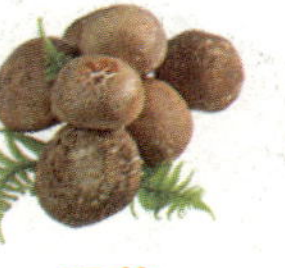

香菇

= 二者同食，可消食化痰、清神降压。

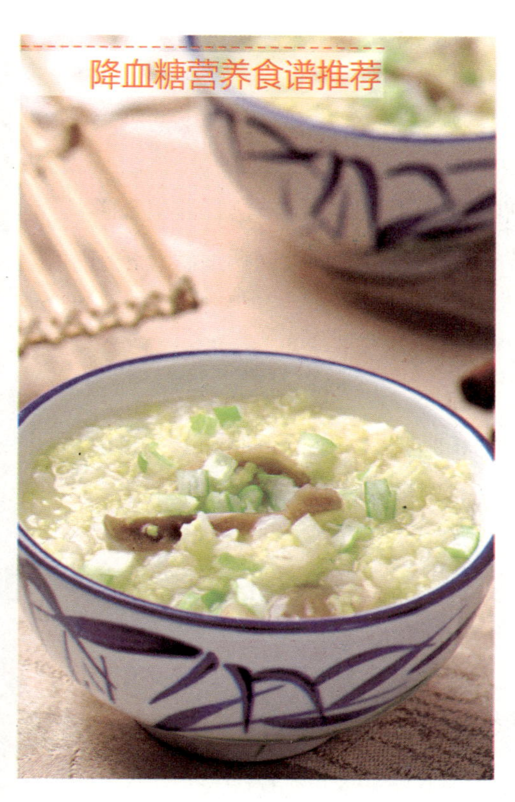

鲜菇小米粥

材料

小米200克，大米、平菇各100克，小葱少许。

调料

盐适量。

做法

1. 将小米和大米分别淘洗干净，用冷水泡30分钟；平菇洗净，在沸水中汆烫一下，捞出沥干水分，撕细丝；小葱洗净，切末。
2. 将冷水倒入锅中，将小米和大米放入，先用大火煮开，然后用小火熬煮片刻后放入平菇丝。
3. 最后放盐调味，搅匀后撒上些葱末即可。

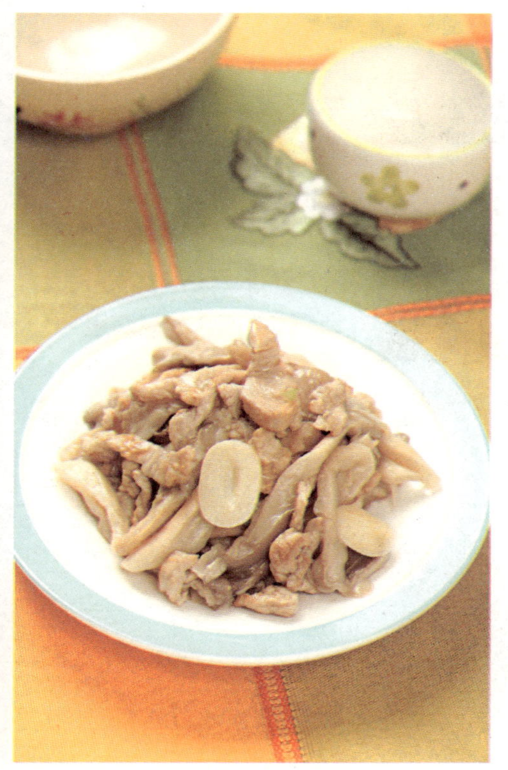

平菇炒肉丝

材料

平菇300克，猪肉80克，葱末、姜末、蒜片各适量。

调料

淀粉、水淀粉、胡椒粉、盐、生抽、鸡精各少许，白砂糖、老抽、料酒各适量。

做法

1. 平菇洗净，撕小朵，沥干；猪肉洗净，切片，加淀粉、胡椒粉、盐、部分生抽和料酒调味。
2. 油锅烧热，加入肉丝滑散后捞出，沥干油分。
3. 锅留底油，放入葱末、姜末、蒜片炒香，烹入剩余料酒，倒入肉片炒至变色，加入平菇朵，再加盐、生抽、鸡精、白砂糖、老抽调味，以水淀粉勾芡，出锅装盘即可。

猴头菇

——“海味燕窝”

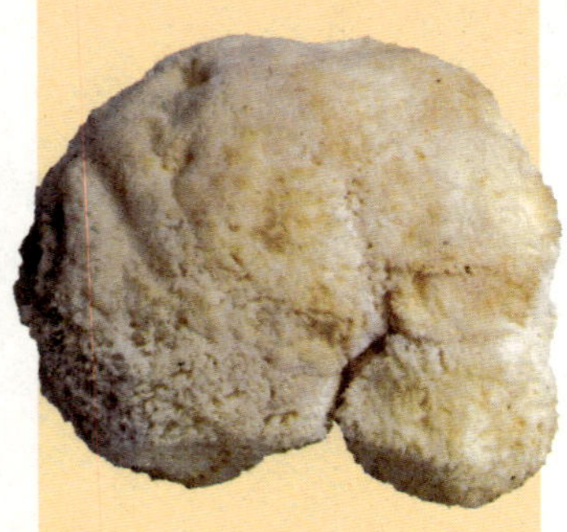

每日适用量

20克

热量（100克）

21千卡

钠含量（100克）

175.2毫克

别名

猴头菌、猴头、猴头蘑

性味归经

性平，味甘，归脾、肾、胃经

降糖密码

降糖元素：维生素B1、不饱和脂肪酸。

降糖有理：猴头菇中的维生素B1含量丰富，维生素B1是糖代谢不可缺少的物质，对改善糖尿病症状、预防各种并发症有益。

功效解析

猴头菇含有不饱和脂肪酸，能降低胆固醇和甘油三酯含量，调节血脂，对糖尿病并发高脂血症的患者有益。

食疗提醒

适宜低免疫力人群，高脑力人群食用。婴儿和老人均可食用。对菌类食品过敏者慎用。

搭配原则

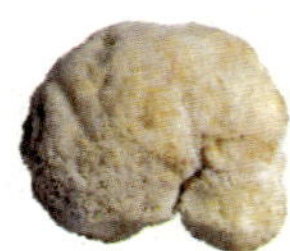 + 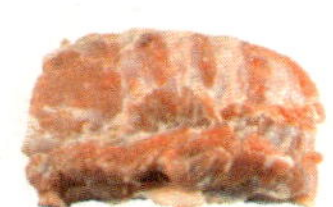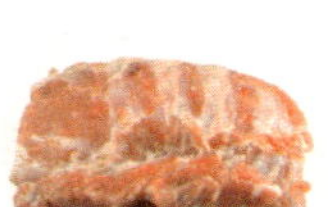 = 二者同食，可以清热解毒，有助消化。

猴头菇　排骨

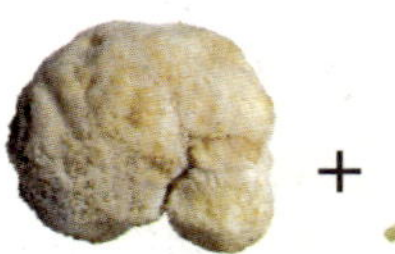 + 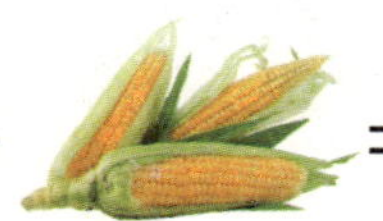 = 具有生津止渴的功效，适合糖尿病患者食用。

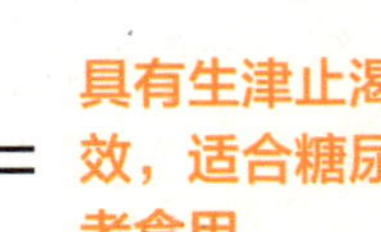

猴头菇　玉米

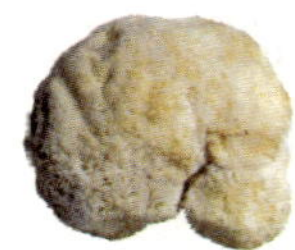 + 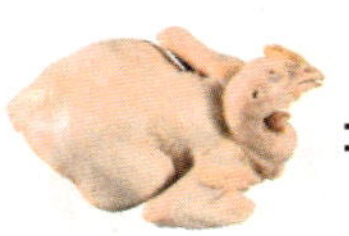 = 可益气养血，适用于神经衰弱、气血虚弱者食用。

猴头菇　鸡肉

降血糖营养食谱推荐

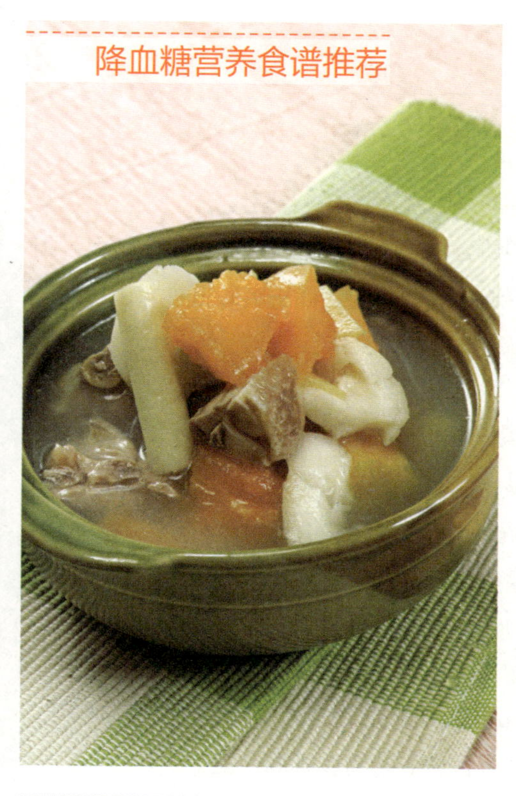

猴头菇炖鸡汤

材料

整鸡1只，猴头菇50克，苹果、雪梨各1个，木瓜块、姜片、葱段各适量。

调料

盐、鸡精各适量。

做法

❶ 将整鸡去毛和内脏，洗净，切块；猴头菇洗净，撕片；苹果、雪梨均洗净后切块。

❷ 煲置火上，倒入适量水，再放入鸡块，大火煮沸，去除血水，洗净后捞出，备用。

❸ 将鸡块、猴头菇片、姜片、葱段放入炖盅内，倒入适量清水，炖至鸡肉将熟时放入雪梨块、苹果块、木瓜块，再炖半小时至熟透，最后放入盐、鸡精调味即可。

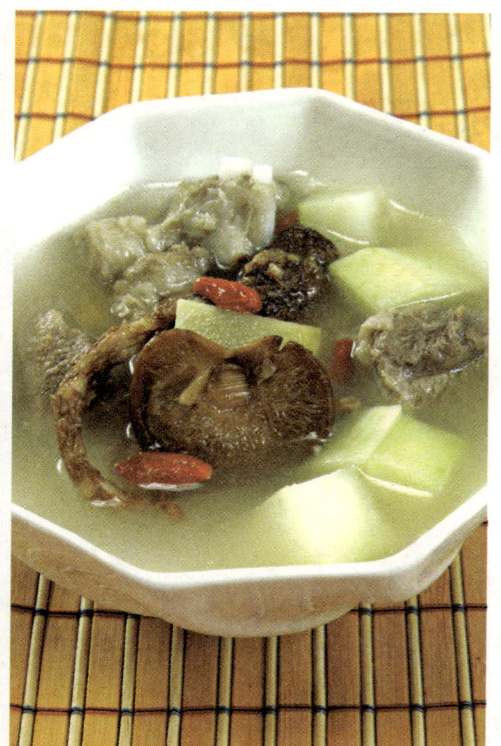

木瓜菇香排骨汤

材料

排骨300克，青木瓜150克，猴头菇200克，姜2片，枸杞子少许，冬虫夏草2根。

调料

盐、白砂糖各1小匙，醪糟2大匙，大骨高汤1000毫升。

做法

❶ 排骨洗净，切块，放入沸水中氽烫，去除血水，捞出，冲净。

❷ 青木瓜去皮及子，洗净，切块；猴头菇去蒂，泡发并洗净；冬虫夏草、枸杞子均洗净，备用。

❸ 炖盅内倒入大骨高汤并放入排骨块、青木瓜块、猴头菇、姜片、冬虫夏草、枸杞子，移入蒸锅炖1小时，熄火前加盐、白砂糖、醪糟调匀即可。

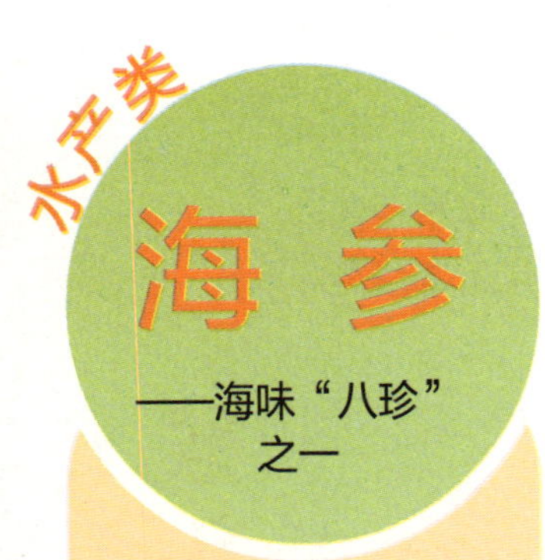

水产类

海参

——海味“八珍”之一

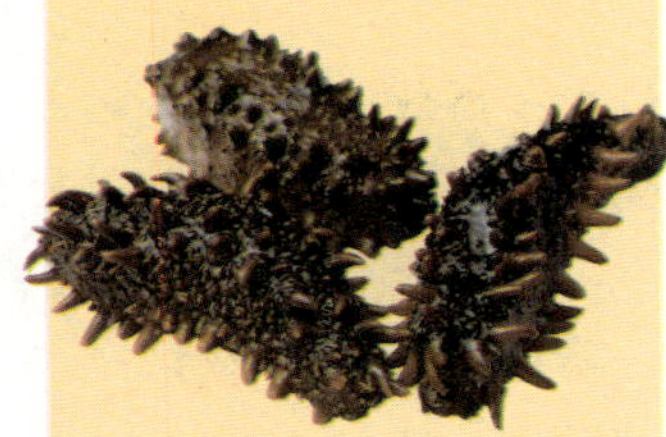

每日适用量

30克

热量（100克）

78千卡

钠含量（100克）

502.9毫克

别名

刺参、海鼠

性味归经

性平，味咸，归心、肾经

降糖密码

降糖元素：镁、海参皂苷、钾、钒、维生素E、钙。

降糖有理：海参中所含的海参皂苷能激活胰岛细胞活性，刺激胰岛素分泌，有助于糖尿病患者降低血糖。

功效解析

◎海参富含胶原蛋白，可润泽肌肤、淡化色斑，是不可多得的养颜佳品。

◎海参中的钾和矾对机体胰岛素的分泌调节起着重要作用，可预防糖尿病。

食疗提醒

年龄太小的儿童最好少吃海参；脾虚、痰多者应禁食海参；关节炎患者忌多吃海参等海产品。

搭配原则

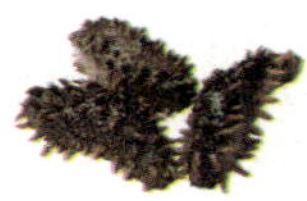

海参

\+

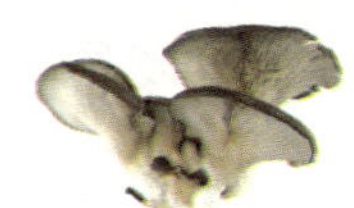

平菇

= 二者搭配，可以滋补强身。

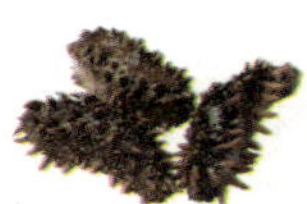

海参

\+

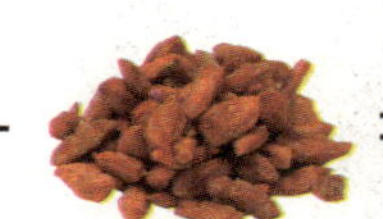

枸杞子

= 二者搭配，补肾益精、滋阴润燥的效果显著。

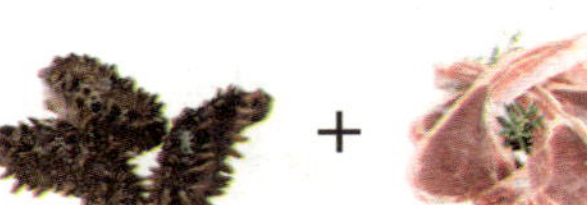

海参 + 羊肉

= 二者都是温补食材，同食可以补血养身。

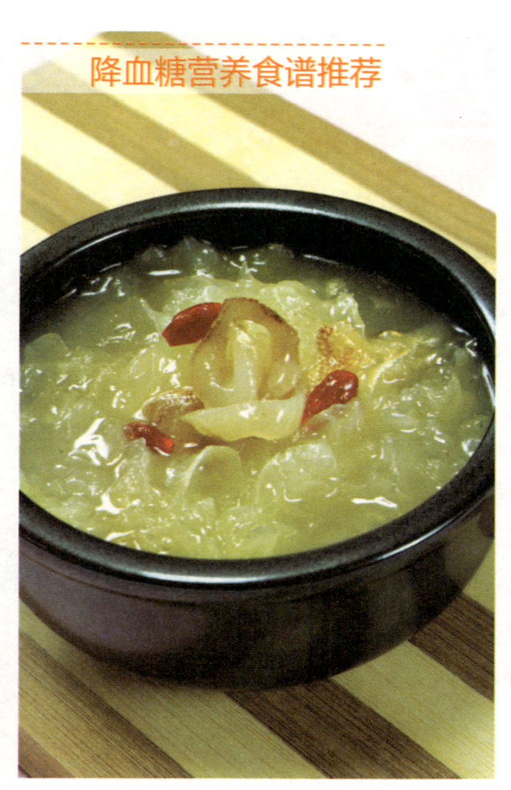

银耳海参汤

材料

水发海参200克，银耳20克，枸杞子、姜、葱各适量。

调料

盐、味精、料酒各少许。

做法

1. 海参入水中充分涨发；银耳洗净，浸泡至透；姜切片，葱切段，备用。
2. 锅内加水烧开，放入姜片、海参稍煮片刻，捞起，沥干备用。
3. 将海参、枸杞子、银耳、葱段、料酒放入瓦煲内，加入清水用中火煲约2小时，加入盐、味精调味即可。

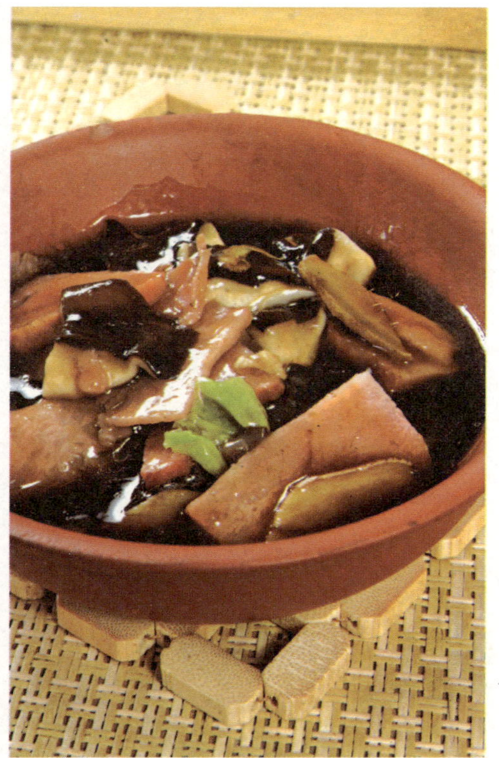

鸭肉海参煲

材料

鸭肉块200克，海参块、生菜段各100克，香菇片50克，姜片、火腿片各适量。

调料

蚝油、盐、料酒、水淀粉、香油、胡椒粉各适量。

做法

1. 生菜摆在瓦煲周围。
2. 油锅烧热，放入少量姜片爆香，倒入料酒，加入清水烧开，调入少许盐，放入海参滚煨片刻，捞起；锅洗净，加油烧热，放入鸭肉块炒干水分。
3. 锅内加油烧热，下姜片、蚝油、鸭肉块爆香，加入海参块、香菇片、火腿片及其余调料用中火焖片刻，勾芡，盛入生菜中间即可。

三文鱼

——“水中珍品”

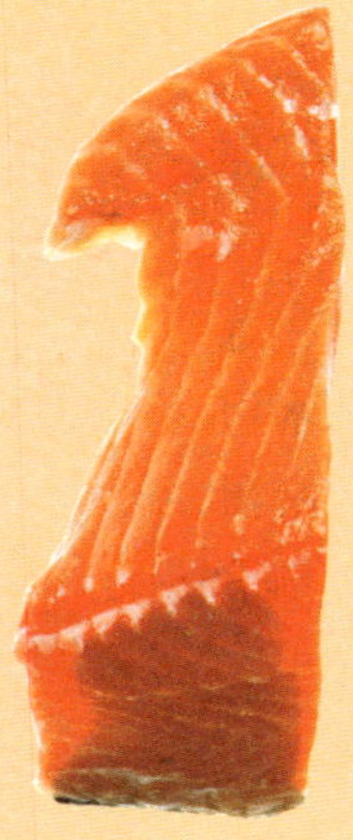

每日适用量

30克

热量（100克）

139千卡

钠含量（100克）

63.3毫克

别名

鲑鱼、麻糕鱼

性味归经

性温，味甘，归肾、肺经

降糖密码

降糖元素：不饱和脂肪酸、ω－3脂肪酸、维生素A、维生素E、钙、钾、磷。

降糖有理：三文鱼中含有丰富的不饱和脂肪酸，能有效降低血脂和胆固醇，糖尿病患者经常食用，可预防高脂血症、心血管疾病等并发症。

功效解析

◎三文鱼富含的维生素具有补肾固精、温肺定喘、润肠通便的功效。

◎三文鱼可以预防骨质疏松、强化骨骼、滋养皮肤、改善类风湿关节炎等病症，还能促进血液循环、助孕和预防动脉粥样硬化。

食疗提醒

烹调时切忌将三文鱼烧得过烂，以免导致营养成分流失，只需八分熟即可。

搭配原则

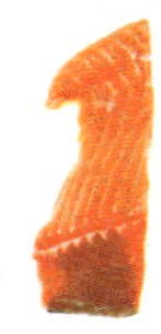 ＋ 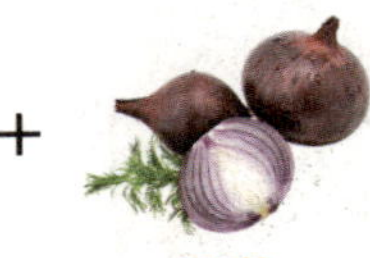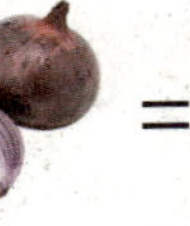 ＝ 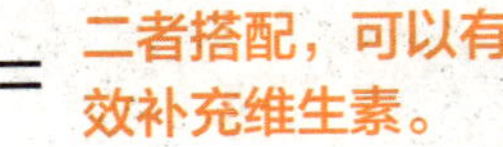二者搭配，可以有效补充维生素。

三文鱼　洋葱 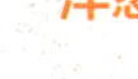

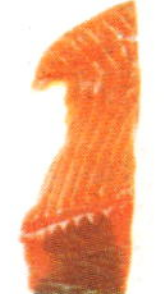 ＋ 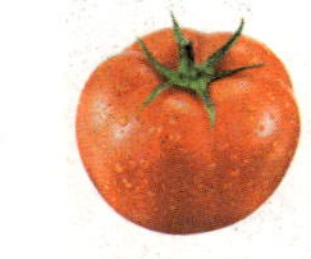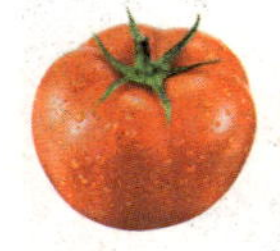 ＝ 二者搭配，可以促进钙的吸收。

三文鱼　西红柿

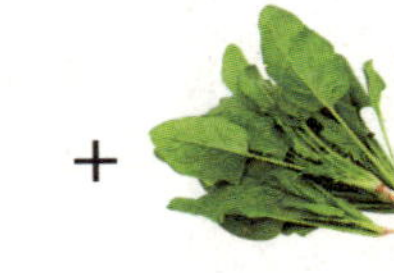 ＋ 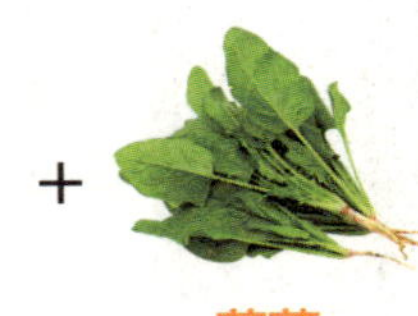 ＝ 二者搭配，抗衰老、美容养颜的功效显著。

三文鱼　菠菜

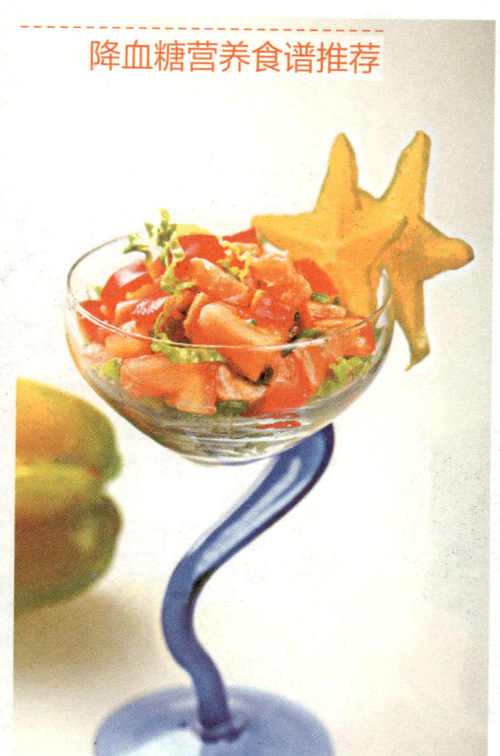

三文鱼杯

材料

三文鱼肉150克，西红柿、红椒各1个，生菜丝、葱末各适量。

调料

胡椒粉、番茄酱、橄榄油各适量。

做法

❶ 将三文鱼肉切成小丁，放在大碗内，加入所有调料拌匀腌渍10分钟。

❷ 将西红柿、红椒分别洗净，切成丁。

❸ 将三文鱼丁和各种蔬菜丁装入鸡尾杯，放入生菜丝和葱末即可。

Tips

三文鱼中含有丰富的不饱和脂肪酸，能有效提升高密度脂蛋白胆固醇、降低血脂和胆固醇。

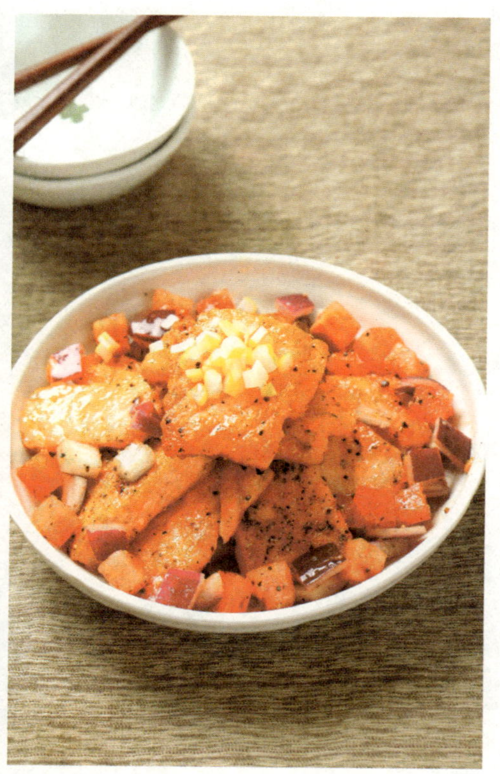

西红柿三文鱼

材料

西红柿1个，三文鱼肉300克，洋葱半个，葱白末少许。

调料

A.黑胡椒粉1小匙，胡椒盐半小匙；B.白糖2大匙，橄榄油1大匙，味精、迷迭香粉各半小匙。

做法

❶ 将西红柿去蒂洗净，切十字刀，放入沸水中汆烫，捞出后撕掉外皮，切成丁。

❷ 洋葱去皮洗净，切成丁，与西红柿丁和调料B拌匀，腌渍20分钟。

❸ 将三文鱼肉洗净，切成片，抹上调料A，放入热油锅中煎至鱼肉变硬变色，盛出放凉，加入洋葱丁、西红柿丁拌匀，撒上葱白末即可。

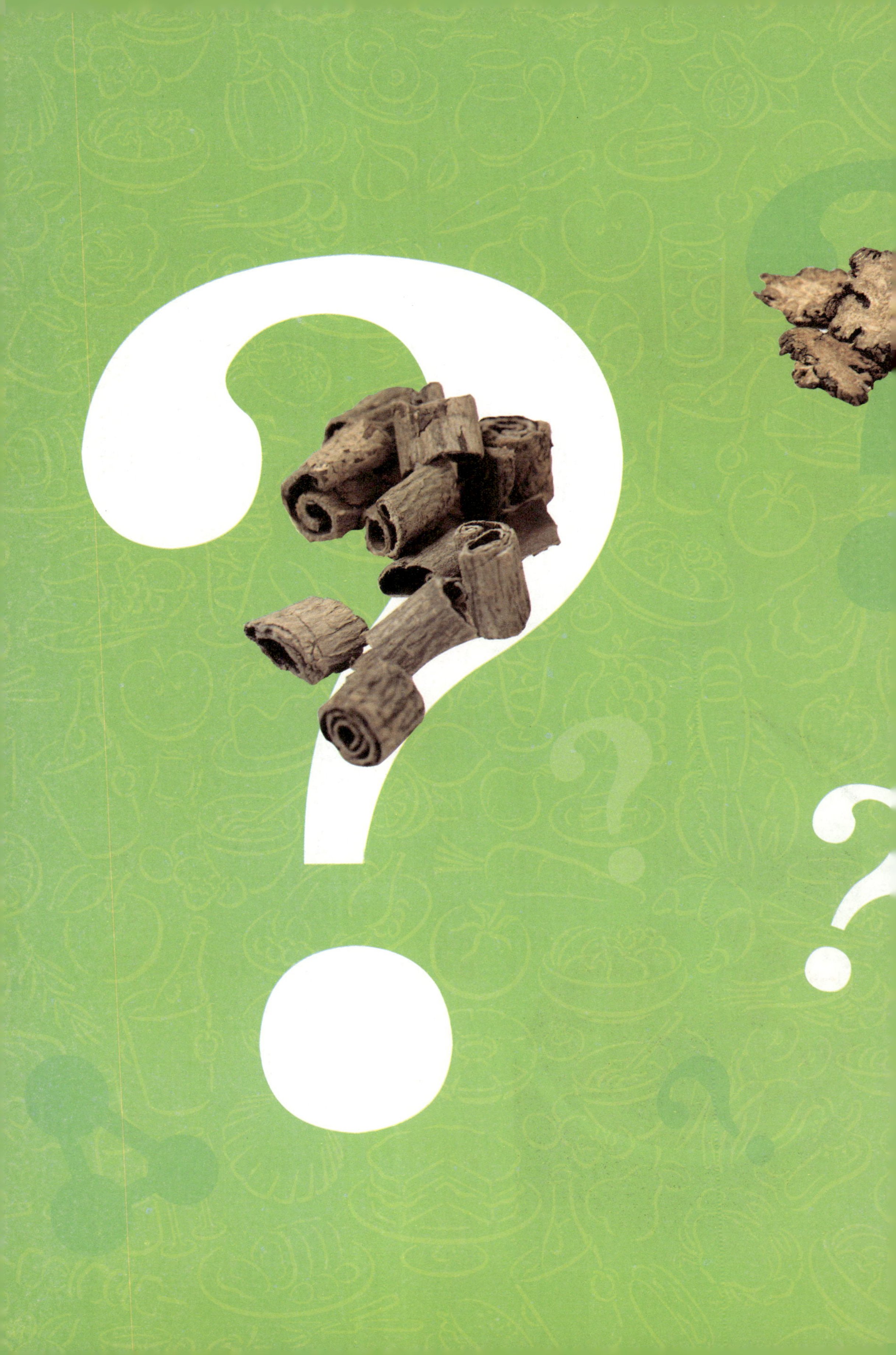

第四章

中药帮忙，『三高』降下来

中草药是中医的瑰宝，在治疗『三高』方面，中草药疗效明显且不良反应少，有着西药无可比拟的优势。在本章，我们列举了一些比较常见的调理『三高』的中草药，它们能够在调节脏腑关系的基础上降低身体总胆固醇的含量，从而调节血脂、降低血压和血糖等。合理、有效地利用中草药，相信能使『三高』人群享受健康的生活。

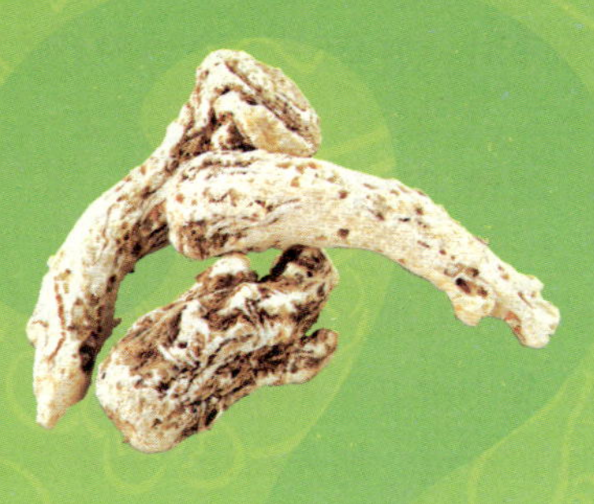

杜 仲

——温补肝肾，强筋健骨

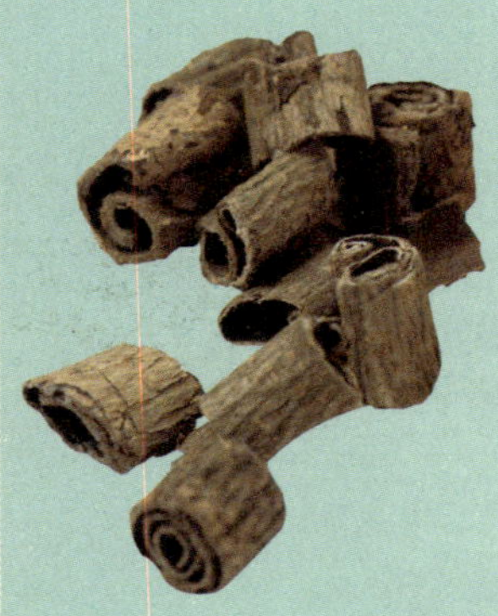

别 名

北仲、玉丝皮、厚杜仲、制杜仲

性味归经

性温，味甘，归肝、肾经

用法用量

每日10~15克，以水煎服

适宜高血压的中草药

降压有理

杜仲可以扩张血管、降低血压，减少胆固醇的吸收，以炒杜仲的煎剂最好。

对症用方

临床上杜仲常用于治疗肝肾不足型高血压，一般多有头昏眼花、腰膝酸软等症状，其配伍如下。

◎肝肾不足型高血压：配补骨脂、胡桃仁等。

推荐药膳方——首乌肉汤

材料

A.猪瘦肉200克，豆腐100克；豆苗50克；B.制首乌50克，桂枝、黑豆、杜仲各15克，川芎10克，黄芪、枸杞子、破故纸各5克，当归2片，甘草5片，高汤1000毫升。

调料

白砂糖、盐各1小匙，醪糟50毫升。

做法

❶ 猪瘦肉洗净，切块，放入沸水中汆烫去除血水；将材料B洗净，装入棉布袋中绑好，备用。

❷ 锅中放入猪瘦肉块和药包，加入高汤，隔水蒸煮至熟，加入豆腐、豆苗、调料煮匀即可盛出。

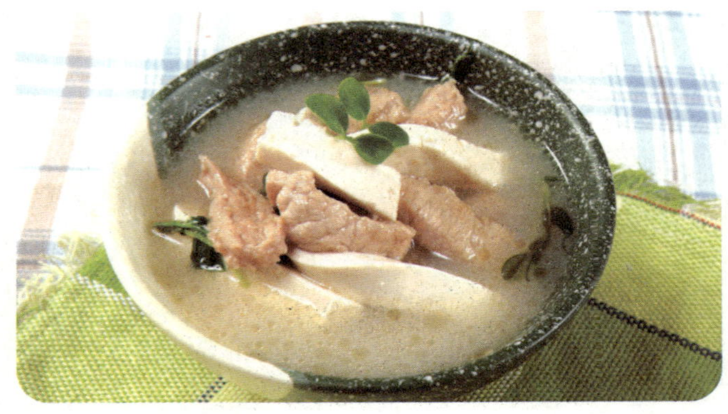

葛根

——解肌透疹，生津止渴

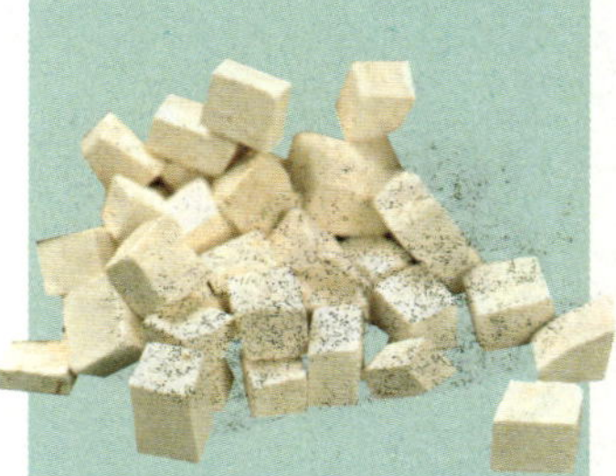

别　名

葛署、粉葛、野葛、野葛藤、葛条、粉葛滕

性味归经

性凉，味甘、辛，归脾、胃经

用法用量

每次10~20克，煎服或入丸服

降压有理

葛根中的总葛酮和葛根素可以降低血浆肾素活性和血管紧张素水平，葛根素主要作用是增加毛细血管运动的振幅，提高局部微血流量。

对症用方

葛根是常用的祛风解表药，可用于各种类型的高血压，一般多见头痛、头晕、颈部胀痛等症状，其配伍如下。

◎肝阳上亢型高血压：配伍天麻、刺蒺藜。

◎痰湿型高血压：配伍泽泻、法半夏。

人群宜忌

胃寒者及夏日表虚汗多者慎用。

推荐药膳方——大芥菜葛根煲猪瘦肉

材料

猪瘦肉块300克，芥菜块200克，葛根块20克，南北杏各少许，姜片适量。

调料

盐少许。

做法

❶ 猪瘦肉块入加有姜片的沸水中汆烫片刻，捞出冲净。

❷ 将所有材料放入砂煲中，加入适量清水，用大火煲开后转小火煲2个小时，加盐调味即可。

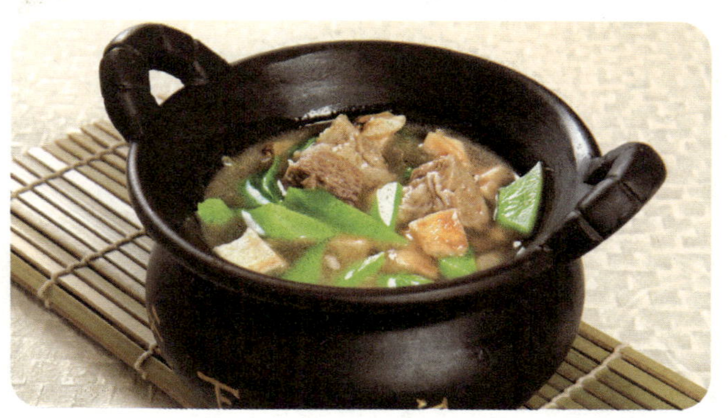

夏枯草

——清肝明目，散结消肿

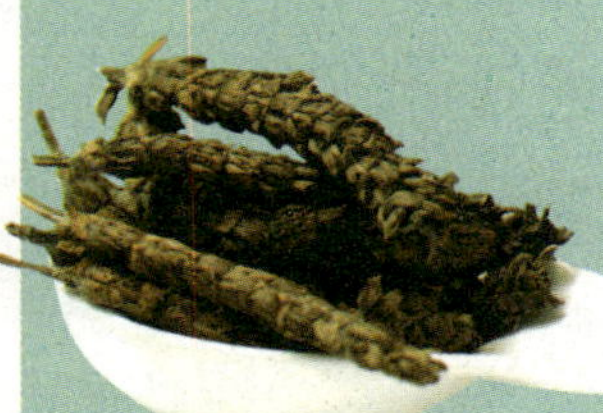

别　名

铁色草、下枯草、血见愁

性味归经

性寒，味苦、辛，归肝、胆经

用法用量

每日9~30克，煎服；或取鲜品30~60克，捣成汁服用

降压有理

夏枯草水浸出液对人体有明显的降压作用；夏枯草总皂苷在腹腔注射后可有效降低舒张压和收缩压。

对症用方

临床上夏枯草常用于辅助治疗阳亢有热型的高血压患者，其配伍如下。

◎肝阳上亢型高血压：配伍天麻、野菊花、石决明。

◎高血压所致目赤目痛：配伍菊花、枸杞子。

人群宜忌

体质虚寒者少食，脾胃气虚者慎服。

推荐药膳方——夏枯草枸杞茶

材料

夏枯草、枸杞子各10克，决明子30克，绿茶适量。

调料

无。

做法

❶ 将夏枯草、枸杞子、决明子一起用水过滤，放入砂锅内，加入500毫升的水煎煮，20分钟左右滤渣取汁。

❷ 过滤的汤汁趁热加入绿茶进行冲泡，3~5分钟后即可饮用。

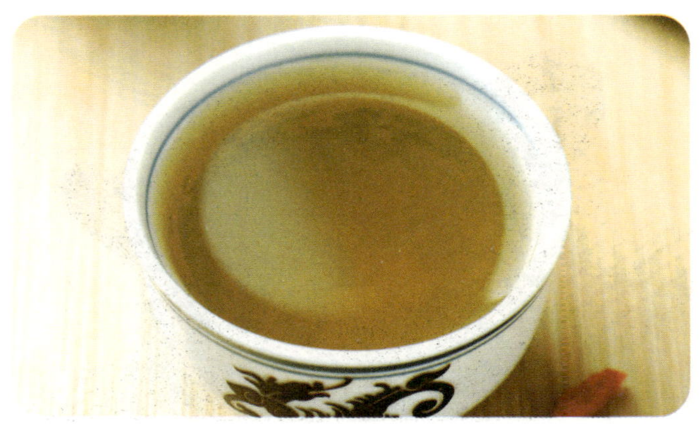

天麻

——平肝息风，祛风止痛

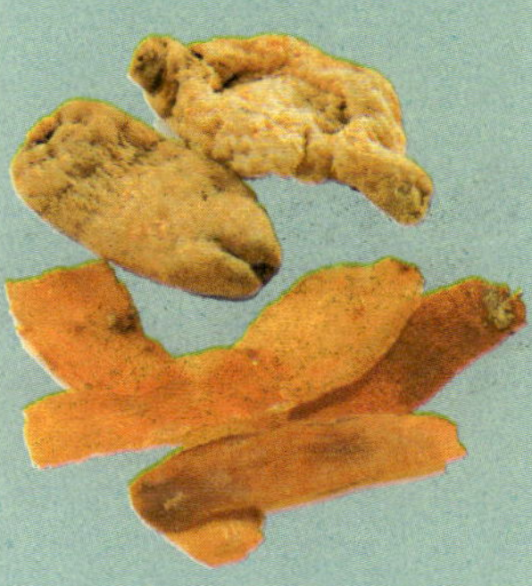

别　名

赤箭、明天麻、赤箭根、白龙草

性味归经

性平，味甘、辛，归肝经

用法用量

内服，煎汤，3~10克；或入丸、散，研末吞服，每次1~1.5克

降压有理

天麻可减慢心率，增加心排血量，减少心肌耗氧量，促进心脑血流量，降低脑血管阻力，降低血压。

对症用方

天麻主要用于肝风内动型高血压患者，对于高血压伴脑部并发症者尤为适宜，其配伍如下。

◎高血压所致眩晕：配伍刺蒺藜、钩藤、葛根。

人群宜忌

气血虚者慎服。

推荐药膳方——天麻炖鸡汤

材料

整鸡1只，天麻、玉竹、沙参各10克，枸杞子5克，姜片、葱末各适量。

调料

盐适量。

做法

❶ 将整鸡去除毛和内脏后洗净；其余材料均洗净。

❷ 锅置火上，倒入适量水煮沸，将整鸡放入锅中，汆烫以去血污，捞出，用水冲净。

❸ 将天麻、整鸡、沙参、枸杞子、玉竹、姜片、葱末放入炖盅内，加适量水，大火煮沸，转中小火炖2小时至熟，再放入盐调味即可。

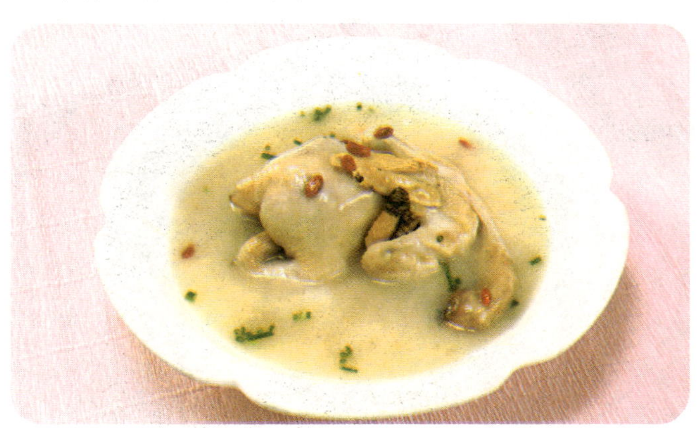

丹 参

——祛瘀止痛，活血通经

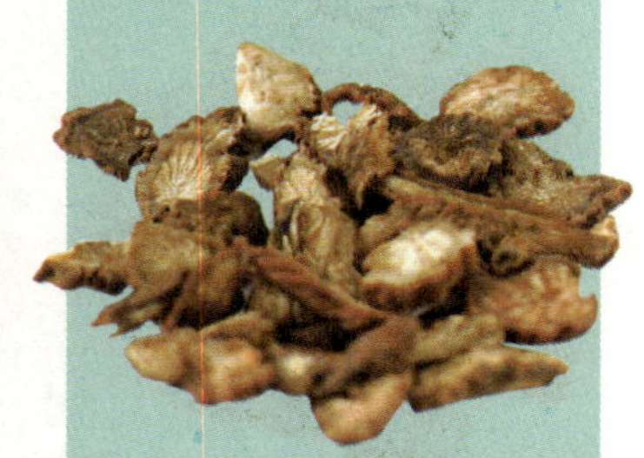

别 名

赤参、紫丹参

性味归经

性微寒，味苦，归心、肝经

用法用量

内服，煎汤，每次5～15克，最大剂量可用至30克

降压有理

丹参可祛瘀止痛、活血通经、清心除烦。

对症用方

丹参主要用于瘀血阻滞型高血压患者，一般可见头痛眩晕、胸闷、麻木等症状。对高血压伴有心、脑及其他血管并发症者尤为适宜，其配伍如下。

◎高血压所致眩晕：配伍葛根、刺蒺藜。

◎高血压所致麻木：配伍红花、丝瓜络。

人群宜忌

女性月经过多及无瘀血者禁服；孕妇慎服。

推荐药膳方——丹参炖猪肝

材料

猪肝片250克，丹参10克，枸杞子少许。

调料

盐适量。

做法

❶ 枸杞子洗净，备用；其余材料均备齐。

❷ 汤锅置火上，向锅中加入适量的水，放入丹参及枸杞子煮至水沸。

❸ 然后向汤锅加入猪肝片煮沸后，转小火煮2小时，最后加入盐调味即可。

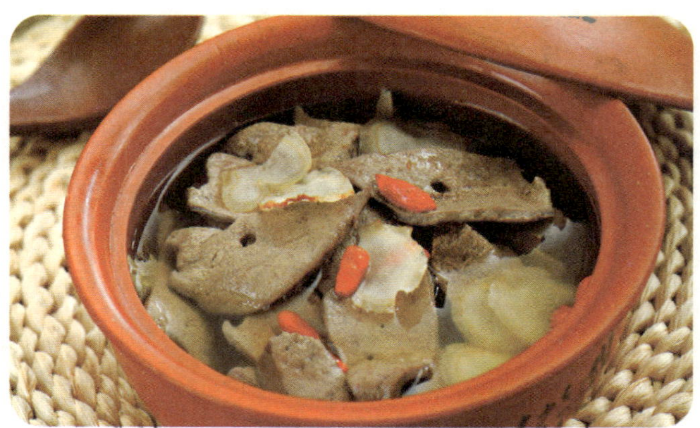

野菊花

——清热消肿，解毒

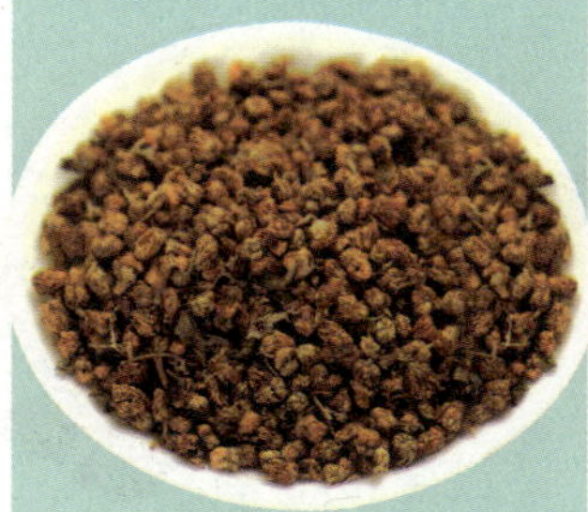

别 名

山菊花、千层菊、黄菊花

性味归经

性微寒，味苦、辛，归肺、肝经

用法用量

10～15克，煎服

降压有理

野菊花中的活性成分野菊花乙醇有缓慢而持久的降压作用，且无明显不良反应。

对症用方

野菊花常用于高血压有热象者，一般多见头痛目赤、心烦口苦等症状，其配伍如下。

◎肝阳上亢型高血压：配伍天麻、钩藤、决明子。

◎高血压所导致头痛目赤：配伍夏枯草、苦丁茶。

人群宜忌

脾胃虚寒者、孕妇慎服。

推荐药膳方——豆腐双花汤

材料

豆腐200克，金银花、野菊花各15克。

调料

盐适量。

做法

❶ 豆腐洗净，切块，备用。

❷ 炖盅内加适量清水烧开，放入豆腐块稍煮，然后加金银花、野菊花再煮片刻至豆腐熟，最后加少许盐调味即可。

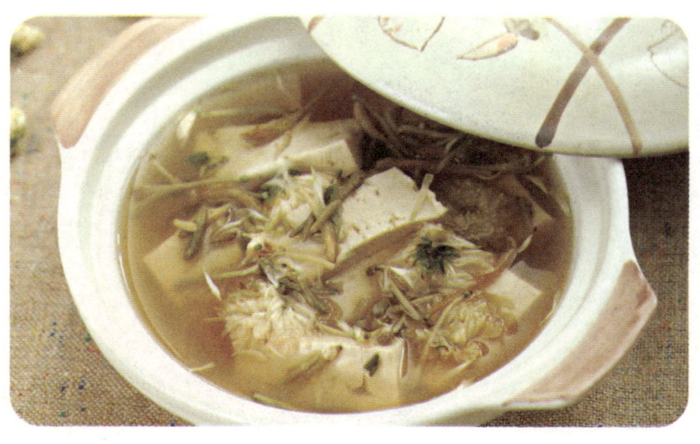

川芎

——气血双调

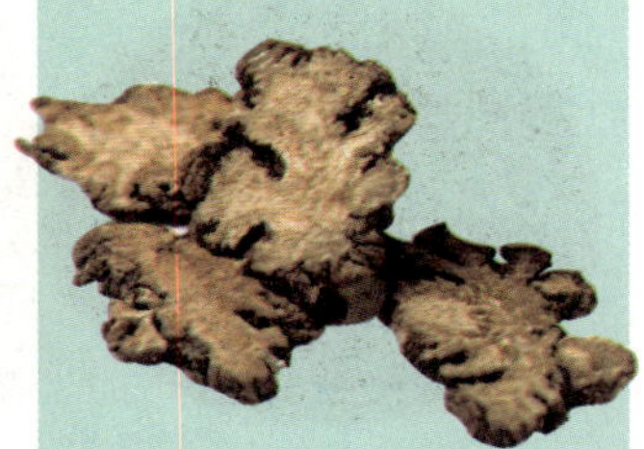

别　名

大川芎、芎穷

性味归经

性温，味辛，归肝、胆、心包经

用法用量

内服，煎汤，每次3～10克

降压有理

川芎可以增加血管壁的通透性，促进瘀积在血管壁中的有害物质的新陈代谢，进而降低血压。

对症用方

川芎主要适用于瘀血阻滞型高血压患者，一般可见头部刺痛、肢体麻木等症状，其配伍如下。

◎瘀血阻滞型高血压患者：配伍赤芍、地龙。

人群宜忌

凡阴虚火旺、舌红口干者不宜饮用。

推荐药膳方——养生乌鸡汤

材料

乌鸡300克，姜10克，药包1份（党参、白术、黄芪、白芍、熟地各5克，当归3克，炙草2克，川芎1克），枸杞子少许。

调料

盐少许。

做法

❶ 乌鸡洗净切块，放入沸水中汆烫去血水，捞出。

❷ 汤锅加入适量水及药包、姜片烧沸，煮沸后再加入乌骨鸡，再次煮沸后转小火焖煮1小时，最后撒入枸杞子，用盐调味即可。

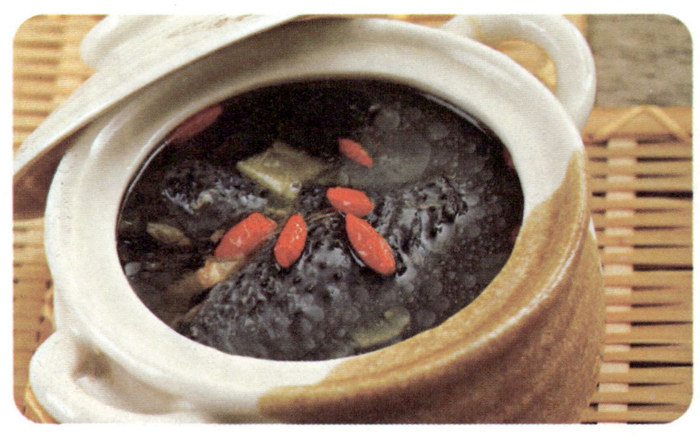

玉米须

——利水消肿，平肝益胆

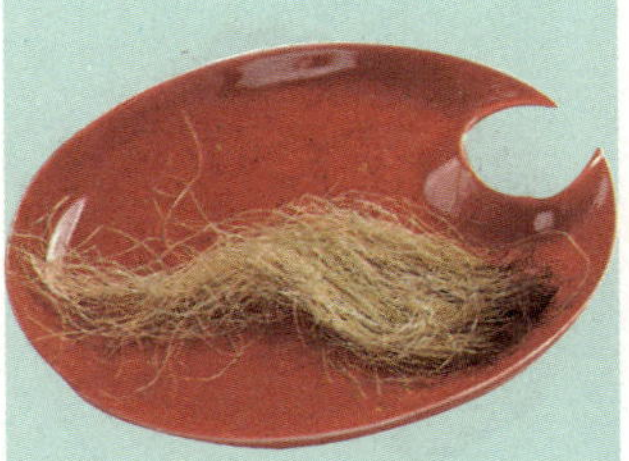

别　名

玉麦须、玉蜀黍蕊、棒子毛

性味归经

性平，味甘，归膀胱、肝、胆经

用法用量

水煎服，每次50～100克

降压有理

玉米须中的水提取物对末梢血管有扩张作用，若和菊花一起熬制成汤，降压效果则更为明显。

对症用方

玉米须主要用于阳虚型高血压患者，一般可见头顶冷痛、面色苍白、头目眩晕等症状，其配伍如下。

◎高血压所致眩晕：配伍杜仲、冬虫夏草。

人群宜忌

一般人群均可食用，但小便频多者要慎用。

推荐药膳方——玉米须麦冬炖鸡肉

材料

鸡胸肉片200克，玉米须50克，西洋参、枸杞子各10克，麦冬20克。

调料

盐少许。

做法

1. 鸡胸肉片用清水稍微浸泡片刻，备用。
2. 麦冬洗净，用清水浸泡，备用；枸杞子、西洋参用清水冲洗一下；玉米须洗净，备用。
3. 把所有材料放进炖盅，加2000毫升水，隔水炖约1.5小时，加盐调味即可。

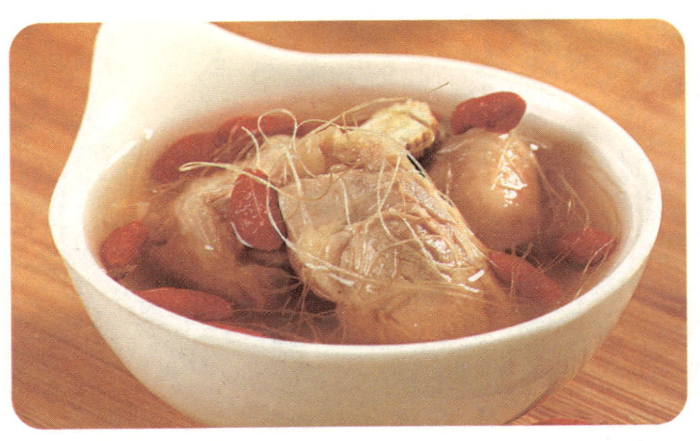

酸枣仁

——养心益肝，安神助眠

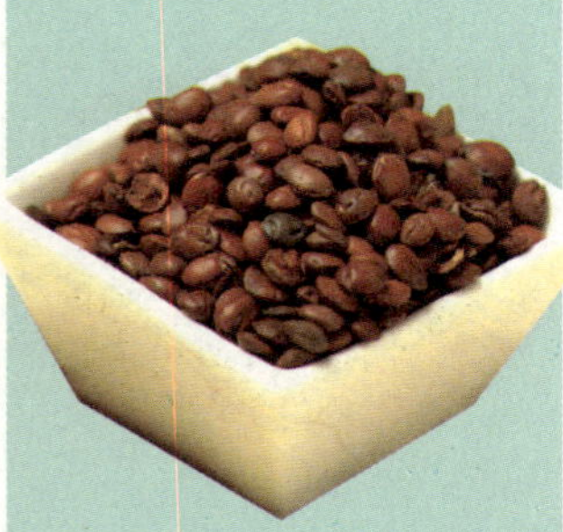

别　名

酸枣子、刺枣、枣仁、酸枣核

性味归经

性温，味甘、微苦，归肝、胃经

用法用量

煎服：6~15克；或入丸、散

降压有理

酸枣仁含有酸枣皂苷、维生素C等多种成分，可改善高血压患者的烦躁失眠、头晕、健忘等症状。

对症用方

临床上酸枣仁常用于阴虚阳亢有热型高血压，一般多见头晕目眩、头面燥热、眼睛干涩等症状，其配伍如下。

◎肝阳上亢型高血压：配伍钩藤、苦丁茶。

◎高血压所致目赤目痛：配伍夏枯草、菊花。

人群宜忌

脾胃虚寒、少食、便溏者忌服。

推荐药膳方——党参猪肝汤

材料

猪肝片250克，当归片、党参片各20克，酸枣仁、葱末、姜末各适量。

调料

料酒、盐各适量，香油少许。

做法

❶ 猪肝片加盐、料酒搅拌均匀，略腌。

❷ 锅置火上，加入适量清水，放入当归片、酸枣仁、党参片，大火煮沸后转小火煮10分钟。

❸ 然后放入猪肝片，煮至变色后放入姜末继续煮35分钟，撒葱末、淋香油即可。

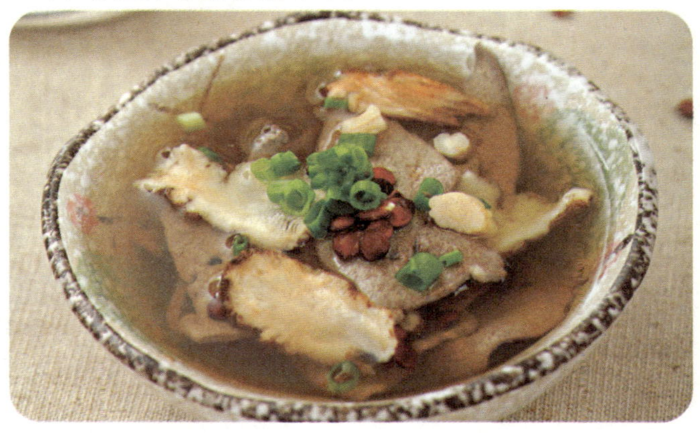

杏仁

——止咳平喘，润肠通便

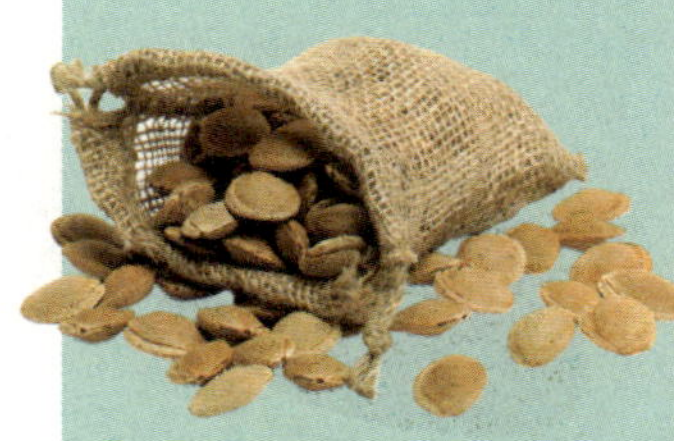

别名

杏子、木落子、苦杏仁、杏梅仁

性味归经

性温，味苦，归肺、脾、大肠经

用法用量

煎服，后下，5~10克；不宜过量，以免中毒

降压有理

杏仁中富含维生素E和精氨酸，可打通血管的硝酸前驱物质，从而降低血管阻塞和形成血栓的概率。

对症用方

杏仁常用于风痰上逆型高血压，一般多见头痛，一侧肢体或颜面麻木、不遂等症状，其配伍如下。

◎高血压所致眩晕：配伍葛根。

◎高血压所致麻木：配伍茯苓、决明子。

人群宜忌

体质虚弱者不能服用，无实热者也应忌服。

推荐药膳方——雪梨陈皮炖水鸭

材料

水鸭500克，雪梨1个，姜6片，陈皮2片，南、北杏仁各10克，莲子适量。

调料

白砂糖、盐各1小匙，醪糟50毫升，鸡高汤1000毫升。

做法

❶ 水鸭处理干净，放入沸水中氽烫约5分钟，捞起洗净，切块；南、北杏仁洗净；陈皮洗净，泡软；雪梨洗净后去皮，对切成4块，去除果核备用。

❷ 锅中放入所有材料，加入高汤，隔水蒸约1小时，熄火前加入剩余调料即可。

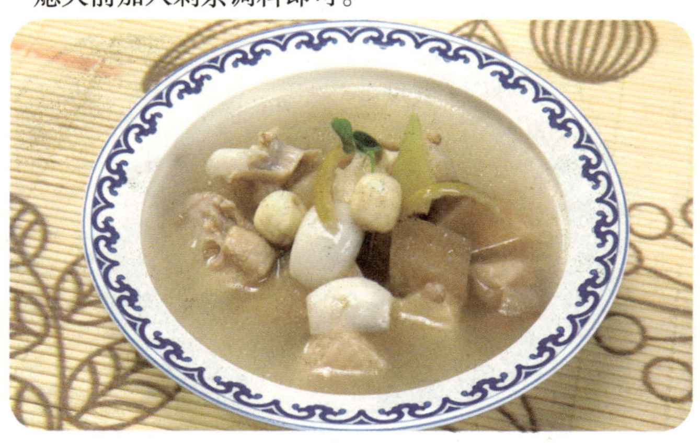

决明子

——清肝泄热，润肠明目

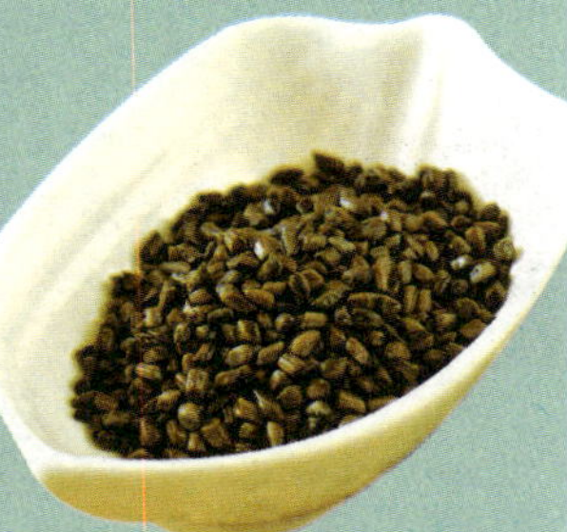

别　名

草决明、还瞳子

性味归经

性微寒，味甘、苦、咸，归肝、大肠经

用法用量

煎服，10~15克

降压有理

决明子含有多种维生素和丰富的氨基酸，常饮决明子茶，可使血压正常，大便通畅，老眼不花。

对症用方

临床上决明子常用于治疗肝阳上亢型高血压，其配伍如下。

©高血压所致的头痛、眩晕：配伍菊花、钩藤。

人群宜忌

脾胃虚寒、气血不足者不宜服用；孕妇忌服。

推荐药膳方——决明子苋菜鸡肝汤

材料

苋菜250克，鸡肝2副，决明子15克。

调料

盐少许，香油适量。

做法

❶ 苋菜择洗干净，沥干水分；鸡肝洗净，切片，用沸水汆烫去血水后捞起。

❷ 决明子洗净，装入棉布袋扎紧，放入锅中，加1200毫升水熬成高汤，捞出药袋丢弃。

❸ 加入苋菜，煮沸后下肝片，再煮沸一次，加盐调味，最后滴入香油即可。

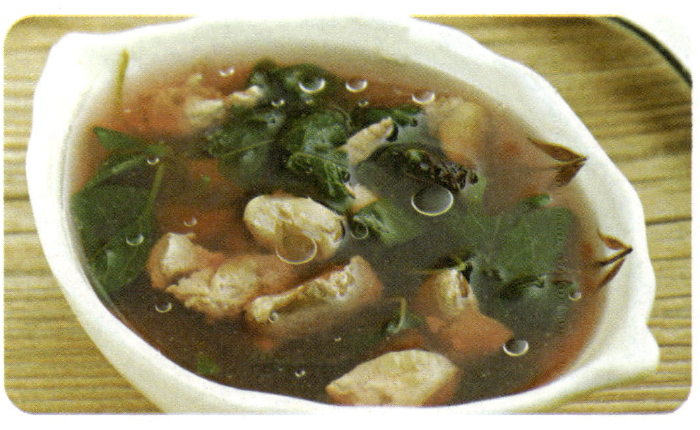

黄芩

——清热燥湿，凉血安胎

别 名

山茶根、黄芩茶、土金茶根

性味归经

性寒，味苦，归肺、胆、胃、小肠、大肠经

用法用量

煎服，10~15克

降压有理

现代研究证实，黄芩酊剂可直接扩张血管，或作用于血管感受器，使神经性高血压降至正常值。

对症用方

临床上黄芩常用于阳亢有热型高血压，一般多见头痛头胀、目赤面热等症状，其配伍如下。

◎肝阳上亢型高血压：配伍钩藤、苦丁茶。

◎高血压所致目赤目痛：配伍夏枯草、菊花。

人群宜忌

脾胃虚寒、少食、便溏者忌服。

推荐药膳方——滋补乌鸡煲

材料

净乌鸡1只，药料袋1份（当归25克，黄芩10克，沙参30克），红枣10颗，枸杞子20颗，葱段、姜块各适量。

调料

料酒、盐各适量。

做法

❶ 净乌鸡剁成块，放入清水中浸泡，清洗捞出，入沸水锅中汆烫后沥干；红枣、枸杞子浸泡洗净。

❷ 所有材料加清水、料酒入砂锅，用大火煲1.5小时，取出，加入盐调味，拣去药料袋即成。

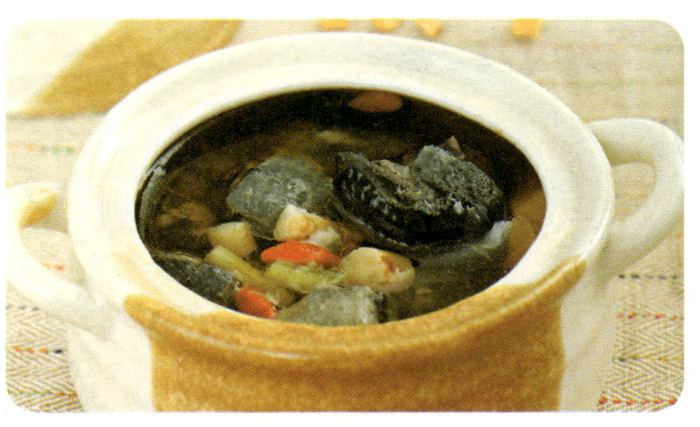

适宜高脂血症的中草药

当归

——补血活血，润肠通便

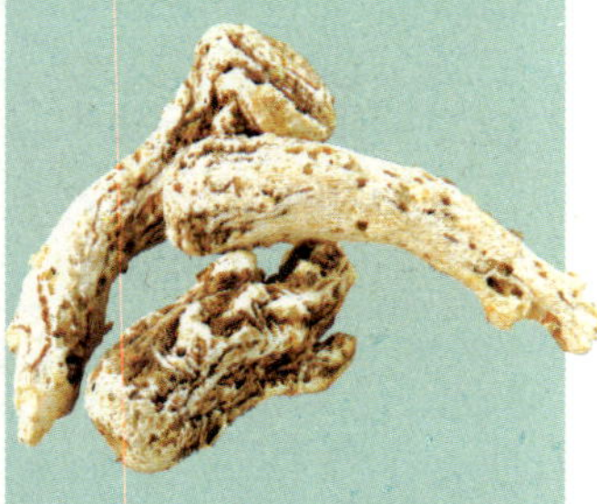

别　名

岷当归

性味归经

性温，味甘、辛，归肝、心、脾经

用法用量

水煎服，5～15克

降脂有理

现代药理学认为，当归具有补血、增强体质、扩张冠状动脉、降血脂和保护肝脏等作用。

对症用方

临床上当归适用于血虚型高脂血症，亦适宜伴有月经不调、痛经等症的女性患者，其配伍如下。

◎血虚型高脂血症：配伍丹参、何首乌等。

人群宜忌

湿盛、中满、大便不实、泄泻者不宜食用。

推荐药膳方——当归桂圆煲羊肉

材料

羊腩块450克，姜片30克，桂圆肉、当归各适量。

调料

盐1小匙，白砂糖少许，醪糟50毫升。

做法

❶ 羊腩块入沸水中汆烫熟透，捞出，沥干水分。

❷ 净锅置火上，放入所有材料、醪糟和适量清水，大火烧开。撇去浮沫后盖上锅盖，然后转中小火煮1小时至熟透，最后用盐、白砂糖调味即可。

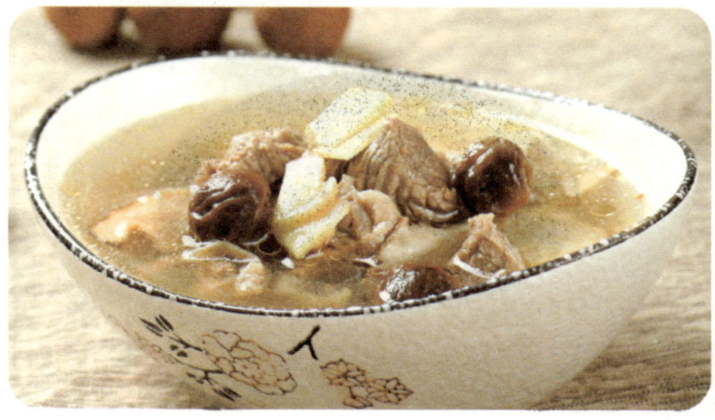

益母草

——活血化瘀，利尿消肿

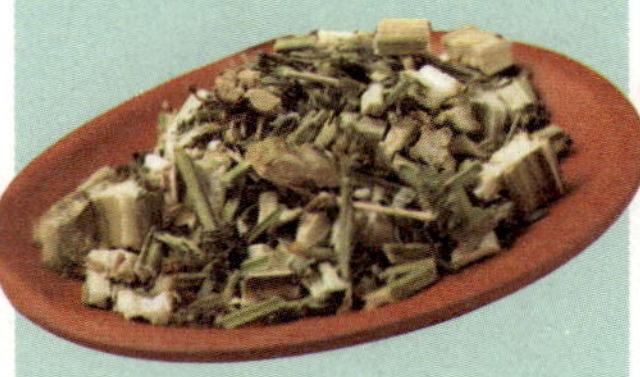

别　名

坤草

性味归经

性微寒，味辛、微苦，归心包、肝经

用法用量

水煎服，每次10～15克

降脂有理

现代药理学认为，益母草具有增加冠状动脉血流量、减慢心率、抗血小板凝集、抗血栓、降血脂、增强人体免疫力和利尿等作用。

对症用方

适用于高脂血症、动脉粥样硬化、冠心病等。

其配伍如下：配伍山楂、花茶等。

人群宜忌

阴虚者、孕妇均不宜服用。

推荐药膳方——益母草红枣瘦肉汤

材料

猪瘦肉200克，红枣6颗，益母草15克。

调料

盐少许。

做法

❶ 猪瘦肉洗净，切块；红枣洗净，去核；益母草用水洗净，备用。

❷ 将益母草、红枣、瘦肉块放入砂锅内煮滚后，再改用小火煮熟，下入盐调味即可。

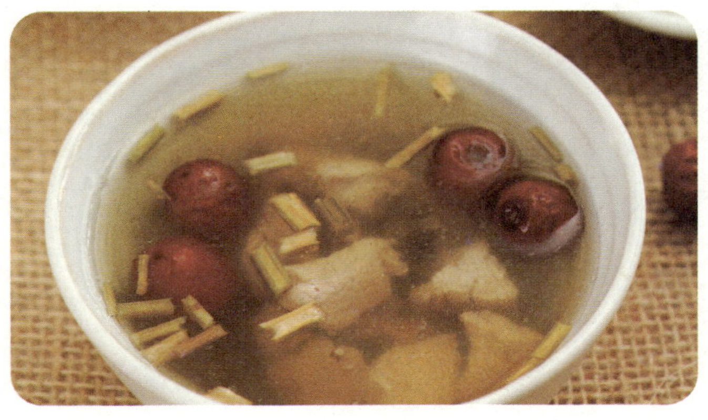

陈皮

——理气化痰，和胃止吐

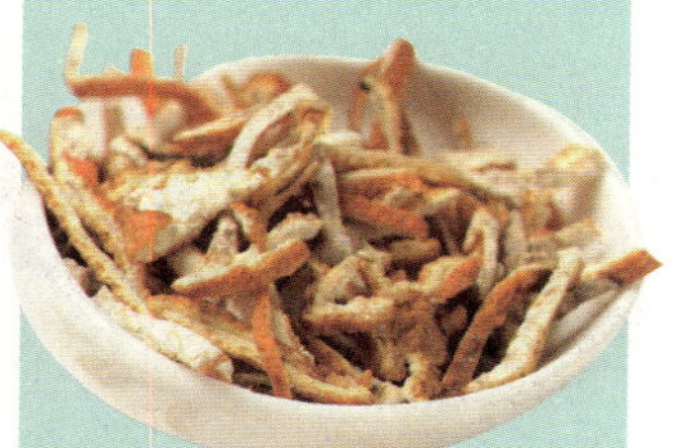

别　名

橘皮

性味归经

性温，味辛、苦，归脾、肺经

用法用量

水煎服或隔汤炖，5～10克

降脂有理

现代药理学认为，陈皮具有降血脂、抗炎、抗溃疡、利胆和抗动脉粥样硬化等作用。

对症用方

适用于高脂血症、动脉粥样硬化患者等。

其配伍如下：配伍炒山楂、红茶等。

人群宜忌

舌赤、津少、内有实热者不宜服用。

推荐药膳方——鲫鱼清汤

材料

鲫鱼300克，葱白、姜、香菜叶各适量。

调料

陈皮、盐各适量。

做法

❶ 将鲫鱼处理干净；葱白洗净切段；姜洗净切片；陈皮洗净。

❷ 将葱白段、姜片、陈皮放入纱袋中，封好袋口，备用。

❸ 锅置火上，加入适量清水，放入鲫鱼及纱袋，大火煮沸后继续煮10分钟左右。

❹ 转小火煮25分钟，加盐煮至入味，盛出点缀上香菜叶即可。

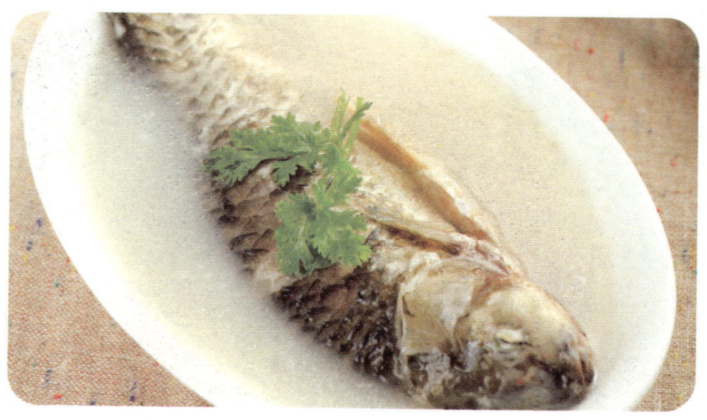

山楂

——行气散瘀，消食化滞

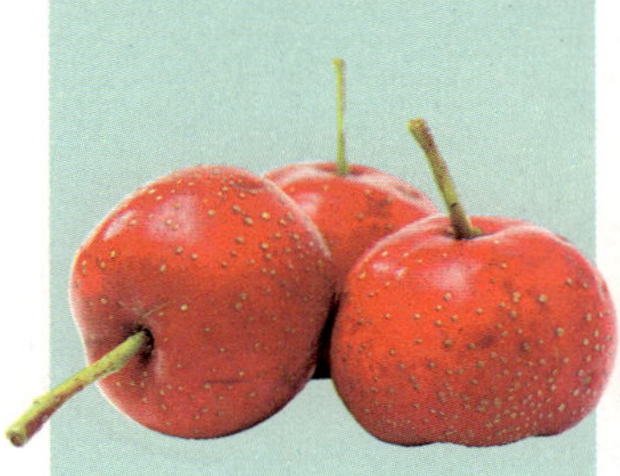

别　名

红果、胭脂果

性味归经

性微温，味酸、甘，归脾、胃、肝经

用法用量

水煎服，5～15克；单独食用，30克

降脂有理

现代药理学认为，山楂具有降血脂、加快血清胆固醇排泄、降血压、增加冠状动脉血流量、增强心肌收缩力、扩张血管和抗恶性肿瘤等作用。

对症用方

适用于痰湿中阳型高脂血症，可见头晕眼花、四肢沉重、肢体麻木等症。

其配伍如下：配伍泽泻、黄芩等。

人群宜忌

服药后出现大便次数增多时，可减少药量或暂时停药，待症状缓解后再行服用。

推荐药膳方——山楂粥

材料

大米200克，山楂片15克，陈皮末适量。

调料

白砂糖适量。

做法

❶ 首先把大米淘洗干净，放在清水中浸泡1小时，捞出沥干水分，备用。

❷ 把大米和山楂片一同放入锅中，加入适量清水，用大火煮沸后加入陈皮末，并改用小火慢慢熬煮，待大米熟烂时，再加入适量的白砂糖，搅拌均匀即可。

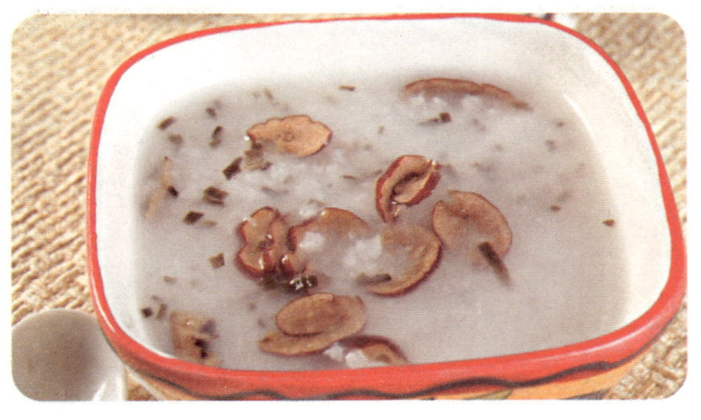

白芷

——活血排脓，生肌止痛

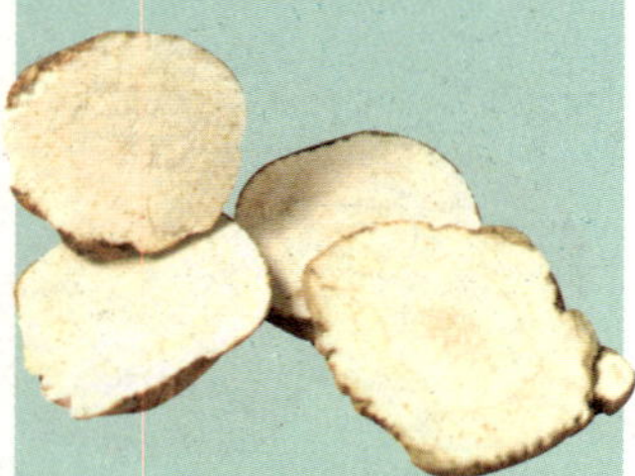

别　名

川白芷、芳香

性味归经

性温，味辛，归肺、胃、大肠经

用法用量

水煎服，3~10克

降脂有理

现代药理学认为，白芷具有降血脂、促进脂肪代谢、保护心血管和抗菌等作用。

对症用方

适用于风寒湿盛型高脂血症，可见头痛、牙痛、眉骨痛和久泻等症状。

其配伍如下：配伍丹参、桑寄生等。

人群宜忌

血虚、阴虚阳盛者禁用。

推荐药膳方——羊腩山药汤

材料

山药块、羊腩各300克，葱段、姜片、蒜各适量。

调料

丁香、大料、盐、白芷、香叶、料酒各适量。

做法

❶ 羊腩洗净，切块，入沸水中汆烫后捞出。

❷ 丁香、大料、白芷、香叶放入纱袋中封好，备用。

❸ 油锅烧热，爆香葱段、姜片、蒜，然后放入羊腩块以中火煸炒出水汽，接着烹入料酒，翻炒均匀后倒入适量清水，放入纱袋，大火煮沸后转小火煮45分钟。

❹ 再放入山药块，继续煮20分钟，取出纱袋，最后调入盐即可。

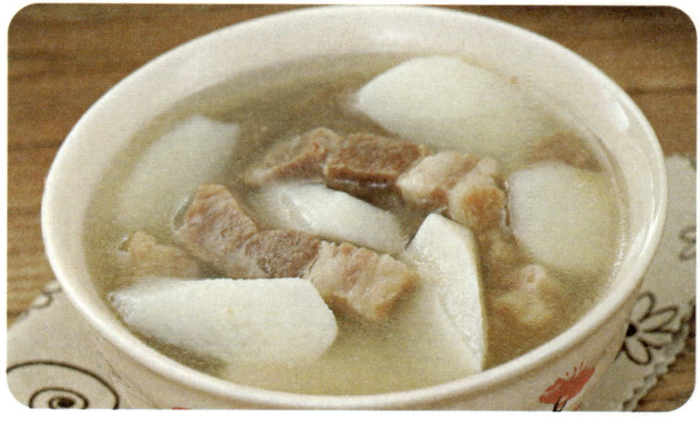

冬虫夏草

——补虚疗损

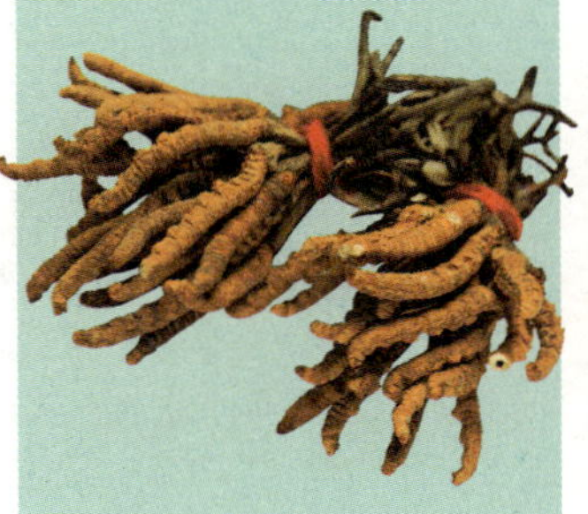

别 名

虫草

性味归经

性温，味甘，归肾、肺经

用法用量

水煎服，5~10克

降脂有理

现代药理学认为，冬虫夏草具有增强免疫力、增强心血管系统功能与降低血清胆固醇水平等作用。

对症用方

适用于伴有阳痿、遗精、腰膝酸痛、久咳虚喘、劳嗽痰血、久病体虚和自汗畏寒等症状的高脂血症。

其配伍如下：配伍牛膝、黑芝麻等。

人群宜忌

脾胃虚弱者慎用。

推荐药膳方——虫草海马煲鸡汤

材料

三黄鸡750克，干鲍鱼75克，冬虫夏草、海马、火腿片各10克，葱段，姜片各适量。

调料

料酒、红糖、盐、生抽各适量。

做法

1. 三黄鸡洗净，汆烫，去血水。
2. 干鲍鱼用冷水浸泡10小时，刷洗干净，蒸2小时，取出，备用。
3. 锅内放入所有材料、调料，用大火煮沸，转为小火，煲2小时即可。

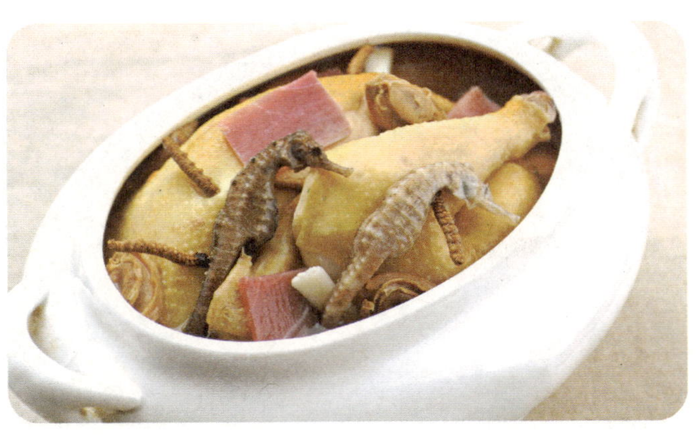

西洋参

——不热不燥，清补之品

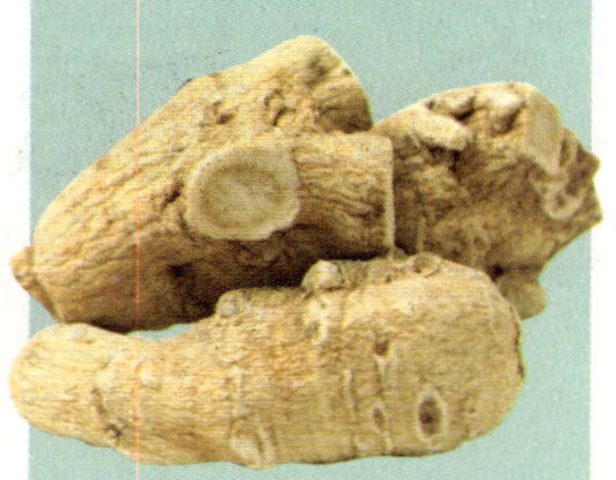

别　名

花旗参、洋参、西洋人参

性味归经

性寒，味苦、微甘，归心、肺、肾经

用法用量

煎服，3~10克，或入丸、散

降脂有理

西洋参具有抑制摄食、调节代谢等作用。实验表明，西洋参能够降低甘油三酯及胆固醇水平，从而起到降低血脂的作用。

对症用方

适用于脾虚气滞、血瘀型高脂血症，症见头晕、目眩、耳鸣、胸闷、食欲缺乏、心悸和气短等。

其配伍如下：配伍丹参、泽泻等。

人群宜忌

有热症者不宜服用西洋参。

推荐药膳方——西洋参红枣粥

材料

大米100克，西洋参10克，红枣、枸杞子各少许。

调料

盐（白砂糖）适量。

做法

❶ 将西洋参洗净，置清水中浸泡一夜；取出，切碎；红枣洗净；大米洗净，浸泡1小时。

❷ 将西洋参、红枣、枸杞子、大米及浸泡西洋参的水一起倒入砂锅内。

❸ 再加些清水，用小火慢熬60分钟，撒入盐或白砂糖调味即可。

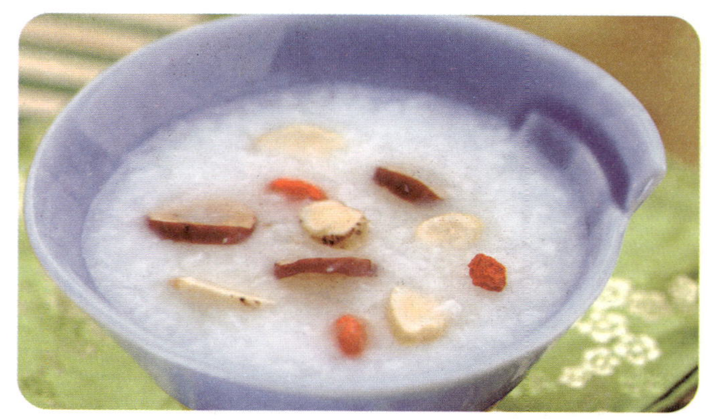

菊花

——平肝明目，消咳止痛

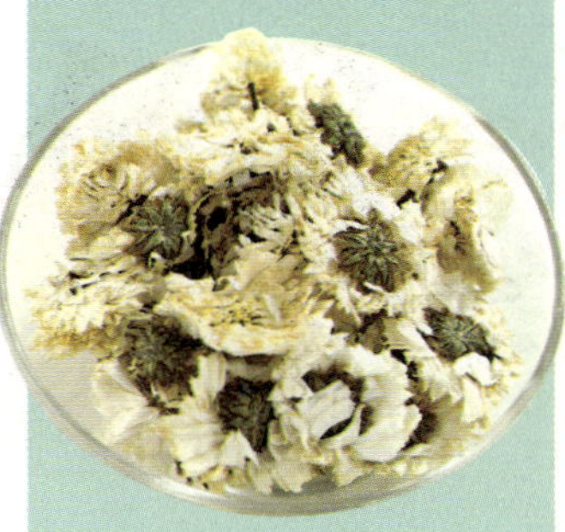

别　名

寿客、金英、黄华、秋菊、陶菊

性味归经

性微寒，味甘、苦，归肺、肝经

用法用量

煎服，10～15克，或入丸、散，或泡茶；外用适量，煎水洗，或捣敷

降脂有理

现代药理学认为，菊花具有降血脂、降血压、扩张冠状动脉、增加冠状动脉血流量和改善心肌供血等作用。

对症用方

适用于高脂血症、动脉粥样硬化。

其配伍如下：配伍刺五加、葛根等。

人群宜忌

体内有实热者慎服。

推荐药膳方——枸杞菊花绿豆汤

材料

枸杞子100克，绿豆30克，菊花15克。

调料

冰糖适量。

做法

❶ 将绿豆洗净，放入清水中浸泡半个小时左右；枸杞子、菊花分别洗净，备用。

❷ 把绿豆放入锅内，加入适量清水，大火加热至快烧开时倒入适量沸水，盖上盖，再次煮开后捞去绿豆皮，转用小火煮至绿豆熟烂。

❸ 加入菊花、枸杞子，搅拌均匀。

❹ 放入冰糖，烧开后继续煮5～10分钟即可。

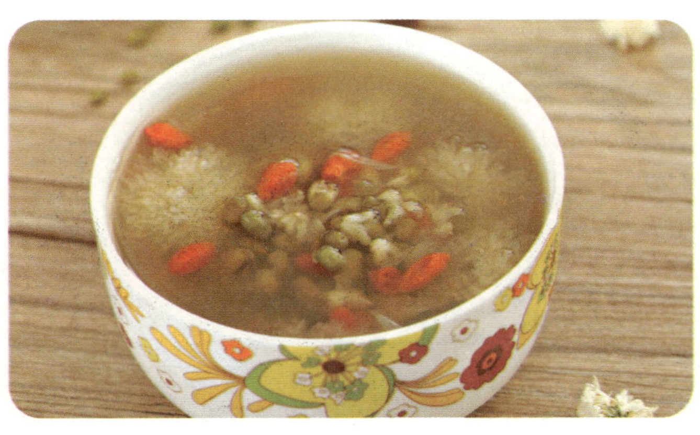

柴胡

——疏肝解郁，散表泄热

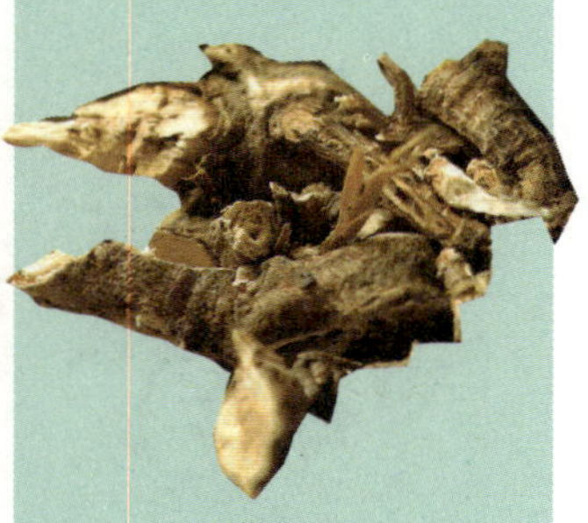

别 名

地熏、茈胡、茹草、山菜

性味归经

性平，味苦，归心包、肝、胆经

用法用量

水煎服，3~10克

降脂有理

现代药理学认为，柴胡具有促进胆固醇排泄、保肝利胆、保护心血管等作用。

对症用方

适用于气虚下陷、肝气郁结型高脂血症。

其配伍如下：配伍益母草、陈皮等。

人群宜忌

真阴不足、肝阳上亢者禁用。

推荐药膳方——药膳猪肝

材料

柴胡10克，白芍、当归各15克，熟地黄10克，猪肝50克，姜丝、菠菜各适量。

调料

香油适量。

做法

❶ 柴胡、白芍、当归、熟地黄加入500毫升水，熬至约300毫升。

❷ 猪肝洗净，切片；菠菜洗净，备用。

❸ 油锅烧热，爆香姜丝后加入猪肝片及药汁炒熟，最后加入洗净的菠菜，用香油调味即可。

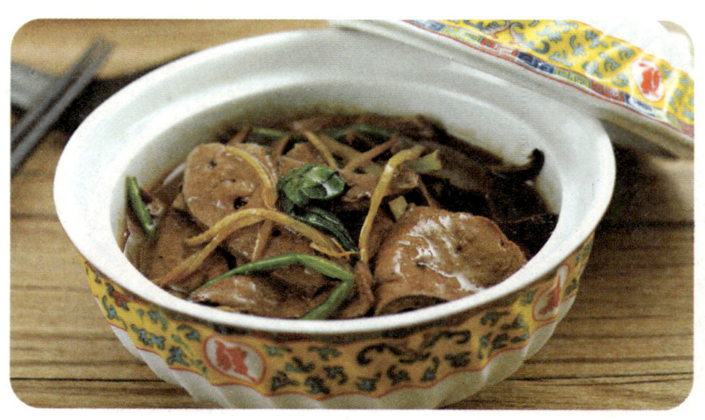

适宜糖尿病的中草药

麦冬

——养阴生津，润肺清心

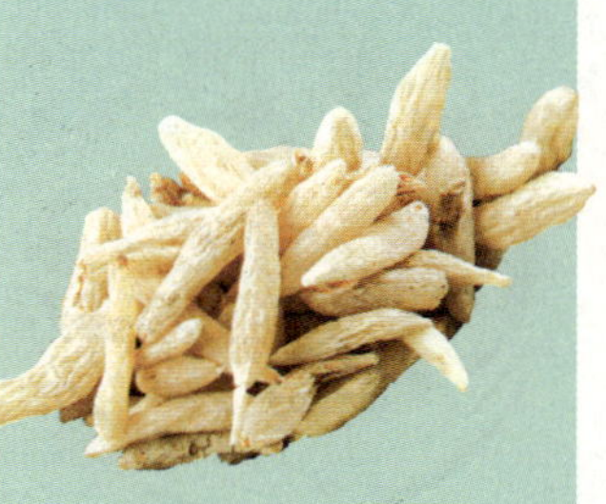

别 名

寸冬、麦门冬

性味归经

性微寒，味甘、微苦，归肺、心、胃经

用法用量

入煎剂，10～15克；或入丸、散

降糖有理

麦冬中所含有的麦冬多糖，具有减轻四氧嘧啶对胰岛β细胞的损伤作用，对葡萄糖、肾上腺素、四氧嘧啶所致的糖尿病有着非常明显的抑制作用。

对症用方

适用于糖尿病。

其配伍如下：配伍元参、半夏等。

人群宜忌

风寒感冒、痰湿咳嗽或脾胃虚寒泄泻者忌用。

推荐药膳方——健脾瘦肉汤

材料

猪瘦肉块400克，麦冬15克，净红枣适量，党参15克，生地黄10克。

调料

盐适量。

做法

❶ 麦冬、党参、生地黄分别洗净。

❷ 锅中加适量清水，下所有材料大火煮沸后转小火煮1个半小时，最后加盐调味即可。

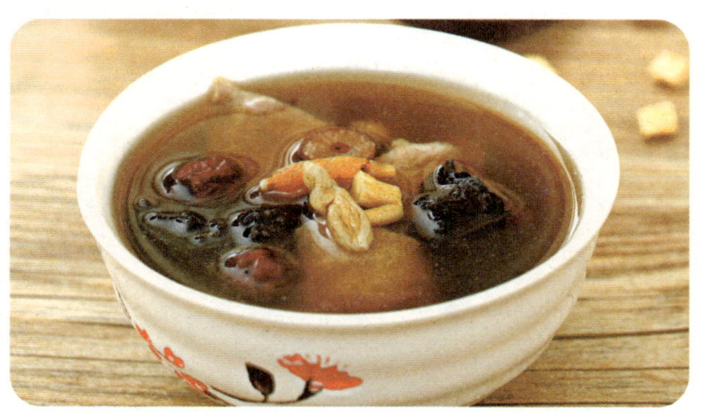

知母

——滋阴降火，润燥滑肠

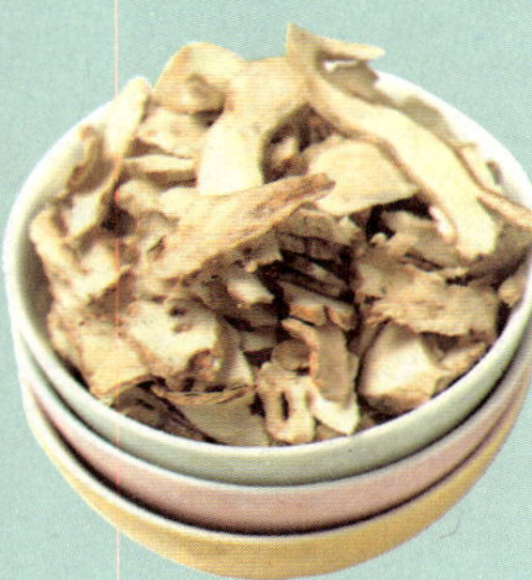

别　名

蚳母、连母、野蓼、地参

性味归经

性寒，味苦，归肺、胃、肾经

用法用量

煎服，6~12克，或入丸、散

降糖有理

知母主要含有知母皂苷，药理试验显示，知母能促进脂肪组织对葡萄糖的摄取，使肝糖原下降，而使肌糖原升高。

对症用方

适用于四氧嘧啶型糖尿病。

其配伍如下：配伍石膏、黄芩等。

人群宜忌

脾虚便溏者忌用。

推荐药膳方——香菇旗鱼汤

材料

旗鱼肉片150克，香菇140克，西蓝花75克，天花粉15克，知母10克，棉布袋1个，嫩姜丝适量。

调料

盐适量。

做法

1. 天花粉、知母放入棉布袋；全部食材洗净，香菇和西蓝花剥成小朵，备用。
2. 锅置火上，倒入适量清水．放入棉布袋和除嫩姜丝外的全部材料煮沸。
3. 捞出棉布袋，放入嫩姜丝和盐调味即可。

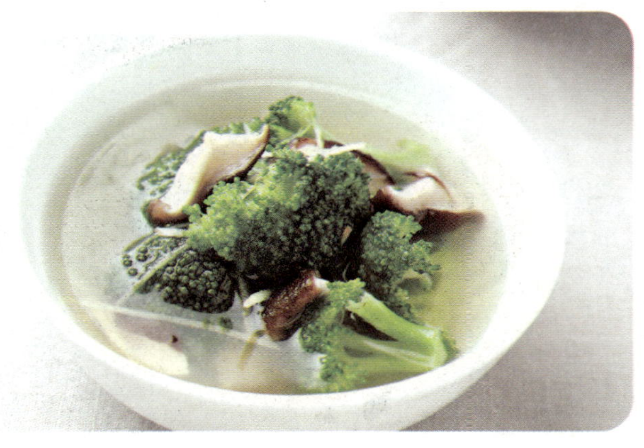

降糖有理

黄芪及黄芪多糖能增强机体免疫功能，这与黄芪补气、扶正、维持机体内环境平衡、提高机体抗病能力、双向调节血糖作用有密切关系。糖尿病患者往往气虚，临床应用效果较佳。

对症用方

适用于Ⅱ型糖尿病。

其配伍如下：配伍丹参、黄精等。

人群宜忌

食积内滞、阴虚阳盛者不宜食用。

推荐药膳方——人参黄芪粥

材料

人参15克，黄芪30克，大米60克，枸杞子适量。

调料

无。

做法

❶ 人参、黄芪洗净，放入砂锅中，加入适量水，大火烧开后，改用小火慢熬40分钟，去渣取汁。

❷ 将大米淘洗干净，放入锅中，兑入药汁，再加入适量清水和枸杞子，煮至米烂汁黏即可。

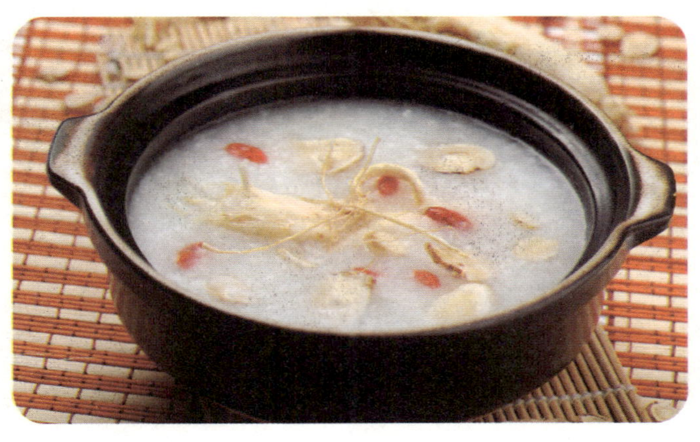

黄芪

——补气固表，益气补虚

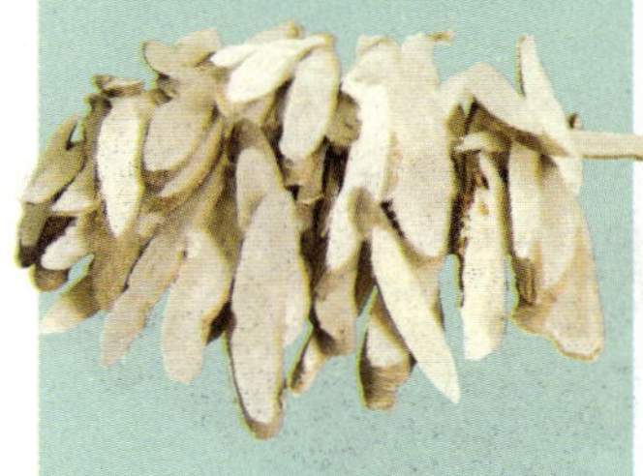

别名

北芪

性味归经

性微温，味甘，归脾、肝、肾经

用法用量

煎服，10～15克，大剂量使用可至30～60克；也可入丸、散，或熬膏

制首乌

——益精血，抗衰老

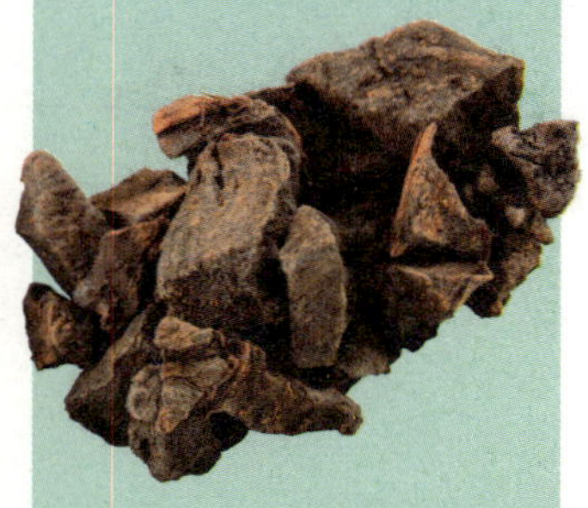

别　名

野苗、交藤

性味归经

性微温，味苦、涩，归肝、肾经

用法用量

煎服，10～20克，或熬膏、浸酒，或入丸、散；外用适量，煎水洗，研末撒或调涂

降糖有理

从制首乌中萃取出的白藜芦醇可以有效保护心肌细胞因糖尿病所产生的自由基的伤害。另外，制首乌中的蒽醌类物质具有降低胆固醇、降血糖的作用，同时还可减少动脉粥样硬化斑块的形成。

对症用方

适用于糖尿病。

其配伍如下：配伍淫羊藿、金银花等。

人群宜忌

有肝病史或者其他严重疾病的患者，需在医生指导下服用该药。

推荐药膳方——参枣猪腿肉汤

材料

猪腿肉200克，红枣100克，制首乌20克，丹参适量。

调料

盐适量。

做法

❶ 猪腿肉洗净，切块，汆烫备用；红枣去核洗净；制首乌、丹参分别洗净，切片。

❷ 砂锅置火上，加入适量清水，大火煮至水沸，放入猪腿肉块、红枣、制首乌片、丹参片再次煮沸，然后转小火煮2个半小时，最后调入盐即可。

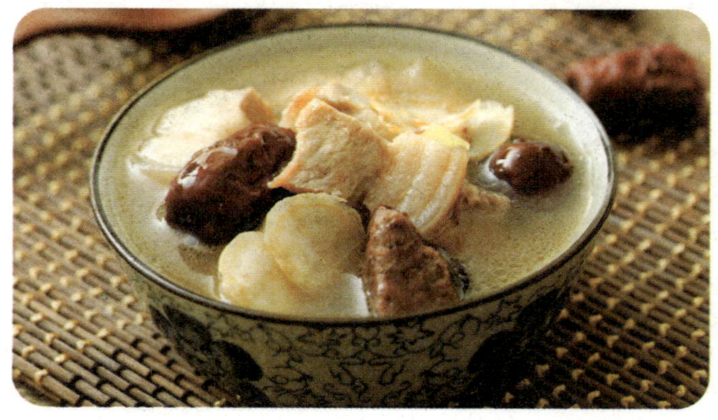

玉竹

——滋阴润肺，养胃生津

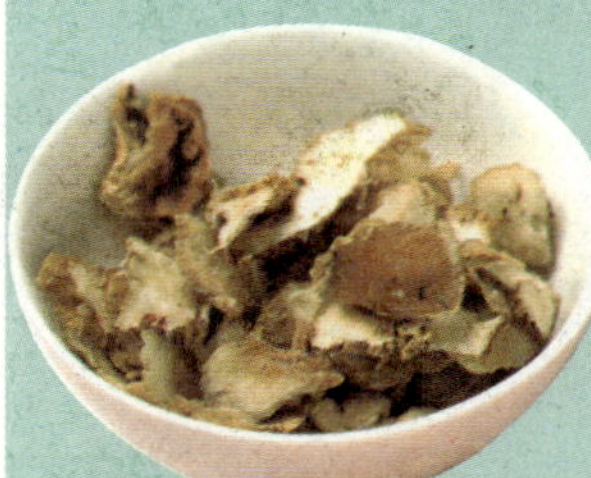

别　名

玉术、山玉竹、笔管子

性味归经

性微寒，味甘，归肺、脾、胃、肾经

用法用量

入煎剂，5~10克；或入丸、散

降糖有理

中医认为玉竹根茎中含有甲种、乙种萎蕤素及多量黏液等，为强壮滋养药，有使血糖减少的作用。

对症用方

玉竹应在医师指导下使用，适宜糖尿病合并高血压、心脏病的患者。

其配伍如下：配伍元参、枸杞子等。

人群宜忌

胃有痰湿气滞者忌服。

推荐药膳方——养生牛肉煲

材料

牛肉片600克，何首乌15克，水发枸杞子10克，玉竹、黄芪各8克，姜片适量。

调料

盐适量。

做法

❶ 将牛肉片放入沸水锅中汆烫约1分钟至变色，捞出，过凉，沥干水分。

❷ 炖锅置火上，放入所有中药材和适量清水，略浸泡15分钟。

❸ 放入牛肉片、姜片，大火烧开，撇去浮沫，盖盖后改用小火炖煮约1个小时，加盐调味即可。

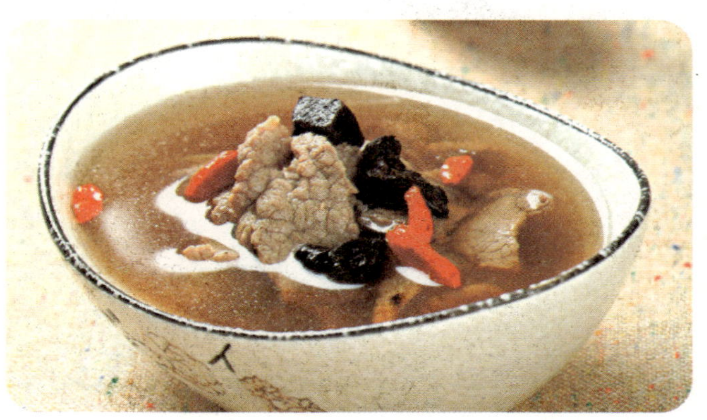

人参

——大补元气，复脉固脱

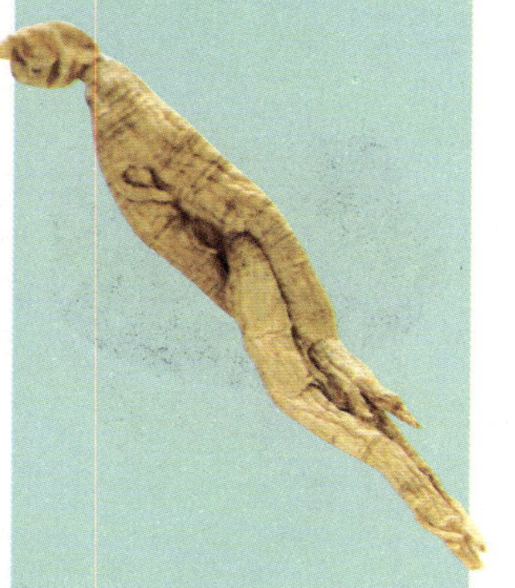

别　名

黄参、地精

性味归经

性温，味微苦，归脾、肺、心经

用法用量

煎服，3~10克，大剂量服用可至10~30克，宜另煎兑入；或研末，1~2克；或泡酒；或入丸、散

降糖有理

人参既能降低饮食性高血糖，又能升高胰岛素引起的低血糖。

对症用方

适用于糖尿病并发急性心肌梗死。

其配伍如下：配伍丹参、麦冬等。

人群宜忌

糖尿病患者伴有口干口渴、多饮多食、小便赤热等宜食白参，忌食红参。

推荐药膳方——补气参鸡汤

材料

母鸡肉块500克，姜片20克，人参3克，葱段适量。

调料

料酒、盐各适量。

做法

1. 人参去灰尘，切片，备用。
2. 油锅烧热，炒香葱段、姜片，烹入料酒，加适量清水煮沸，捞出葱段、姜片。
3. 然后放入鸡肉块、人参片，转小火盖盖煮35分钟，撇去浮沫，加盐调味即可。

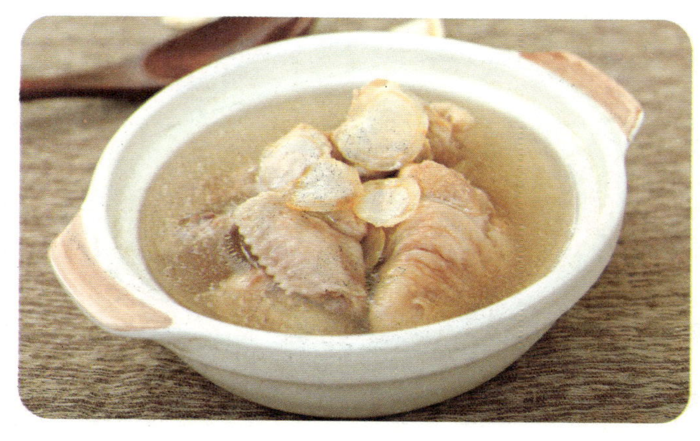

玄参

——滋阴降火，凉血解毒

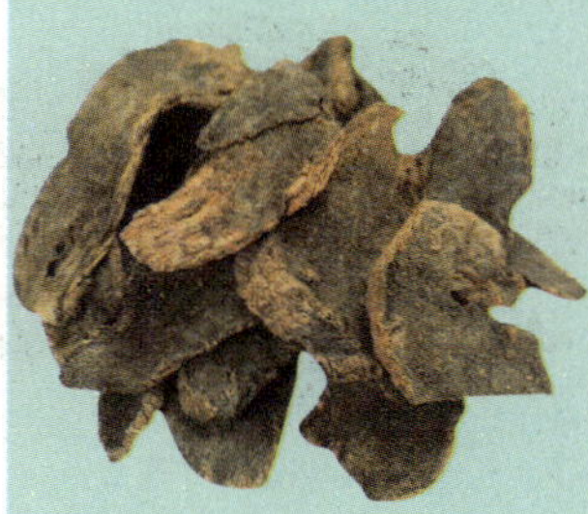

别　名

黑参、元参

性味归经

性微寒，味苦、咸，归肾、肺、胃经

用法用量

煎服，10～15克，或入丸、散；外用适量，捣敷或研末调敷

降糖有理

现代医学研究显示，玄参的水浸出液、流浸膏能降低动物血糖。玄参还能升高正常人红细胞胰岛素总结合率及最高结合率，从而缓和糖尿病。

对症用方

适用于糖尿病瘀血症。

其配伍如下：配伍黄芪、丹参等。

人群宜忌

阴虚无火、脾胃虚寒、食少便溏者不宜服用。

推荐药膳方——玄参炖猪肝

材料

玄参15克，猪肝500克，葱丝、姜末各适量。

调料

老抽、料酒、水淀粉各适量。

做法

❶ 玄参洗净；猪肝洗净，切片，备用。

❷ 锅置火上，加适量清水烧开，将猪肝片、玄参放入锅中煮1个小时，捞出，原汤备用。

❸ 油锅烧热，爆香葱丝、姜末，放入玄参和猪肝片煸炒，放入适量原汤、老抽，烹入料酒，用水淀粉勾芡即可。

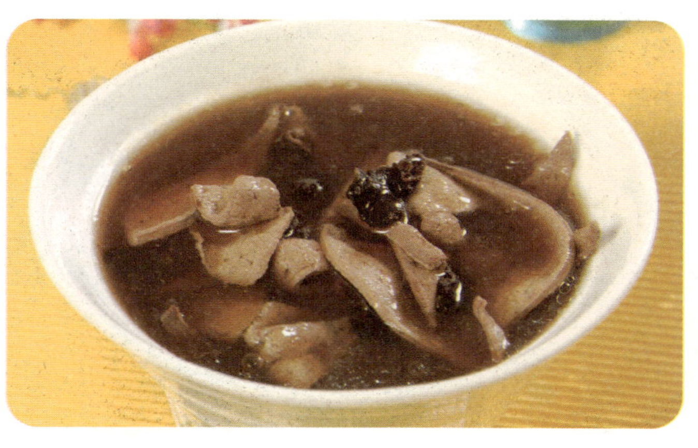

生地黄

——滋阴凉血

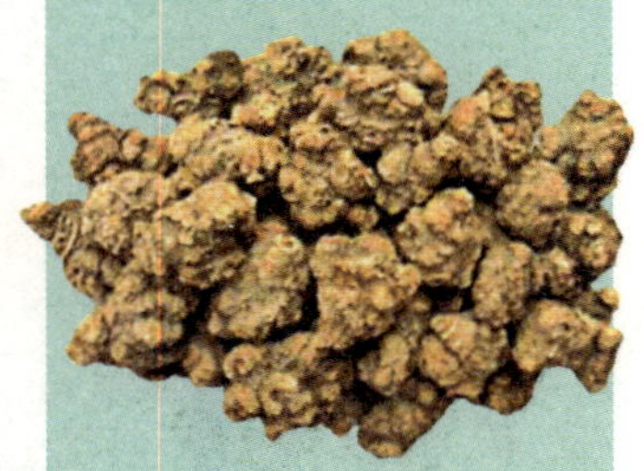

别　名

干地黄

性味归经

性寒，味甘、苦，归心、肝、肾经

用法用量

煎服，10~15克，大剂量服用可至30克，或可熬膏，或入丸、散，或浸润后捣绞汁饮；外用适量，捣敷

降糖有理

生地黄不仅可以调节糖代谢紊乱，也可以调节生理性高血糖状态。

对症用方

适用于肾阴亏损型糖尿病。

其配伍如下：配伍葛根、牡丹皮等。

人群宜忌

脾虚湿滞、腹满便溏者慎服。

推荐药膳方——生地黄大米粥

材料

生地黄60克，大米100克，姜片适量。

调料

盐适量。

做法

❶ 将生地黄洗净，切片；将大米淘洗干净，并放入清水中浸泡，捞出，备用。

❷ 将生地黄片加入适量水煎煮1小时，熬煮成浓汁。

❸ 将浓汁与大米、姜片一同放入锅中煮，先用大火煮开，再用小火慢煮，至粥成时，撒入盐调味即可。

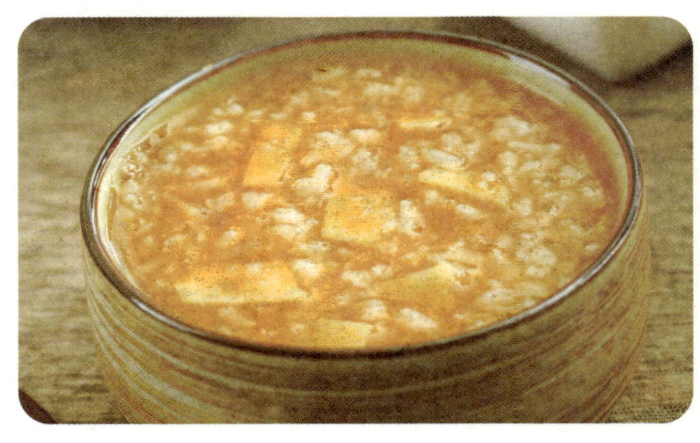

茯苓

——利水渗湿

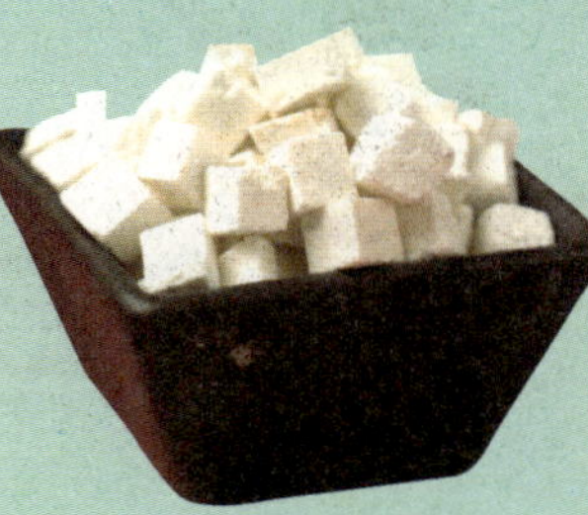

别 名

云苓

性味归经

性平，味甘、淡，归心、脾、肾经

用法用量

煎服，10～15克；或入丸散

降糖有理

茯苓对Ⅱ型糖尿病患者具有一定的降糖效果。

对症用方

适用于糖尿病。

其配伍如下：配伍麦冬、知母等。

人群宜忌

阴虚而无湿热、虚寒滑精、气虚下陷者慎服。

推荐药膳方——茯苓老鸭绿豆汤

材料

老鸭块500克，绿豆200克，茯苓适量。

调料

盐适量。

做法

❶ 老鸭块入沸水中略氽烫，捞出，沥干水分；绿豆洗净；茯苓洗净，切丁。

❷ 锅中加入适量清水，放入老鸭块、绿豆、茯苓丁，小火慢炖3.5个小时。

❸ 加盐煮至入味即可。

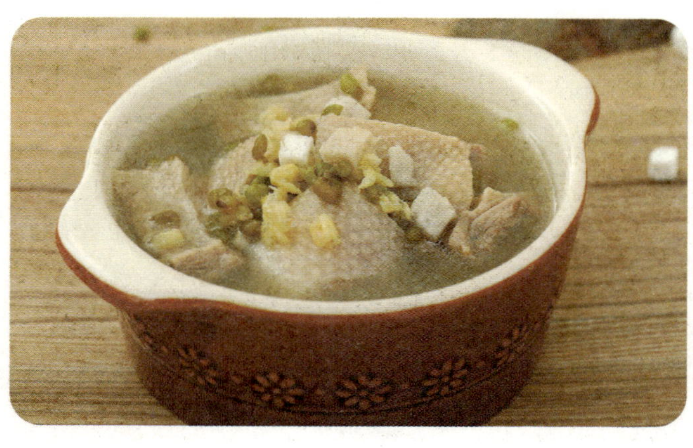

黄连

——泻心火，除湿热

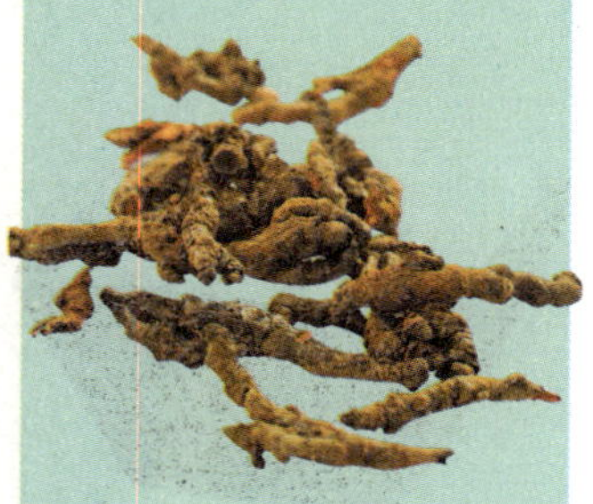

别　名

川连、尾连

性味归经

性寒，味苦，归心、肺、胆、胃、大肠经

用法用量

煎服，1.5~3克，或研末，每次0.3~0.6克，或入丸、散；外用适量，研末调敷，或煎水洗，或熬膏

降糖有理

黄连主要含小檗碱及其衍生物，实验表明，小檗碱可通过糖原异生或促进糖酵解产生降糖作用。

对症用方

适用于糖尿病及其并发症。

其配伍如下：配伍黄芩、黄柏等。

人群宜忌

舌苔厚黄、腻浊满布者不可用此大苦大燥之品。

推荐药膳方——山药黄连茶

材料

山药30克，黄连3克，甜叶菊2片。

调料

无。

做法

❶ 将山药、黄连捣碎。

❷ 将甜叶菊捣碎，与山药、黄连碎共同放于杯中，用沸水冲泡，加盖闷20分钟即可。

用法

每日1次。

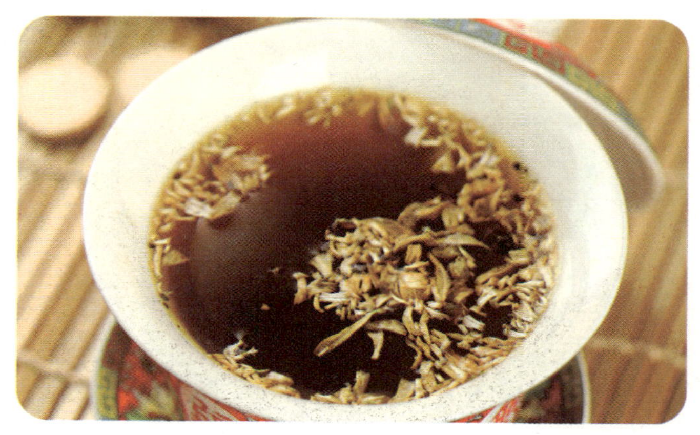

桔梗

——祛痰止咳

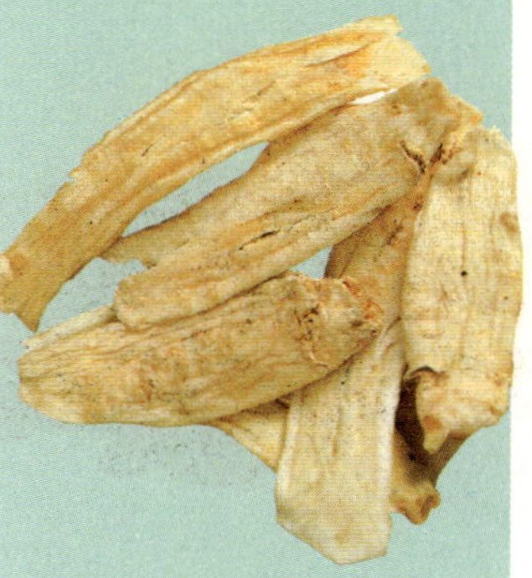

别　名

苦桔梗、白桔梗

性味归经

性平，味苦、辛，归肺、胃经

用法用量

煎服，3～10克，或入丸、散；外用适量，烧灰研末敷

降糖有理

桔梗具有扩张血管、降血压、降血糖、降胆固醇等作用。

对症用方

适用于糖尿病及其并发症。

其配伍如下：配伍黄芪、金银花等。

人群宜忌

脾虚泄泻、气血虚弱者忌用。

推荐药膳方——桔梗猪腰汤

材料

猪腰1个，甜桔梗10克，党参30克，黄豆芽150克。

调料

盐适量。

做法

❶ 猪腰切片，加适量油、盐拌匀，腌渍片刻；黄豆芽洗净，去根。

❷ 锅置火上，加适量清水烧开，放入甜桔梗和党参，大火煮沸。

❸ 放入黄豆芽，改用小火煮15分钟，再加入猪腰片，小火煮15分钟，最后加盐调味即可。

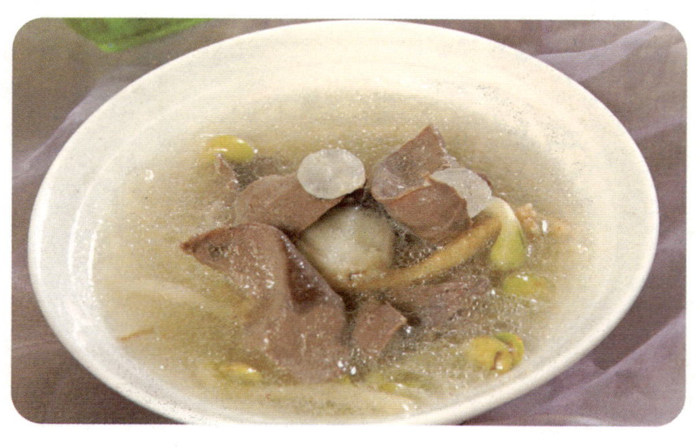

枸杞子

——补肝肾，抗衰老

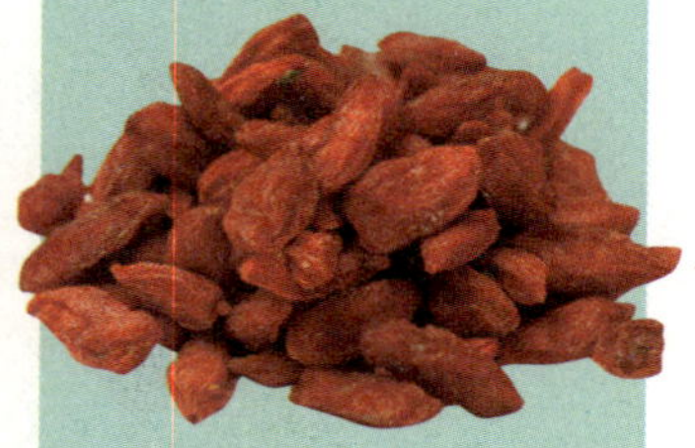

别　名

枸杞

性味归经

性平，味甘，归肝、肾经

用法用量

煎服，5~15克；或入丸、散、酒剂

降糖有理

枸杞子所含的胍类衍生物及黄酮类有显著而持久的降糖作用。不同剂量枸杞水煎液均有降低血中胆固醇、甘油三酯、低密度脂蛋白胆固醇的作用，对糖尿病合并高脂血症患者疗效显著。

对症用方

适用于糖尿病早期无明显症状者。

其配伍如下：配伍熟地黄、党参等。

人群宜忌

体质虚弱、抵抗力差的人最适合食用枸杞子。

推荐药膳方——鲤鱼菌菇汤

材料

鲤鱼段400克，鸡腿菇块50克，枸杞子、葱段、姜丝、香菜叶各适量。

调料

牛奶100毫升，盐、料酒、蘑菇精各适量。

做法

❶ 油锅烧热，入鲤鱼段煎至两面变黄。

❷ 然后烹入料酒，放入姜丝和适量清水，中火煮沸，煮至汤汁变白，接着放入鸡腿菇块、葱段、枸杞子。

❸ 最后加盐、牛奶、蘑菇精调味，煮至汤熟，盛出，撒上香菜叶即可。

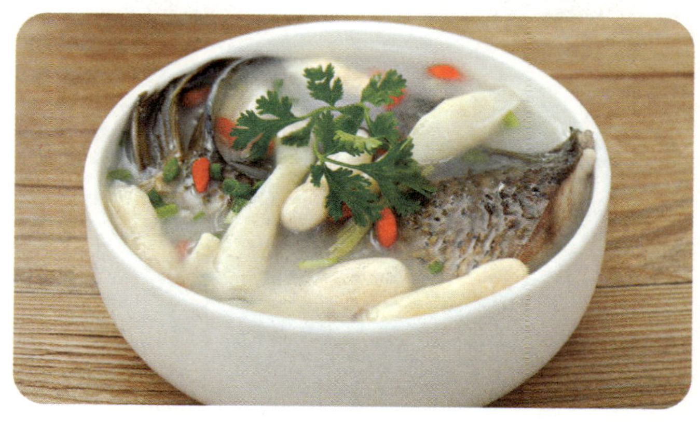

牛蒡

——疏风散热，宣肺透疹

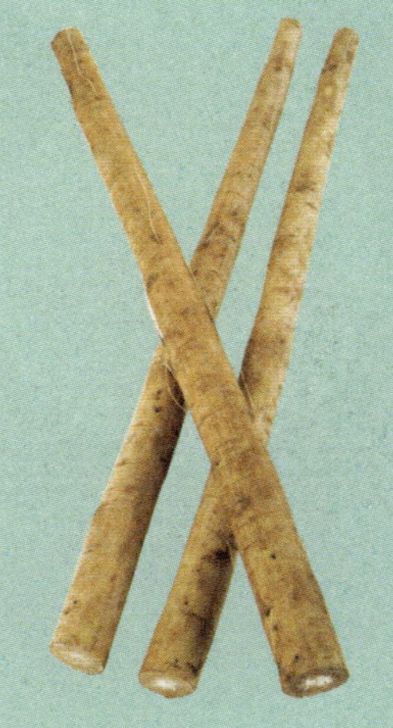

别　名

大力子，恶实，牛蒡子

性味归经

性寒，味辛、苦，归肺、胃经

用法用量

水煎服，3～10克，鲜品可加量。

降糖有理

牛蒡中所含的膳食纤维和胡萝卜素特别丰富，而糖尿病患者体内的胡萝卜素与一般人比较略低，胡萝卜素有助于对抗体内破坏胰岛素的自由基，对糖尿病有好处。

对症用方

适用于糖尿病。

其配伍如下：配伍桔梗、贝母等。

人群宜忌

脾虚泄泻、气血虚弱者忌服。

推荐药膳方——牛蒡排骨汤

材料

牛蒡块250克，排骨块500克，葱段、姜片各少许。

调料

米醋、盐、味精各适量。

做法

❶ 排骨块汆烫，冲净，备用。

❷ 砂锅中放入清水、排骨块、牛蒡块，用大火烧开，放入葱段、姜片、米醋，改用中火慢炖至排骨烂。

❸ 转成小火，煮10分钟，加入盐、味精调味即可。

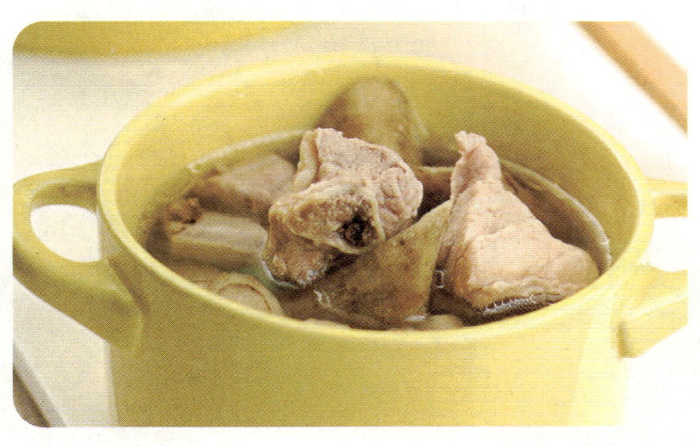

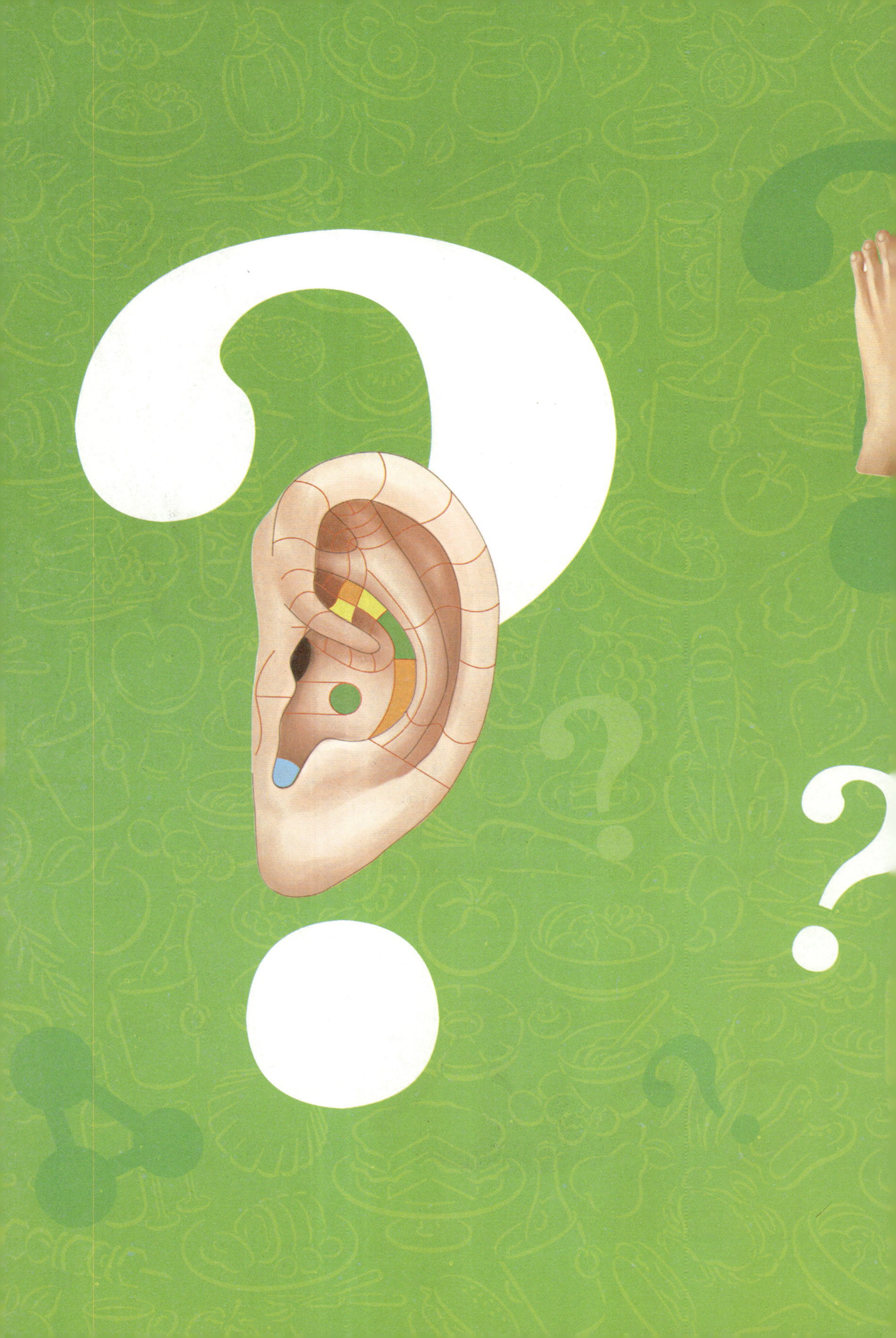

第五章

缓解『三高』的经穴疗法

中医认为，气血运行的通道为经，气血输注于体表的特定孔隙为穴。通过按摩、刮痧、拔罐等方法刺激经穴，就可以对全身的各个系统都进行调理，是一种自然的养生祛病方法，而且简单、直观、便于操作。在治疗『三高』方面，经穴疗法也能发挥作用，并可产生良好的效果，非常适合『三高』患者居家选用。

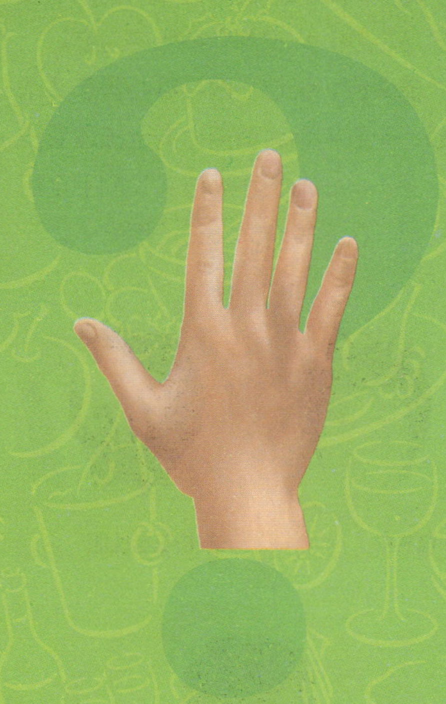

特效穴位

百会

风池

委中

承山

太溪

对高血压有辅疗作用的经穴疗法

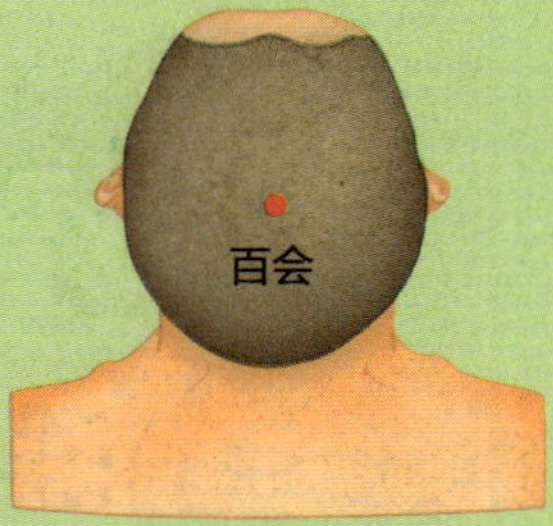

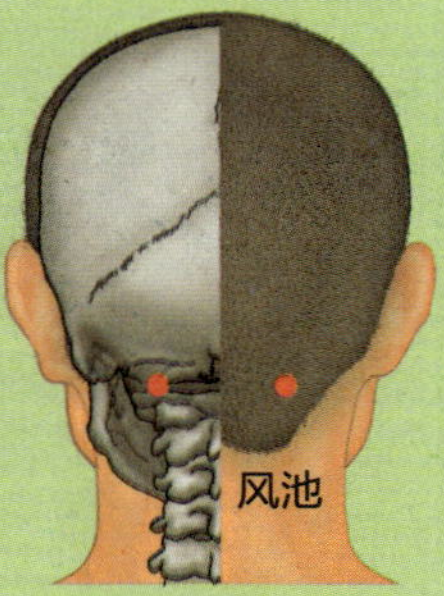

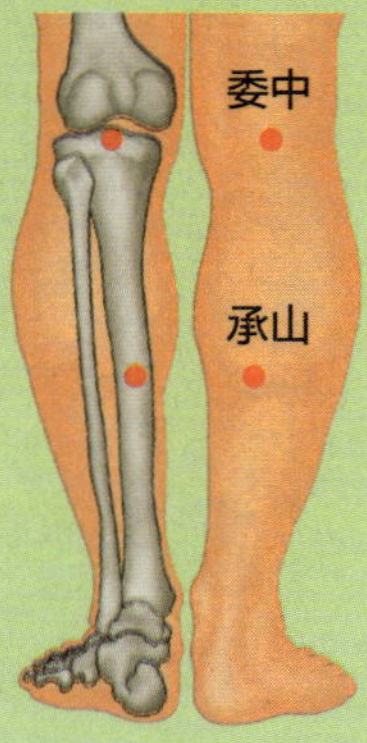

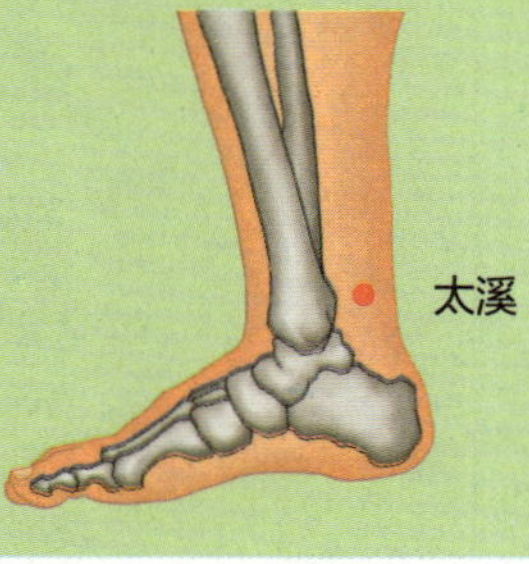

按摩疗法可以促进血液循环，调整微血管的收缩和舒张作用，可辅助改善高血压患者的头痛、眩晕等自觉症状。另外，按摩可以缓解大脑的紧张度，有利于血压下降。

操作方法

◎**揉风池：**两手抱头，两拇指分别置于脑后风池穴，稍用力作向内向上按揉各32次，以局部有酸胀感为度。

◎**梳头皮：**坐位，两手掌心置于头前额，用五指指腹稍用力向上梳理头皮（图①），渐次移动过头顶向下至后枕部，往返操作5～8遍（图②）。

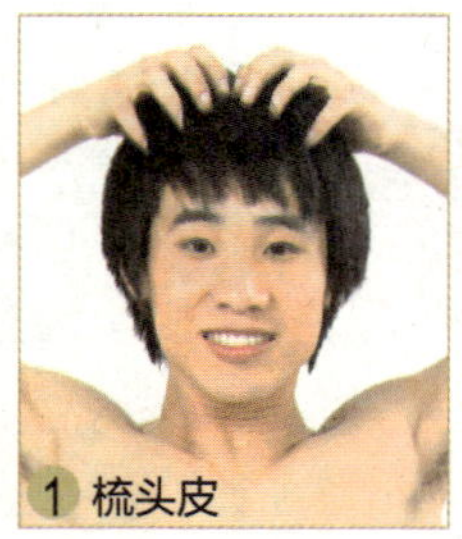

1 梳头皮

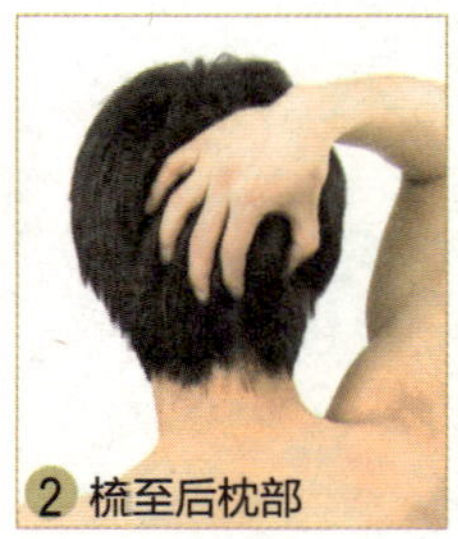

2 梳至后枕部

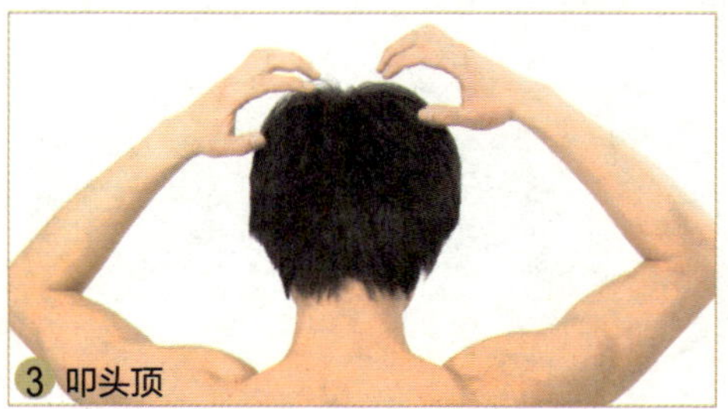

3 叩头顶

◎**叩巅顶**：坐位，两手十指微屈分开，然后用指端轻轻叩击头顶部并逐渐移至后枕部，如此往返操作5～8遍（P160图③）。

◎**揉百会**：坐位，闭目静息，用单手食指或中指指腹按揉头顶百会穴1分钟，以酸胀感为度。

◎**畅气机**：右手虚掌置于右乳上，适当用力拍击并渐横向左侧移动，往返8次（图④）；再以两手掌交叉紧贴乳上方，横向用力往返摩擦32次（图⑤）；然后将两手贴于对侧乳上方（图⑥），再将虎口置于腋下，由上沿腰侧向下至髂骨来回推擦，以热为度（图⑦）。

◎**捶腰脊**：坐位或站立位，两手握空拳，用拳眼轻轻捶击腰脊两侧，上起腰上段，下至骶部，往返32次（图⑧）。

◎**拿委中、承山**：坐位，两下肢屈曲，用双手拇指与中指相对用力拿委中、承山各1分钟，拿承山时，配合拿腓肠肌数次，效果更好。

◎**揉跟腱**：坐位，先将右下肢屈曲放置于左大腿上，用左手拇指与食指相对用力揉捏小腿跟腱（图⑨），并按揉踝关节两侧的昆仑和太溪半分钟，然后转动踝关节，顺、逆时针各16次。再换脚操作左下肢跟腱，方法相同。

◎**展胸腰**：站立位，双手十指交叉，同时翻掌向上撑至头顶最大限度，然后深吸气，同时身体随之后仰；呼气时上身前俯，并将交叉之双手下按至最低点。整个过程中，膝关节须挺直，两脚并拢且要踏稳，重复操作8次。

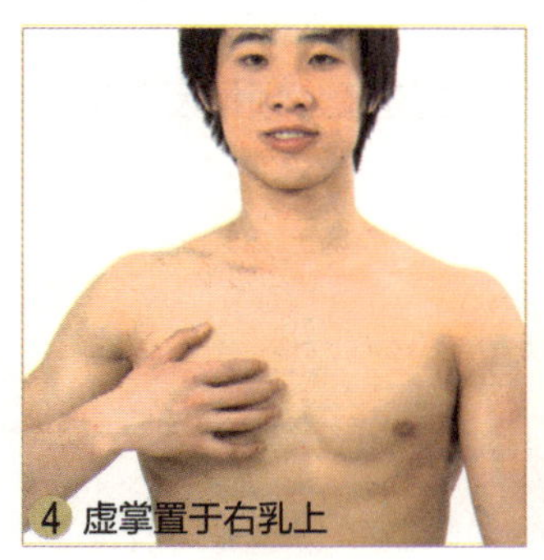
4 虚掌置于右乳上

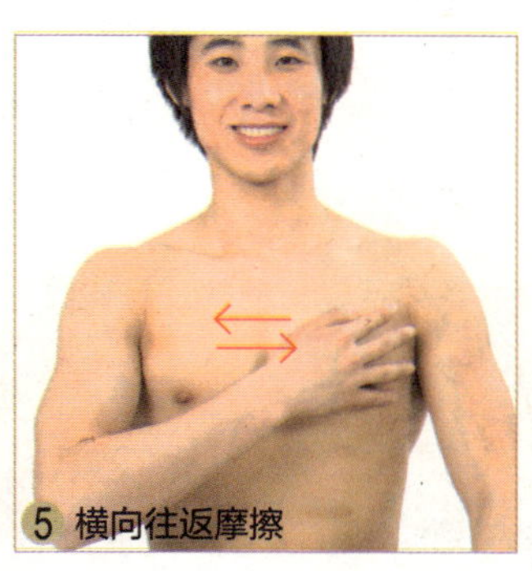
5 横向往返摩擦

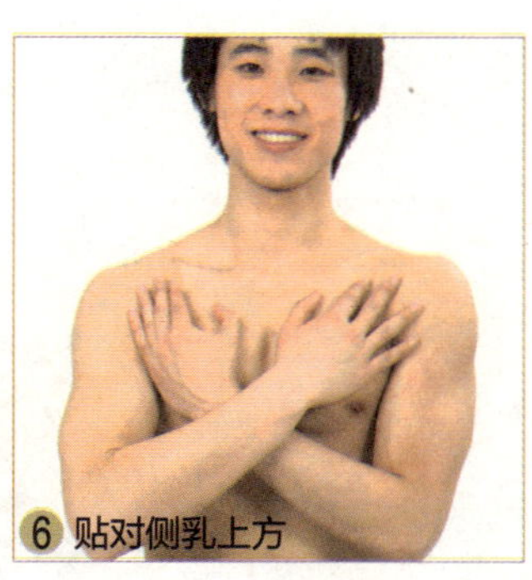
6 贴对侧乳上方

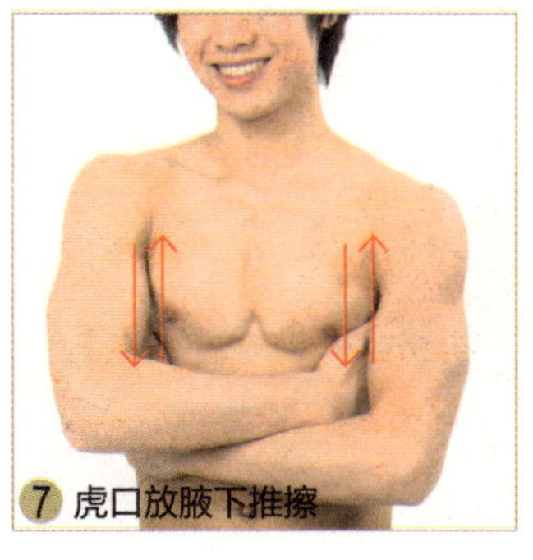
7 虎口放腋下推擦

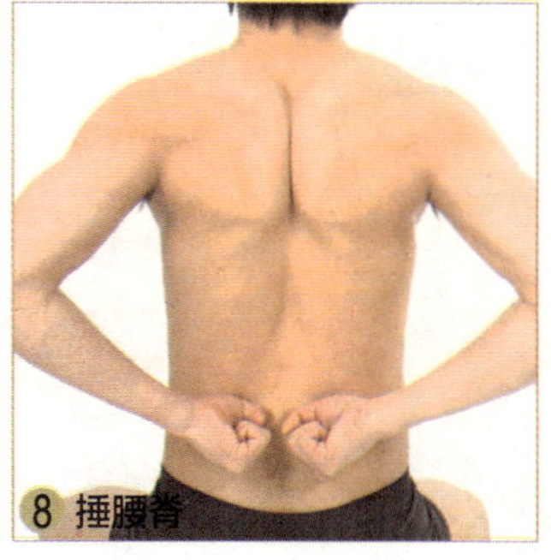
8 捶腰脊

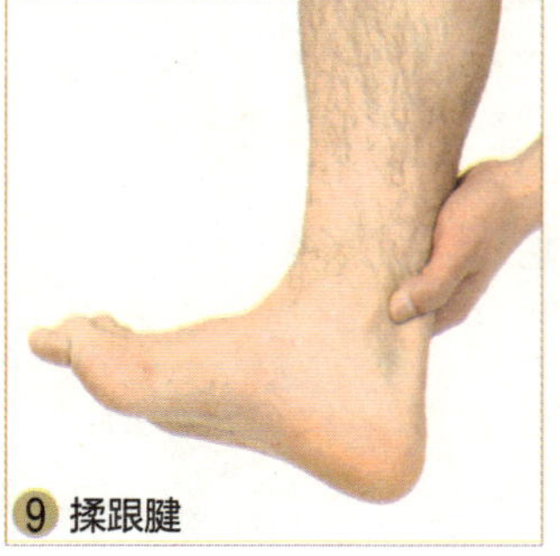
9 揉跟腱

特效穴位及反射区

大脑
心点
肺点
肝点
命门点
肾上腺
心脏
劳宫
神门
内关

右手掌

关冲
头顶点
少冲
颈椎
合谷
血压区

左手背

高血压手部按摩疗法

操作方法

手是一个全息元，刺激相应的穴位可调整相应组织器官的功能，改善其病理状态，从而起到防病治病、强身健体的作用。

◎中指或按摩棒点按内关、合谷各2~3分钟，力度由轻到重（图①、图②）。

◎用拇指指腹按揉大脑反射区3~5分钟。

◎点按头顶点、命门点、肝点、心点、肺点各1~2分钟，以局部有酸胀感为佳（图③）。

◎用食指或拇指点揉或点按劳宫、神门、少冲、关冲等穴各3~5分钟，注意力度要适中（图④）。

◎用拇指指腹按揉肾上腺、心脏反射区各3~5分钟。

◎用食指刮压血压区、颈椎反射区各3~5分钟。

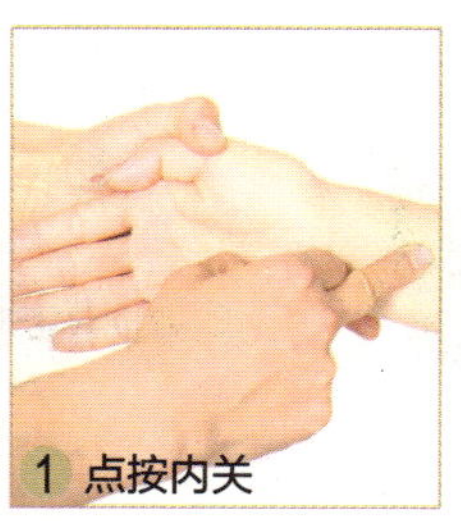
1 点按内关

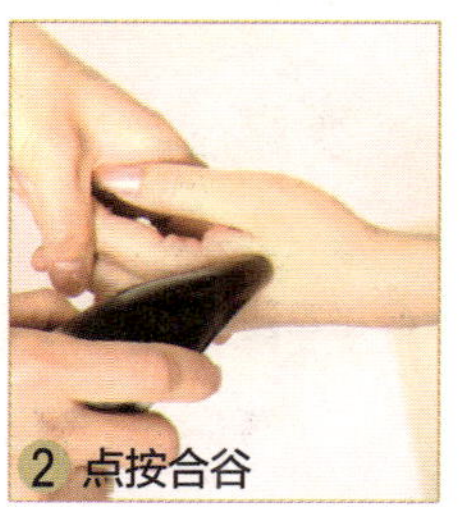
2 点按合谷

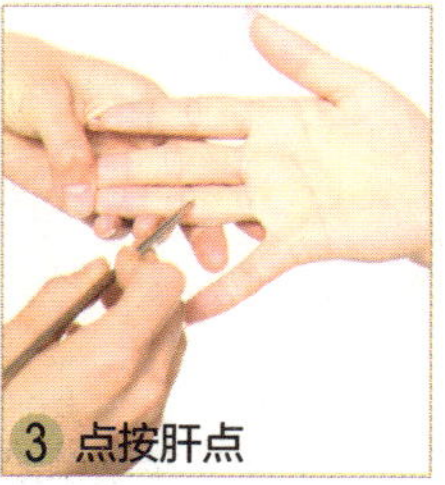
3 点按肝点

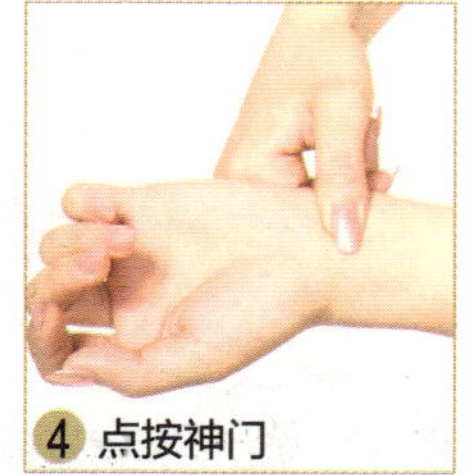
4 点按神门

高血压足部按摩疗法

操作方法

◎用单食指扣拳法按揉甲状腺反射区72次。

◎按压大脑、额窦、心脏、肾上腺等反射区各30次，力度应该由轻到重，但也不可用力过猛（图①）。

◎用捏指法推压位于足部的颈项、颈椎等反射区各48次。

◎按摩位于足背处的内耳迷路、足底的生殖腺等反射区，力度由轻到重，各50次（图②）。

◎单食指扣拳法按揉位于足部的脑垂体、小肠等反射区各50次（图③）。

◎用拇指或按摩棒点揉两侧涌泉穴3～5分钟，注意用力稍重，以被按摩者感觉酸痛为宜（图④）。

◎用食指或拇指按揉太溪、照海、太白等穴3～5分钟，注意力度要适中。

◎双指扣拳，刮压腹腔神经丛反射区50～100次。

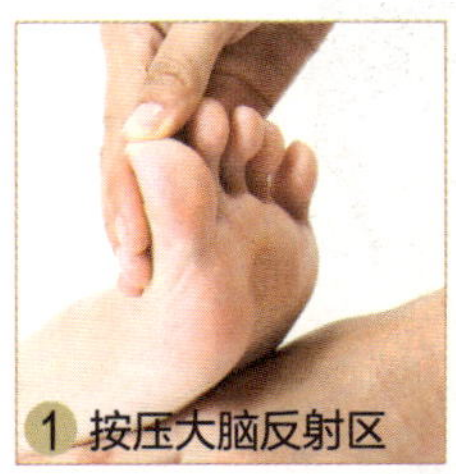
1 按压大脑反射区

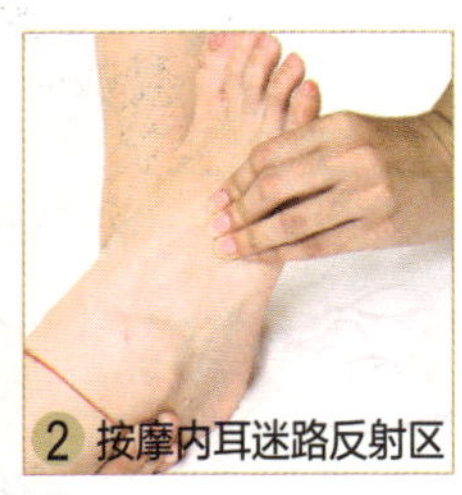
2 按摩内耳迷路反射区

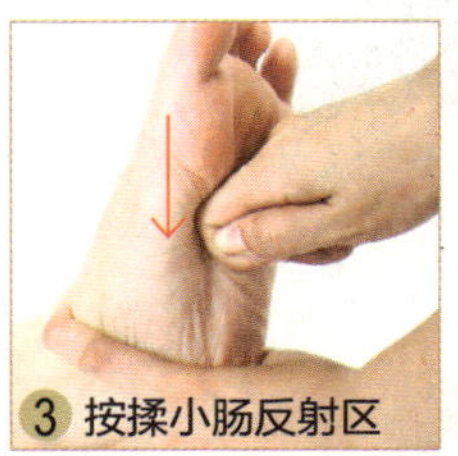
3 按揉小肠反射区

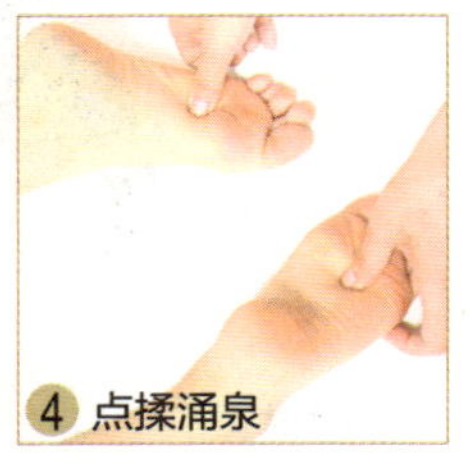
4 点揉涌泉

特效穴位及反射区

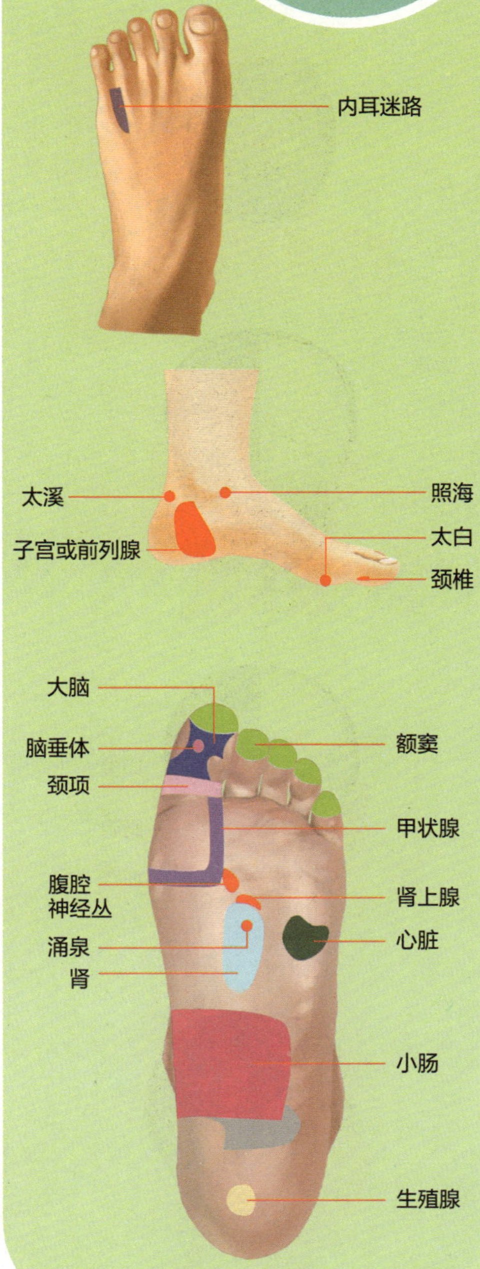

内耳迷路

太溪
子宫或前列腺
照海
太白
颈椎

大脑
脑垂体
颈项
额窦
甲状腺
腹腔神经丛
肾上腺
涌泉
心脏
肾
小肠
生殖腺

特效穴位

百会

风池

印堂

睛明

迎香

角孙

太阳

高血压头面部按摩疗法

操作方法

◎患者取坐位，自上而下用推法推桥弓（胸锁乳突肌），先推左侧，后推右侧，每侧约1分钟（图①）。

◎患者取坐位，用一指禅推法，从印堂直线向上到发际，往返4～5次（图②）；再从印堂沿眉弓至太阳，往返4～5次（图③）；然后从印堂到一侧睛明，绕眼眶辅助治疗，两侧交替进行，每侧3～4次（P165图④）。时间约4分钟。

◎从一侧太阳揉至另一侧太阳，往

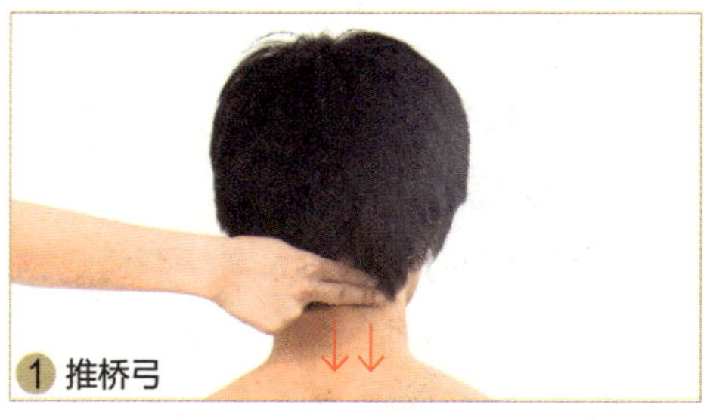

1 推桥弓

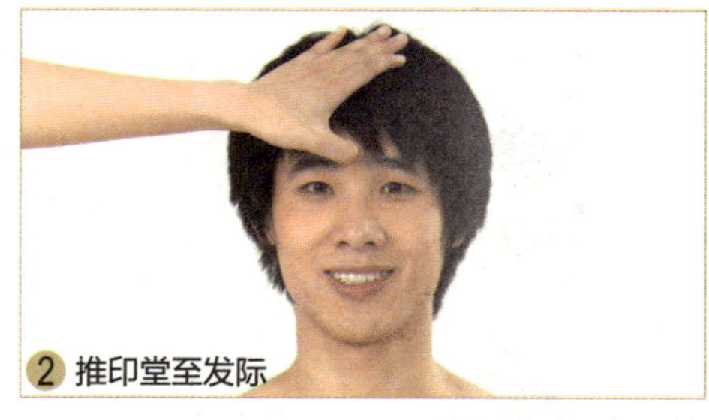

2 推印堂至发际

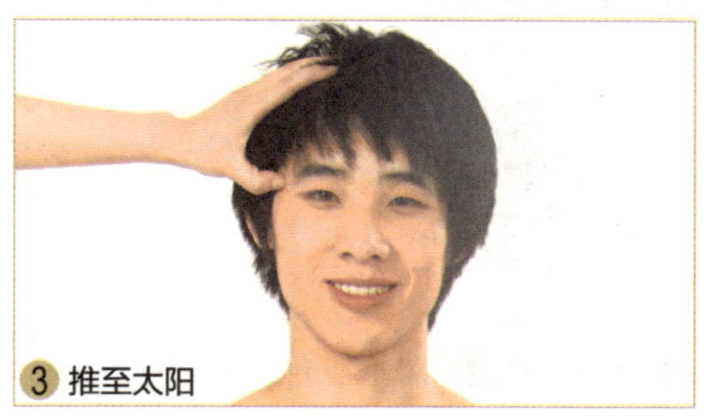

3 推至太阳

返3～4次（图⑤）；再在头侧胆经循行部位，自前上方向后下方辅助治疗，每侧20～30次（图⑥）；然后用抹法在前额（图⑦）及面部辅助治疗（图⑧），配合按角孙（图⑨）、睛明（图⑩）、太阳。时间约3分钟。

◎头顶部用五指拿法（图⑪），至颈项部改用三指拿法（图⑫），沿颈椎两侧拿至大椎两侧，重复3～4次，配合点按百会、拿风池（图⑬、⑭）。

◎最后回至面部用分法自前额至迎香往返操作2～3次（图⑮）。

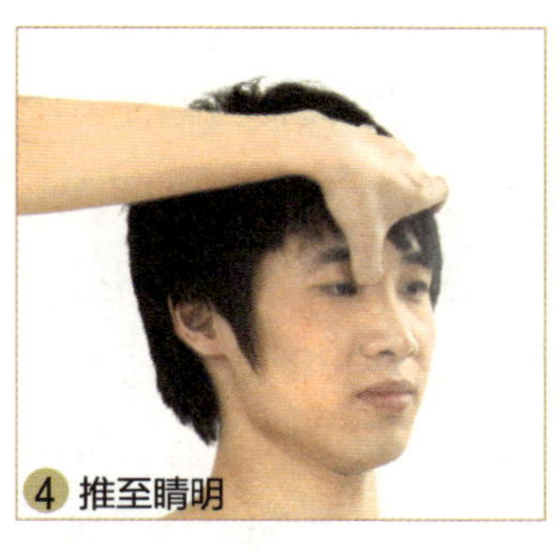
4 推至睛明

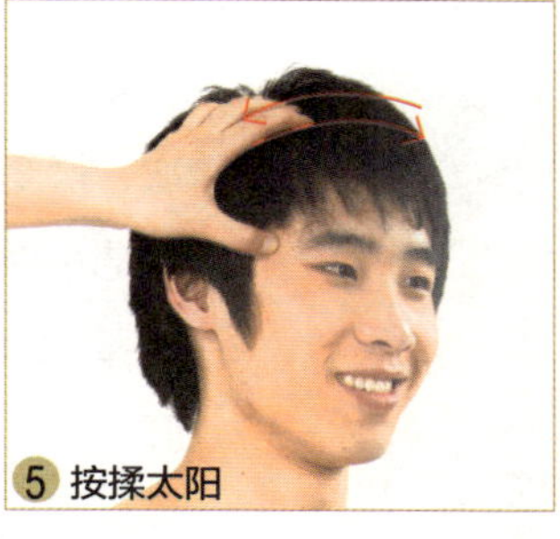
5 按揉太阳

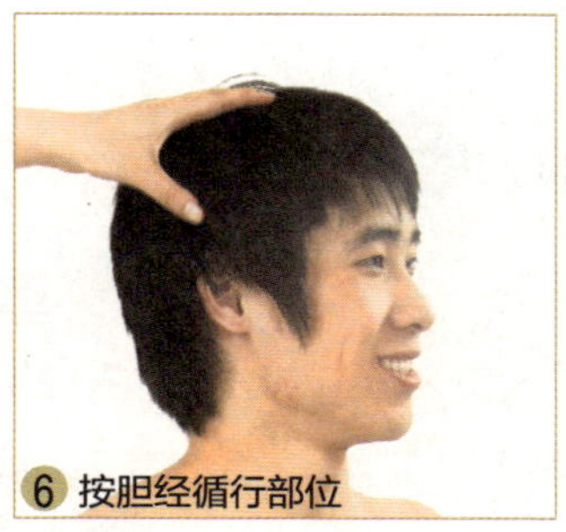
6 按胆经循行部位

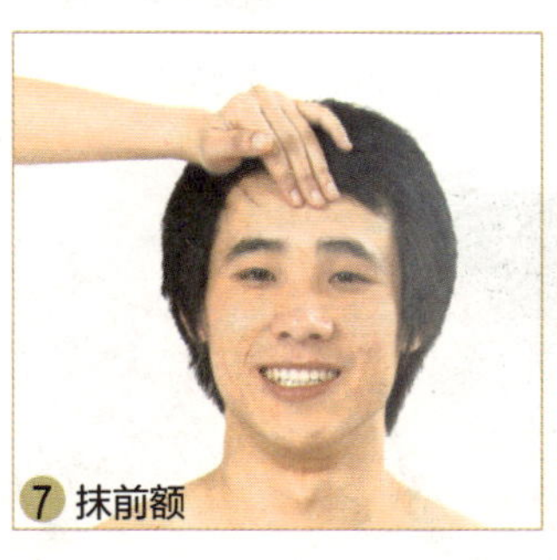
7 抹前额

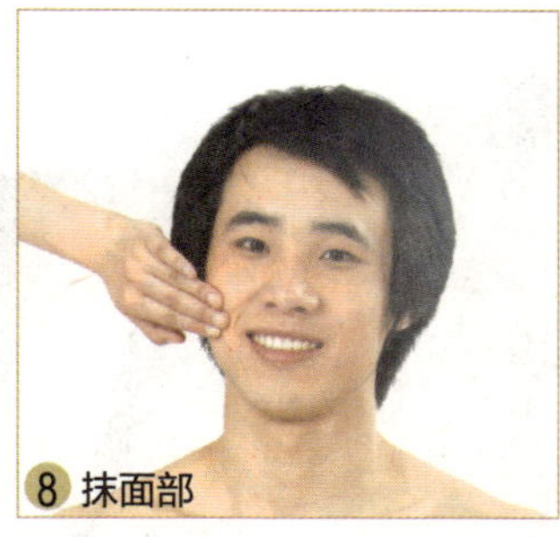
8 抹面部

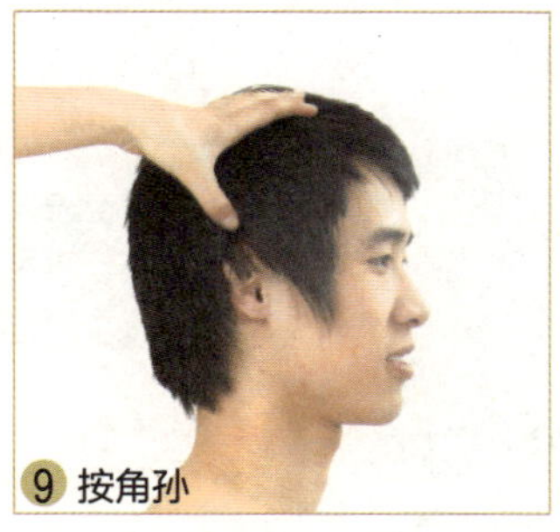
9 按角孙

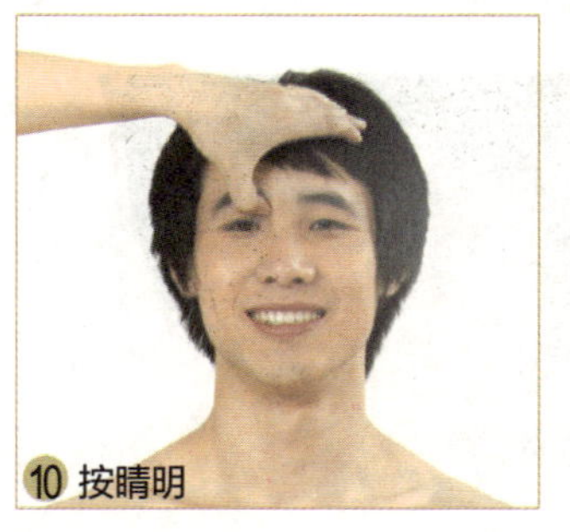
10 按睛明

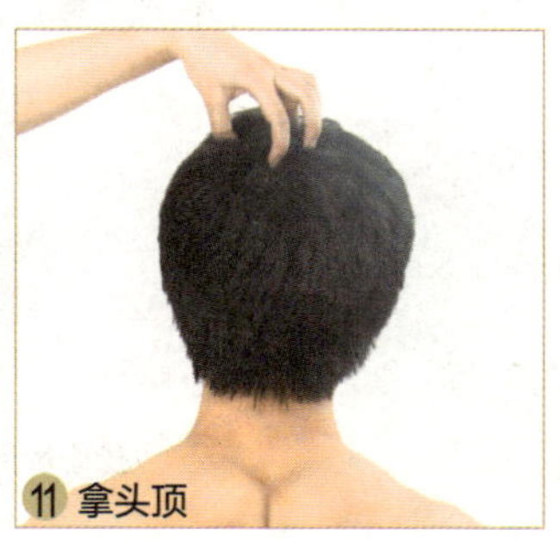
11 拿头顶

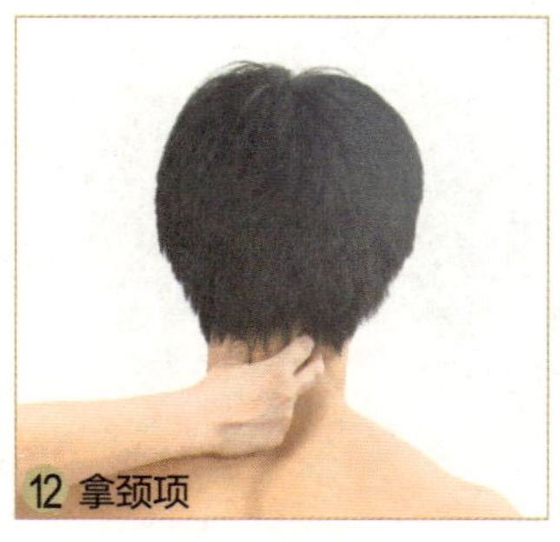
12 拿颈项

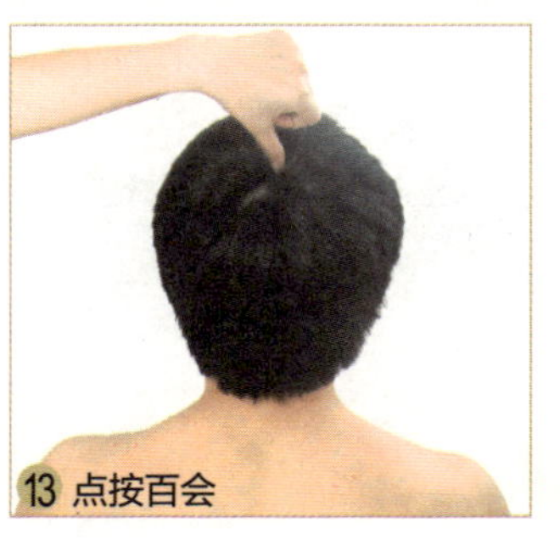
13 点按百会

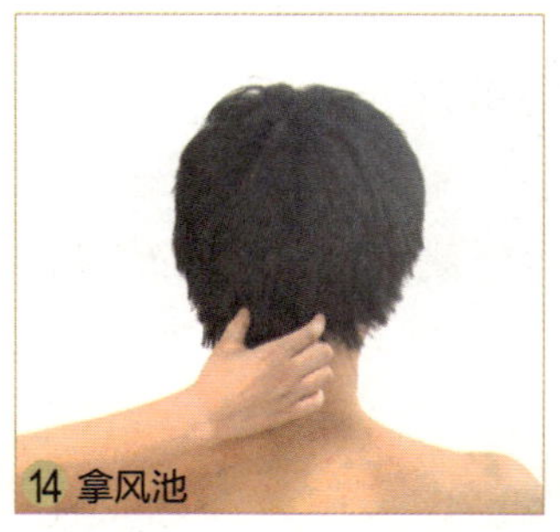
14 拿风池

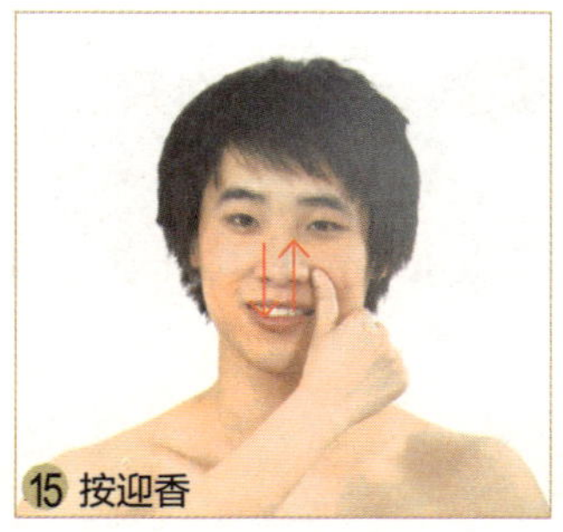
15 按迎香

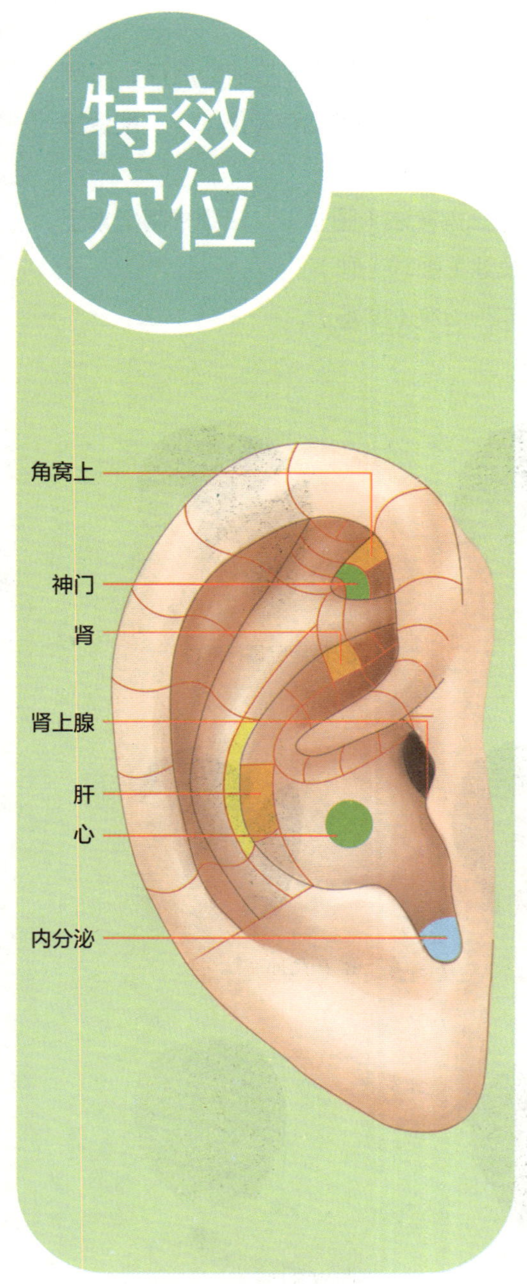

高血压耳部按摩疗法

操作方法

◎双手点掐或点揉角窝上、肝、肾、心、神门、肾上腺、内分泌反射区各10次，以患者能耐受的力度为宜（图①、图②）。

◎双手拇指自上而下揉按耳背5～10次，揉至红润为止。

◎把小颗粒状的六神丸、王不留行子或莱菔子等，用小块橡皮膏固定在肝、心、肾上腺、肾、内分泌、神门等耳部反射区上，每天按揉5～7次，每次每个反射区用时2～3分钟。

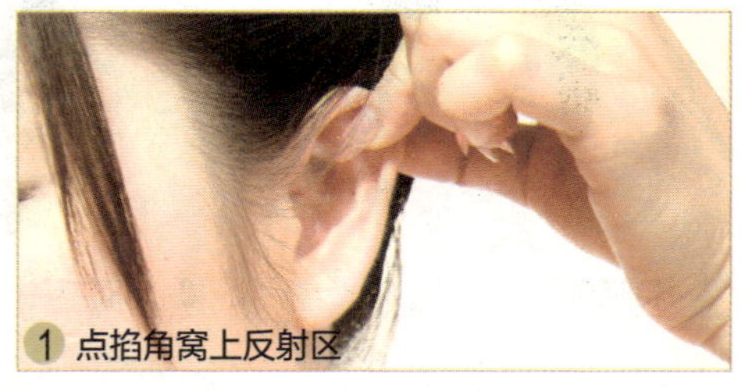

1 点掐角窝上反射区

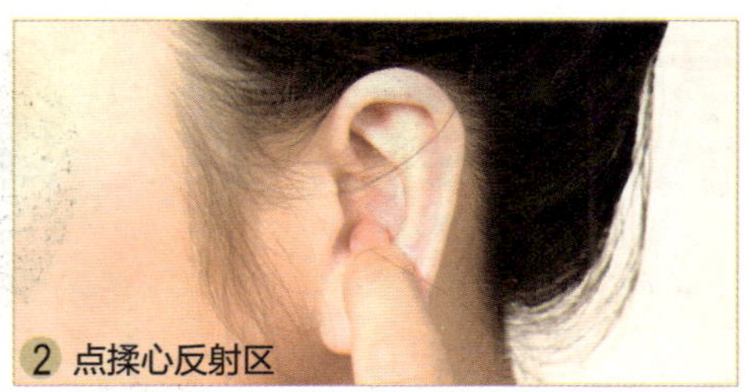

2 点揉心反射区

Tips 经常按摩外耳及鼓膜的好处

专家指出，经常用手按摩耳部，并轻轻地用掌心向内耳挤压和放松或用手指不停地挤压耳屏，可以对鼓膜起到很好的保健作用，应该经常练习。

拔罐疗法是中医常用的一种辅助改善疾病的方法，它可以通过吸拔特定的经络、穴位，牵拉神经、肌肉、血管以及皮下的腺体，来调节血管舒缩功能和血管的通透性，从而改善局部血液循环，对降低血压具有一定的辅助治疗功效。

操作方法

以特效穴位中的大椎、心俞、肾俞为主穴，其他穴位为配穴。每次选用主穴1~2个，配穴3~4个。患者取合适体位，采用单纯拔罐法，留罐10~20分钟。每天1次，7~10次为1个疗程（图①、图②、图③、图④）。

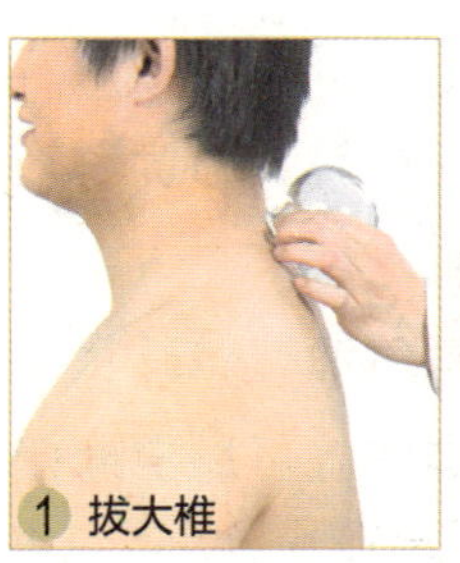
1 拔大椎

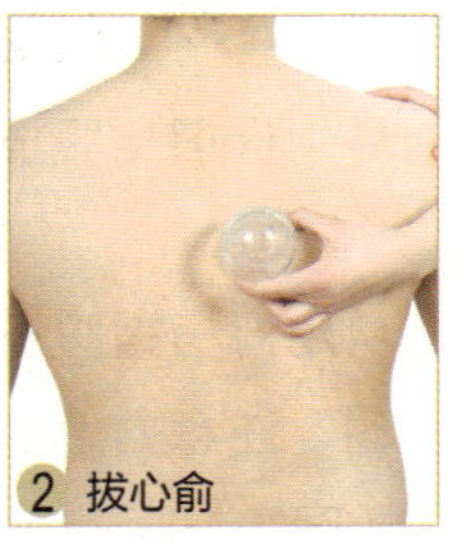
2 拔心俞

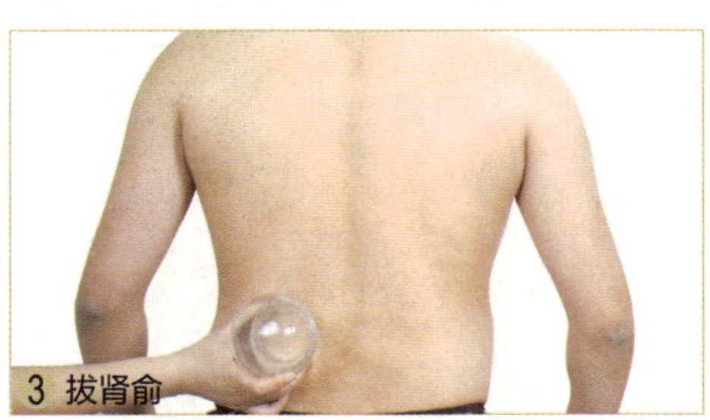
3 拔肾俞

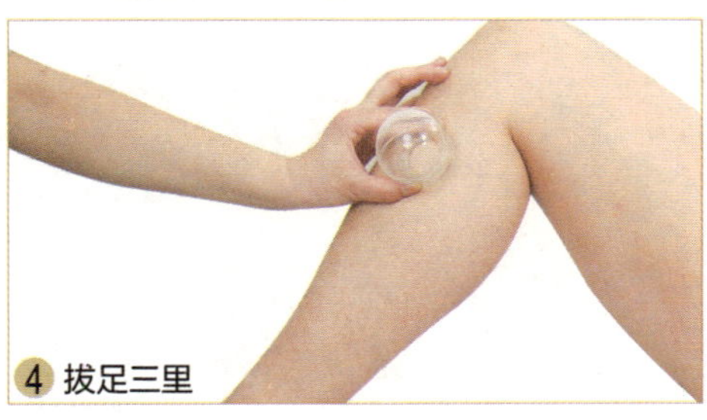
4 拔足三里

高血压拔罐疗法 特效穴位

大椎
心俞
肾俞
足三里
丰隆
三阴交
涌泉

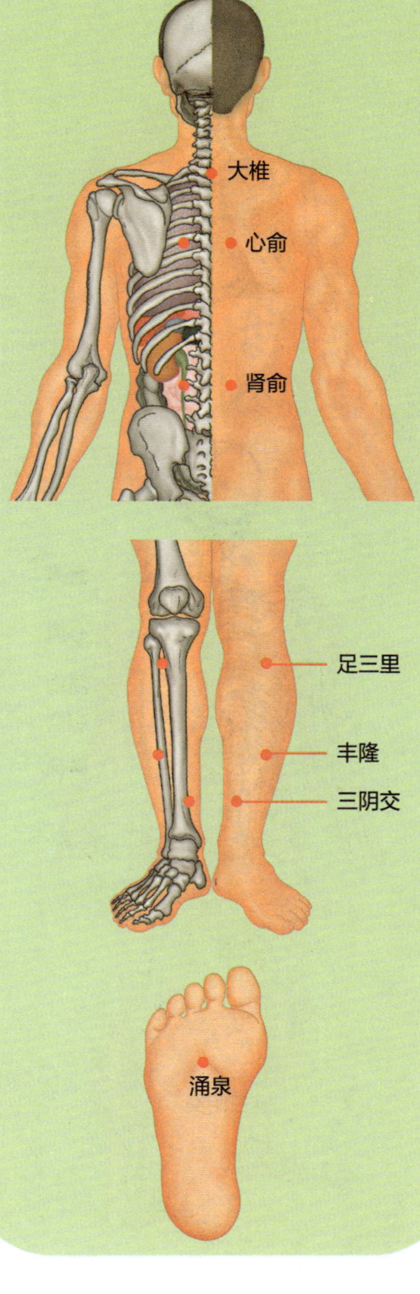

特效穴位

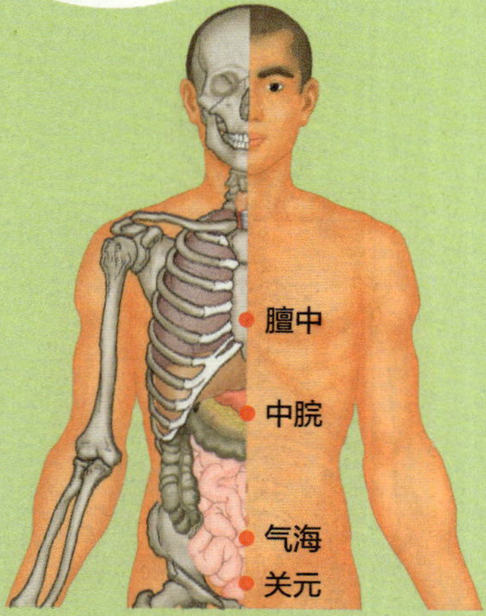

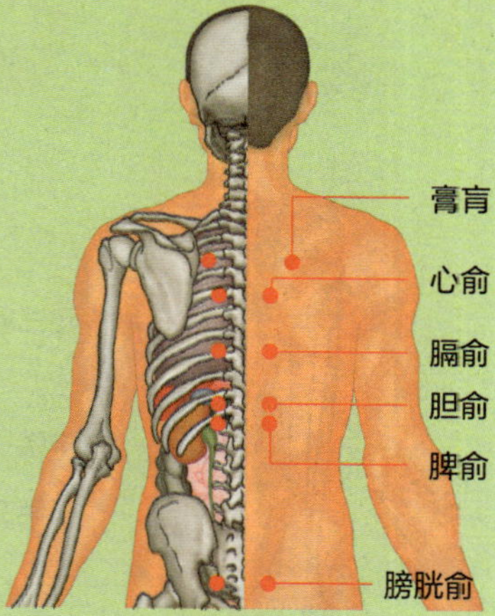

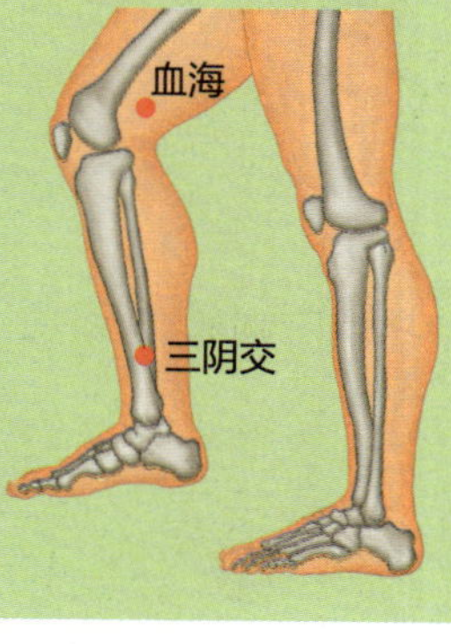

膻中
中脘
气海
关元
膏肓
心俞
膈俞
胆俞
脾俞
膀胱俞
血海
三阴交

对高脂血症有辅疗作用的经穴疗法

按摩可以减少皮下脂肪的积聚，加快脂肪的代谢和吸收，对消化系统、内分泌系统、神经体液代谢、糖代谢等都具有双向调节作用。脂肪组织间隙的血管很少，而借助频繁的手法按摩，还能促进毛细血管的再生、消除脂肪中的水分，加速脂肪组织的“液化”及利用，其手法以推、拿等为主。

操作方法

◎用拇指指腹按压中脘，力度稍轻（图①）。

◎用拇指指腹按揉气海，做环状运动。注意力度要适中，可反复操作（图②）。

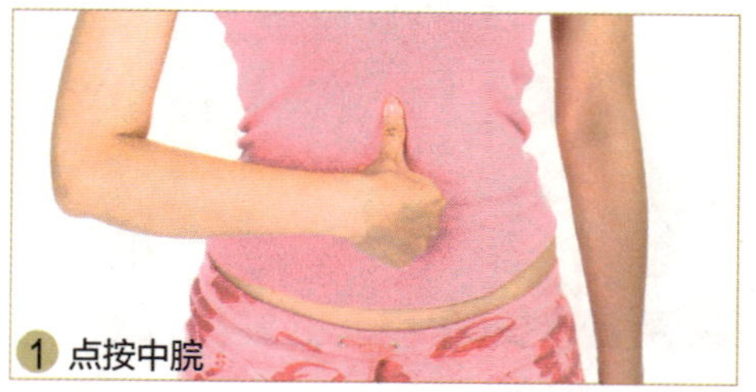

1 点按中脘

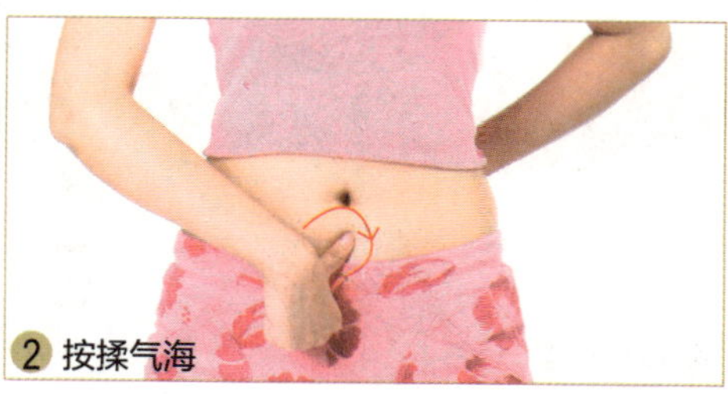

2 按揉气海

◎用双手拇指指腹用力按压足三里，或者手掌打开，握住腿部，用单手拇指按压此穴，力度可稍稍大一些。每天2次，每次5分钟（图③）。

◎用拇指指腹用力按压三阴交，每天2次，每次5分钟左右（图④）。

◎以左手中指揉按右侧膏肓约1分钟，再换右手揉按左侧膏肓1分钟，双手交替进行按摩。

◎拇指揉按血海约3分钟。

◎用拇指或中指按揉丰隆穴，约3分钟。

◎以左手中指揉按右侧心俞约1分钟，再换右手揉按左侧心俞1分钟。

◎以左手拇指揉按左侧胆俞约1分半钟，再换右手揉按右侧胆俞1分半钟。

◎双手拇指在脾俞上转圈按揉，50～100次（图⑤）。

◎手掌贴在脾俞，在膀胱俞之间来回摩擦5～7次。

◎用按摩器具顺时针按揉膻中2～5分钟（图⑥）。

◎以双手拇指点按膈俞2分钟（图⑦）。

◎顺时针按揉关元1～2分钟（图⑧）。

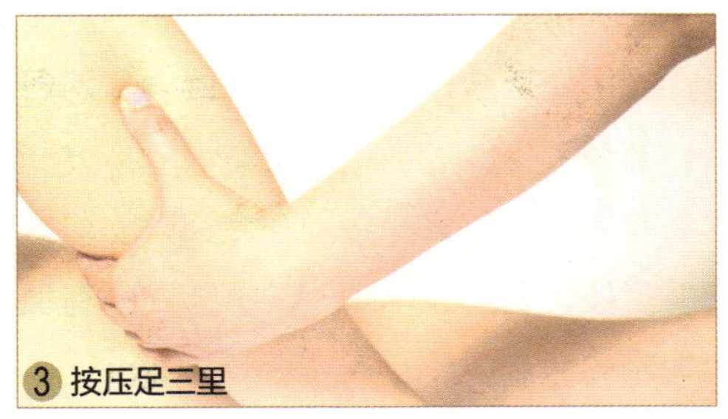
3 按压足三里

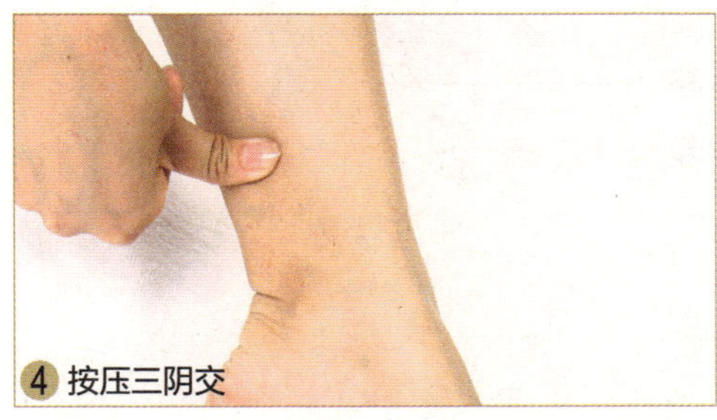
4 按压三阴交

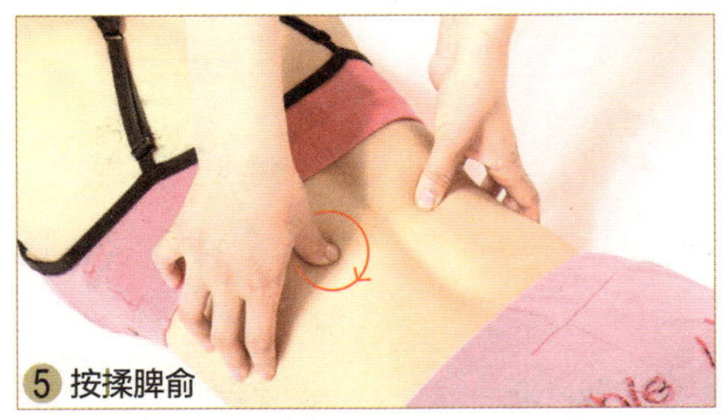
5 按揉脾俞

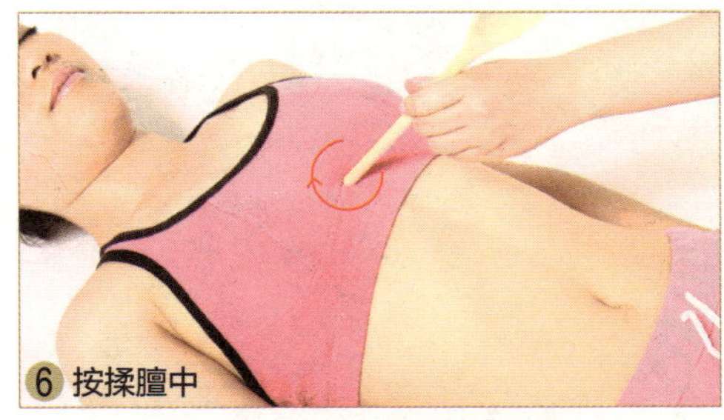
6 按揉膻中

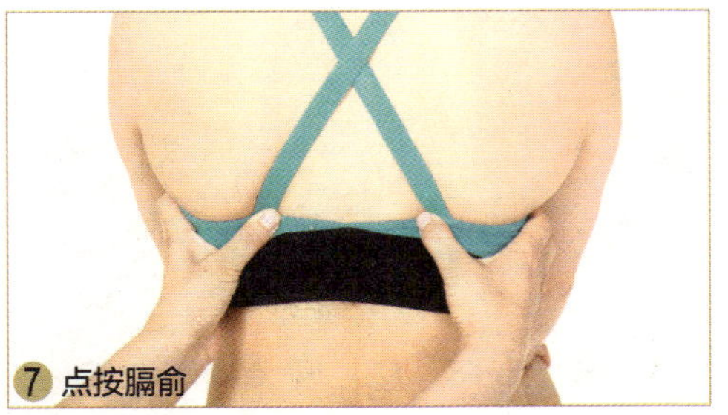
7 点按膈俞

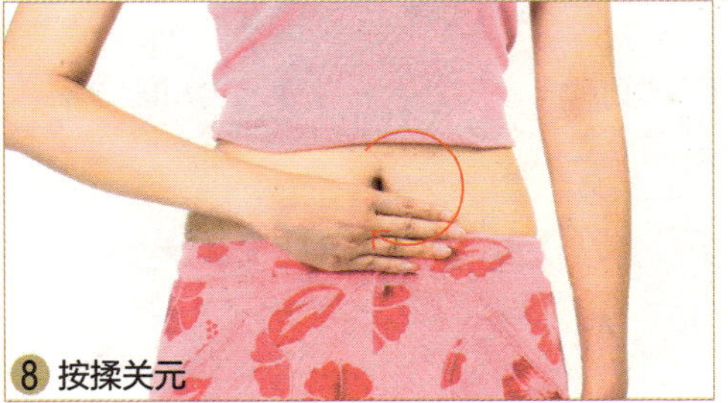
8 按揉关元

特效穴位及反射区

三焦点
小肠点
心点
肺点
肾点
肝点
脾
肺
心
少商
脾点
胃
鱼际
太渊
内关

左手掌

关冲
液门
中渚
肝
胆
合谷
下身淋巴系统
上身淋巴系统
阳池

右手掌

高脂血症手部按摩疗法

操作方法

◎按摩者洗净双手，用拇指端点按或用牙签后端点按手部的合谷、中渚、液门、关冲、阳池、内关等穴，每个穴位点按2～3分钟，以患者感觉局部有疼痛感为宜（图①）。

◎用按摩棒点按脾点、心点、肾点、三焦点、肝点、小肠点等，每点点按2～3分钟，以患者局部有热胀感为宜（图②）。

◎点按心、肺、脾、肝、胆等反射区各2分钟，注意力度要适中（图③、图④）。

◎用点按法按摩少商、鱼际、太渊各1分钟。

◎用拇指和食指分别在合谷穴上松紧捏按，各约3分钟，以患者局部有酸胀感为宜。

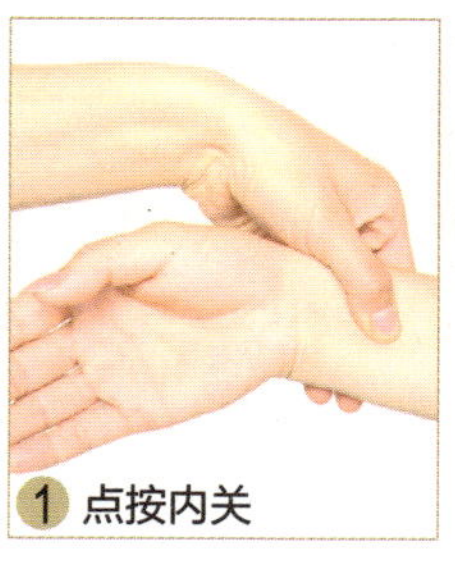

1 点按内关

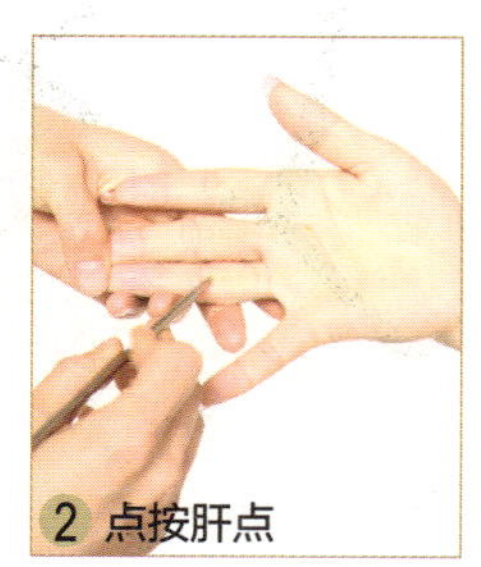

2 点按肝点

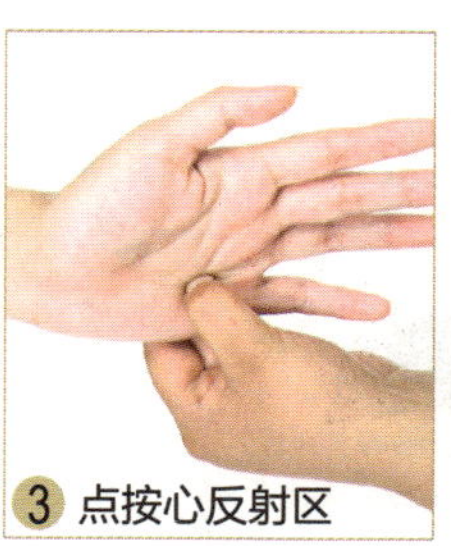

3 点按心反射区

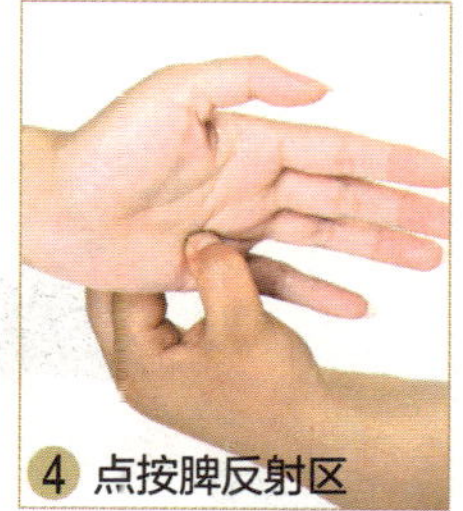

4 点按脾反射区

高脂血症足部按摩疗法

操作方法

◎用单食指扣拳法推压尿道反射区，20～30次，逐渐用力，以患者局部有酸痛感为宜。

◎用拇指指腹推揉肾脏反射区，每回推揉30次，力度以患者可以承受为度，并以其局部有胀热痛感为宜（图①）。

◎用扣指法按揉大脑反射区约50次，逐渐用力，以患者局部有胀痛感为佳，也可用艾条灸大脑反射区（图②）。

◎用拇指推按膀胱反射区，每次推按2分钟。

◎用单食指扣拳法或用拇指按压足部的小肠、额窦等反射区各50次（P172图③、P172图④）。

◎用单食指扣拳法按揉位于足背的上身淋巴腺反射区50次。

◎用握足扣指法按揉脑垂体反射区30

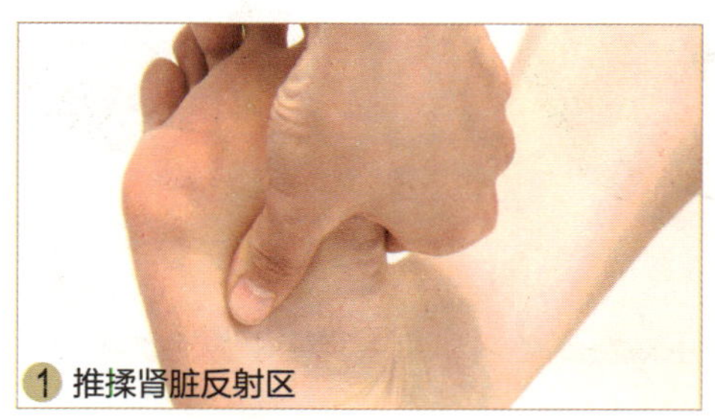

① 推揉肾脏反射区

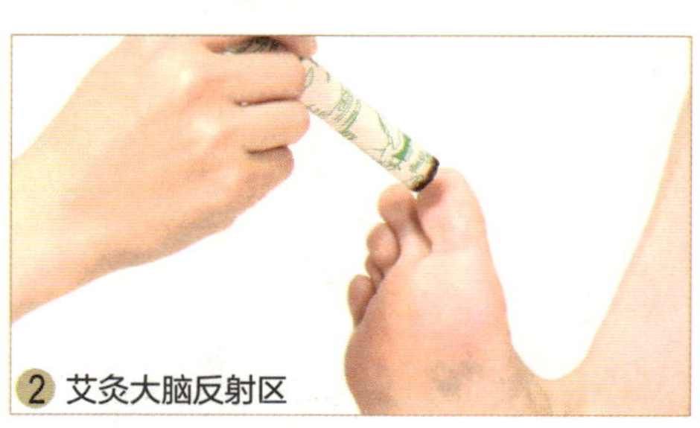

② 艾灸大脑反射区

特效穴位及反射区

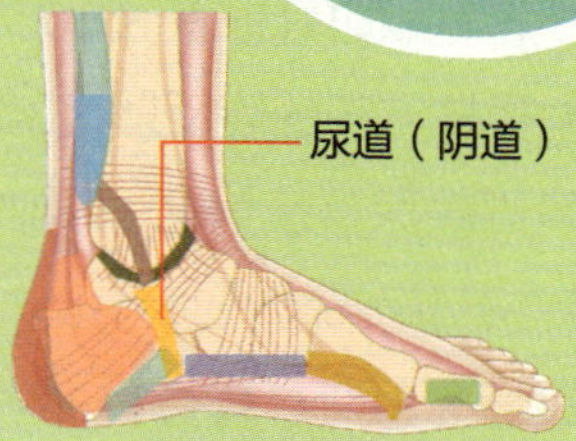

尿道（阴道）

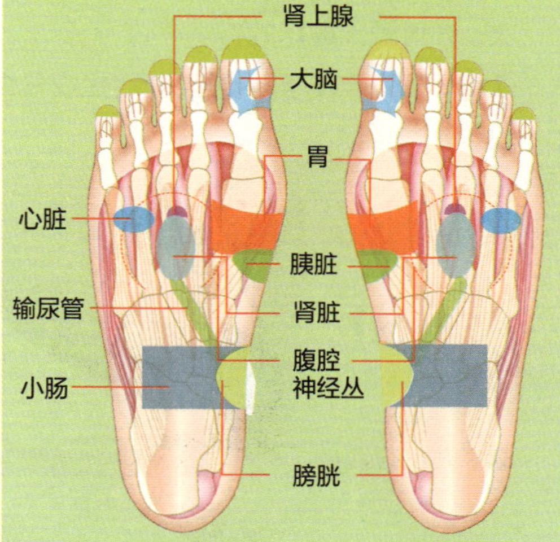

肾上腺

大脑

胃

心脏

胰脏

输尿管

肾脏

腹腔神经丛

小肠

膀胱

右脚掌　左脚掌

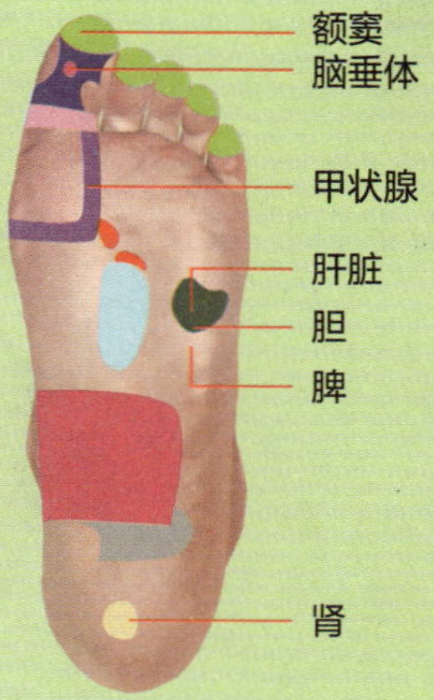

额窦

脑垂体

甲状腺

肝脏

胆

脾

肾

上身淋巴腺

左足底 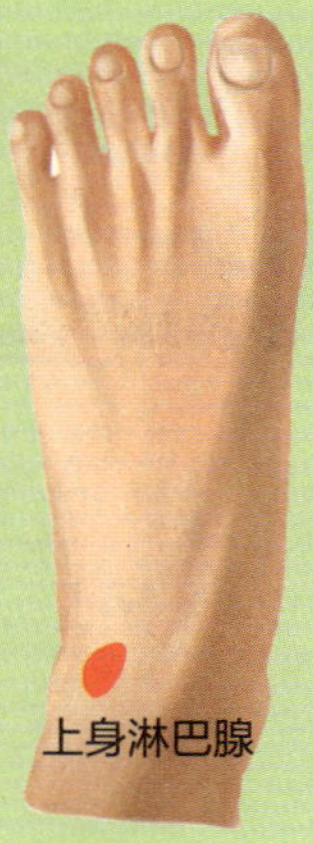　左脚掌

次（图⑤）。

◎用单指扣拳按压胃反射区2分钟（图⑥）。

◎用单指扣拳法按压肾上腺反射区2分钟。

◎以J型推按甲状腺反射区，左右脚各5分钟（图⑦）。

◎用力揉按脚部的肝脏反射区30～60秒钟（图⑧）。

◎按摩者以顺时针或逆时针方向，按揉胰脏反射区30～60秒钟（图⑨）。

◎用力揉按右脚的胆反射区30～60秒钟。

◎推两脚输尿管反射区1分钟，力度由轻到重，逐渐加大，以患者可以耐受为度，并至其感到局部酸胀时为止。

◎顺时针或逆时针揉按脚部的心反射区1分钟，注意力度要适中，以患者可耐受为度，每分钟按揉速度为20～30次，直到患者感到局部有微痛感为止，可每天进行1次，亦可隔天进行1次。

◎用牙签束点按腹腔神经丛反射区2分钟（图⑩）。

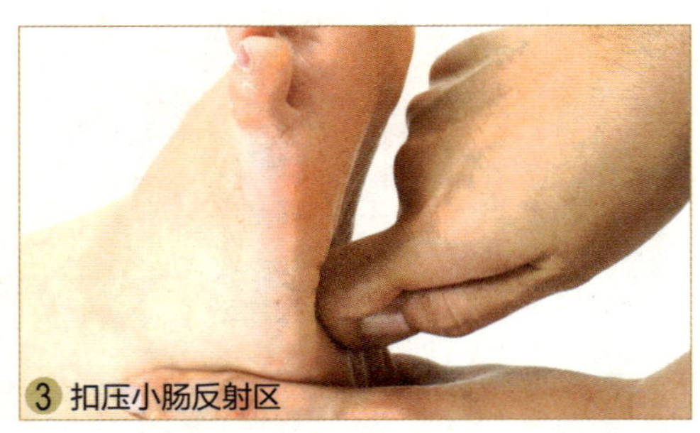
3 扣压小肠反射区

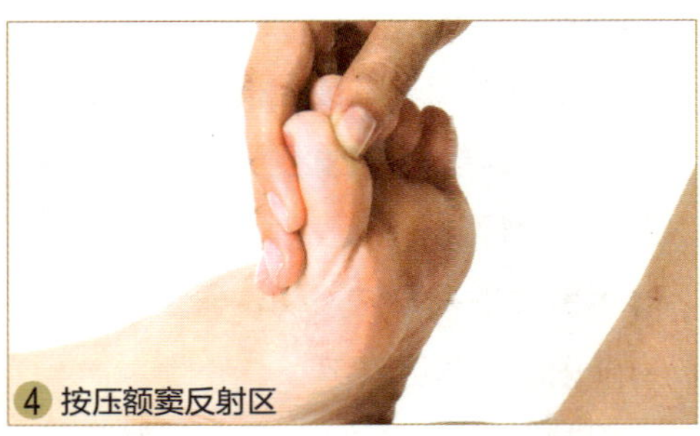
4 按压额窦反射区

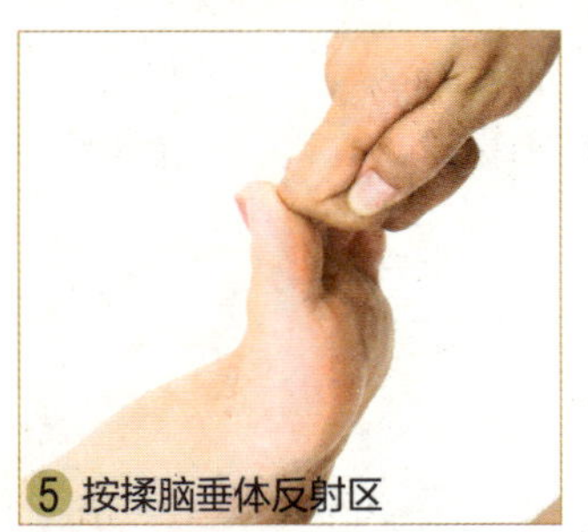
5 按揉脑垂体反射区

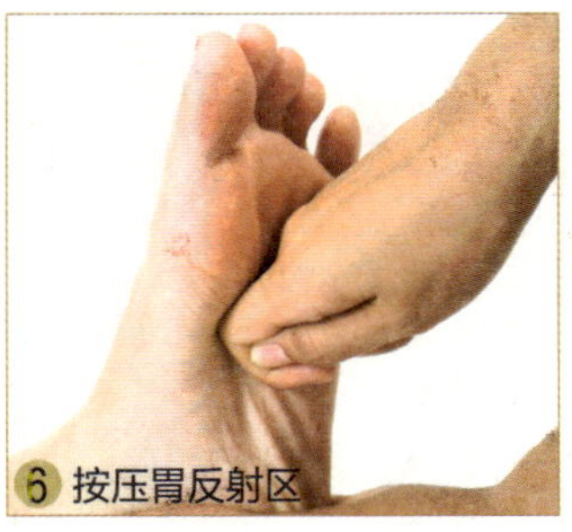
6 按压胃反射区

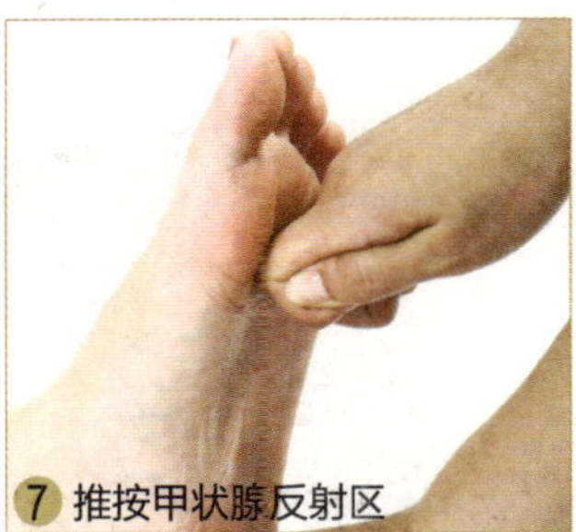
7 推按甲状腺反射区

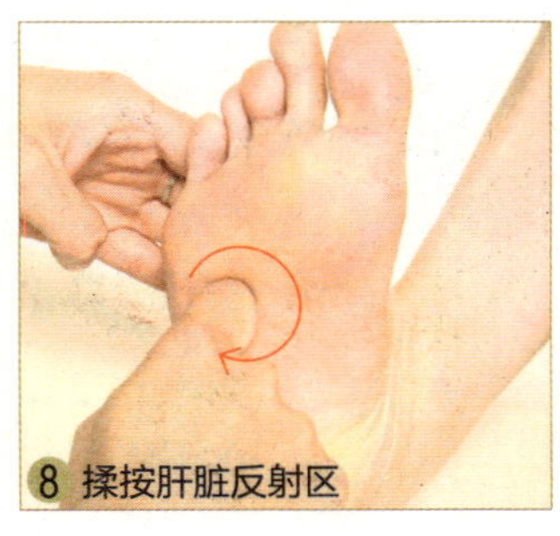
8 揉按肝脏反射区

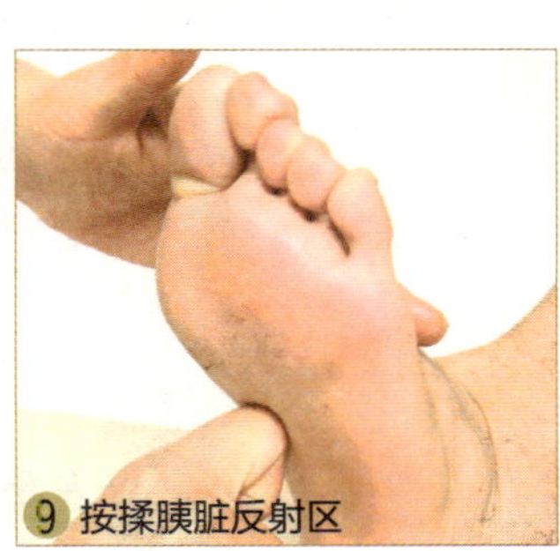
9 按揉胰脏反射区

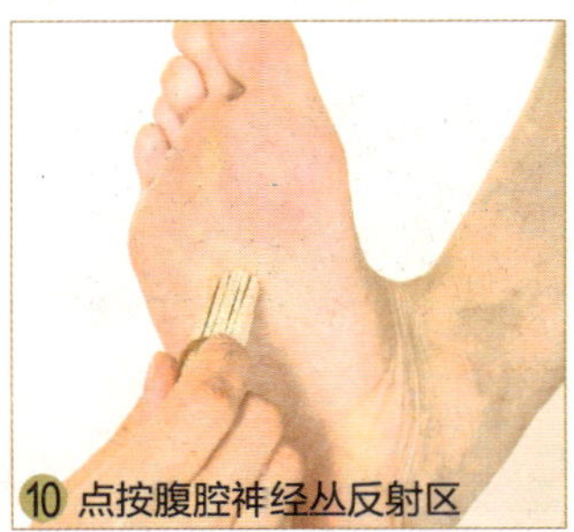
10 点按腹腔神经丛反射区

高脂血症头面部按摩疗法

操作方法

◎拇指指腹由印堂推至神庭，两拇指交替推按30次。

◎双手拇指螺纹面自攒竹向两侧分推至太阳，再逐渐向上推至发际，持续2～4分钟。

◎以食、中、无名、小指指端扫散头侧部20～30次，以耳上和耳后部穴位为主，以达到局部微痛感为度。

◎食指指腹从前额正中抹向两侧太阳，并按揉太阳穴5～10次（图①），再沿耳后下推至颈部，点按翳风、风池、风府各1～2分钟，以患者局部有酸胀感为宜（图②）。

◎五指拿捏头顶，至头后部时改为三指拿捏法，然后拿捏项部，持续5～10次。

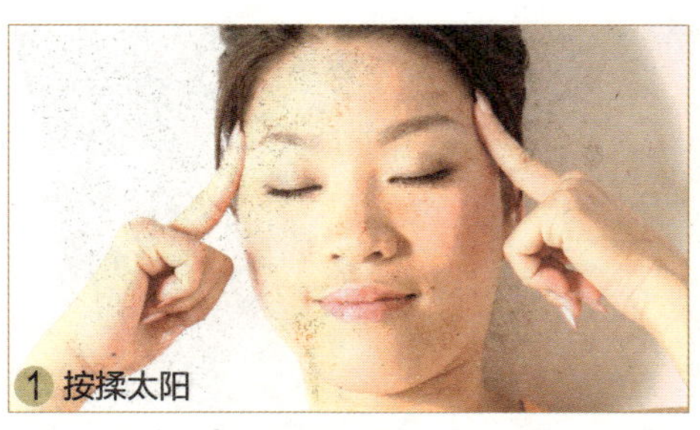

1 按揉太阳

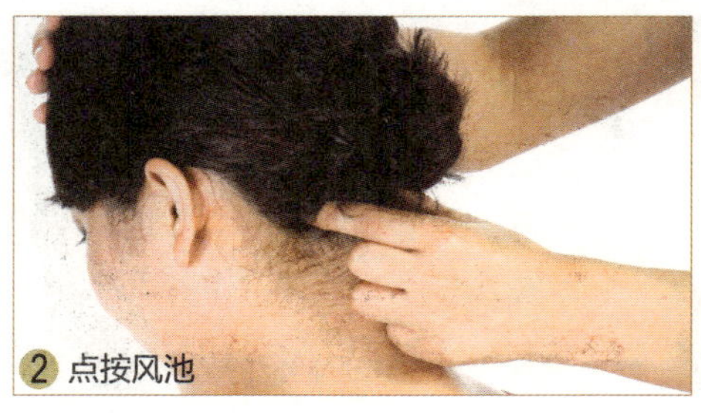

2 点按风池

特效穴位

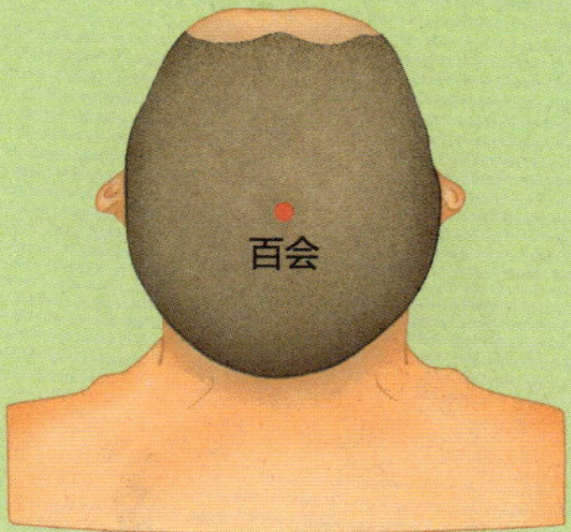

百会

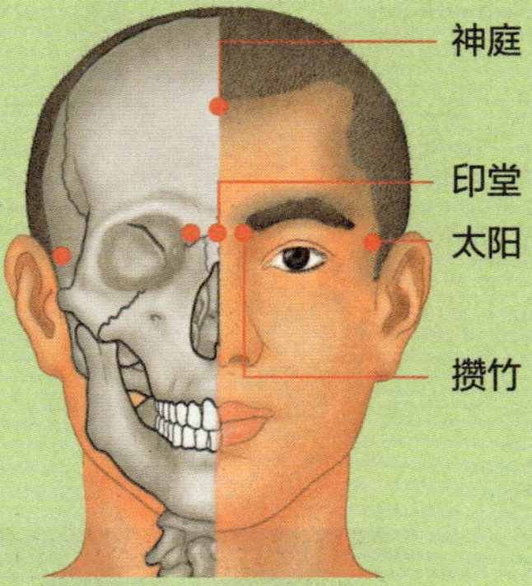

神庭
印堂
太阳
攒竹

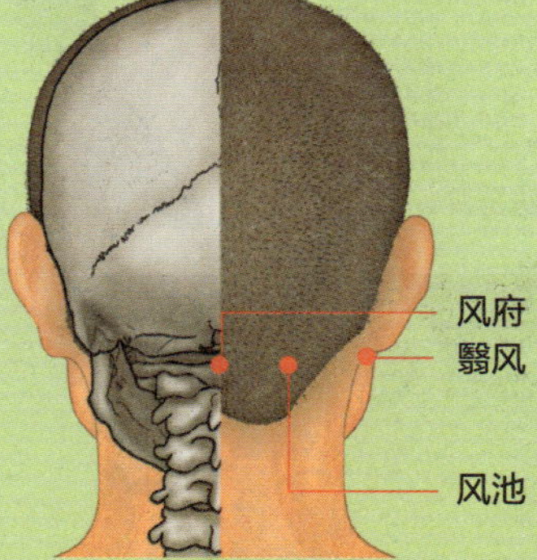

风府
翳风
风池

特效穴位及反射区

神门
胰胆
肾
肝
小肠
心
脾
肾上腺
缘中
内分泌
皮质下

高脂血症耳部按摩疗法

操作方法

◎每次从特效穴位及反射区中取2～4个，将王不留行子或绿豆1粒，置于0.5厘米×0.5厘米的方形胶布上，贴敷于穴位及反射区处，用食、拇指捻压至局部有酸沉麻木或疼痛感为佳，每天4～6次。每次贴一侧耳，两耳交替，每次贴敷2天，每周贴敷2次，10次为1个疗程。疗程间隔5～7天。按揉时力度应轻柔，如皮肤敏感或正值夏季，可适当缩短贴压时间，以免损伤皮肤（图①）。

◎用手持牙签点按神门反射区20～30次（图②）。

◎用食指指腹点按内分泌反射区30次（图③）。

◎用按摩棒点按小肠、胰胆反射区各20～30次（图④、图⑤）。

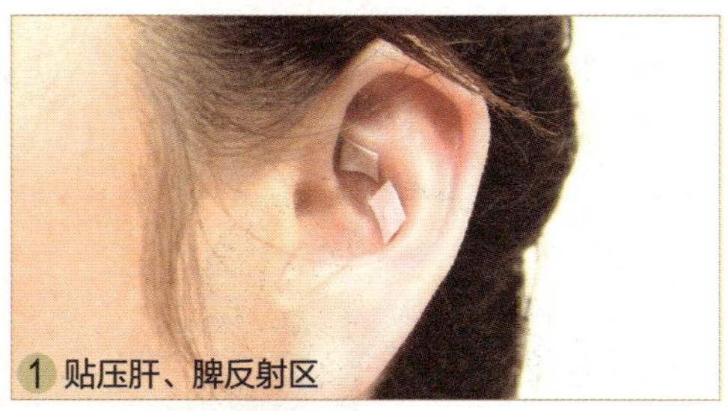
1 贴压肝、脾反射区

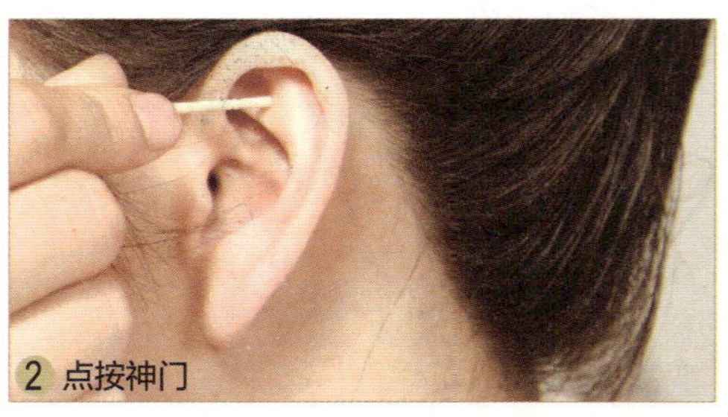
2 点按神门

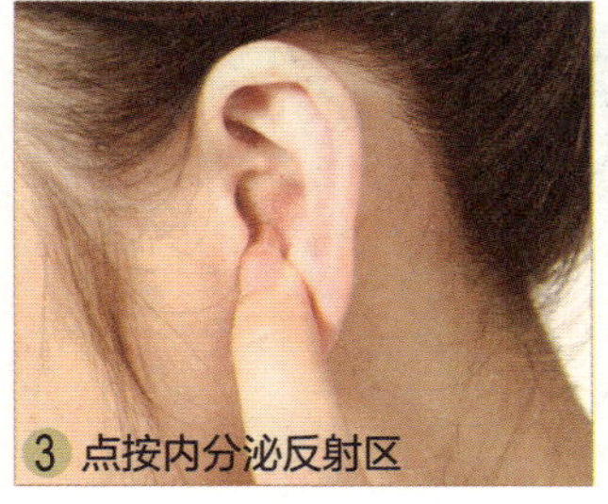
3 点按内分泌反射区

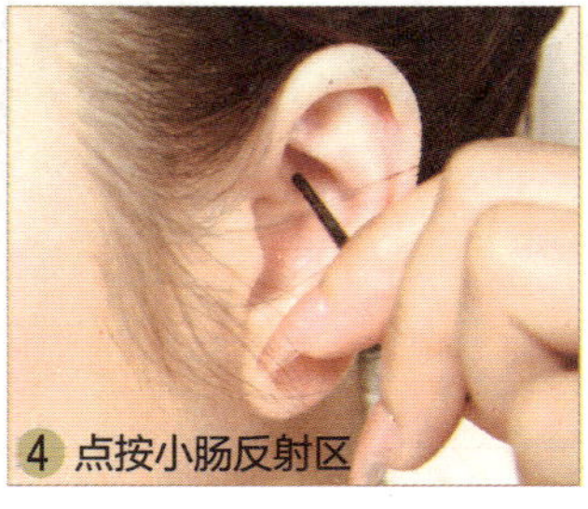
4 点按小肠反射区

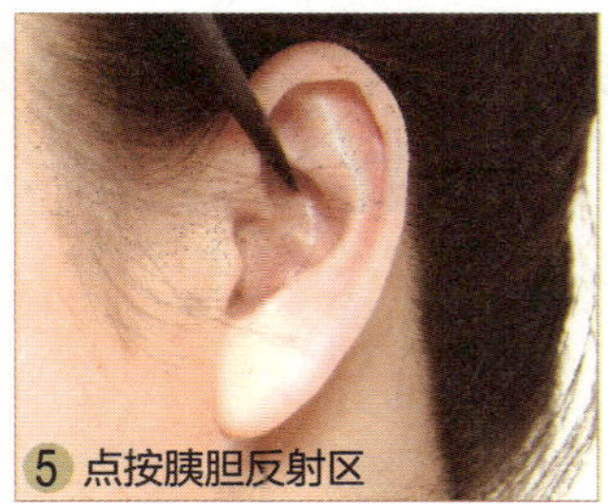
5 点按胰胆反射区

特效穴位

刮痧疗法具有通经活络的作用，刮拭相关穴位，可以健脾利湿，促进体内血液、水液的代谢和运行，从而辅助改善高脂血症患者的症状。

操作方法

患者取坐位，施术者手持刮痧板或刮痧勺，先刮背部的肺俞（图①）、心俞、督俞（图②）、厥阴俞（图③），然后刮手臂部的郄门、间使、内关（图④）、通里、曲池，最后刮腿部以及脚部的足三里、三阴交、太冲、公孙。刮痧时要找准穴位点和敏感点，力度要因人而异，以患者能忍受的限度为宜。

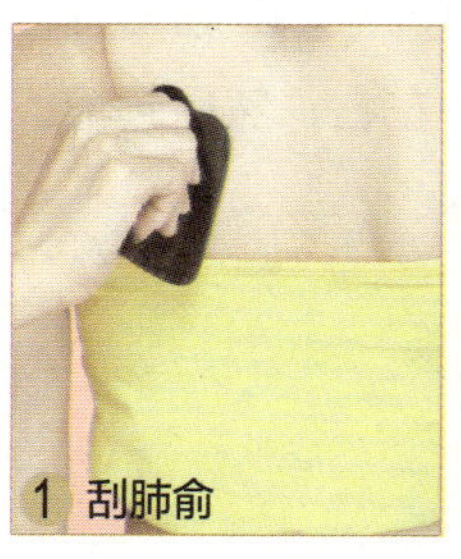

1 刮肺俞

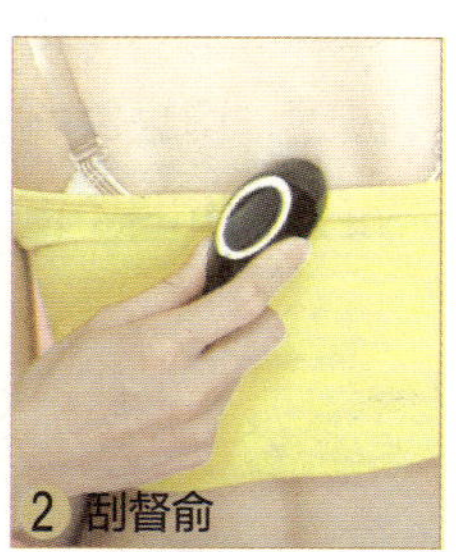

2 刮督俞

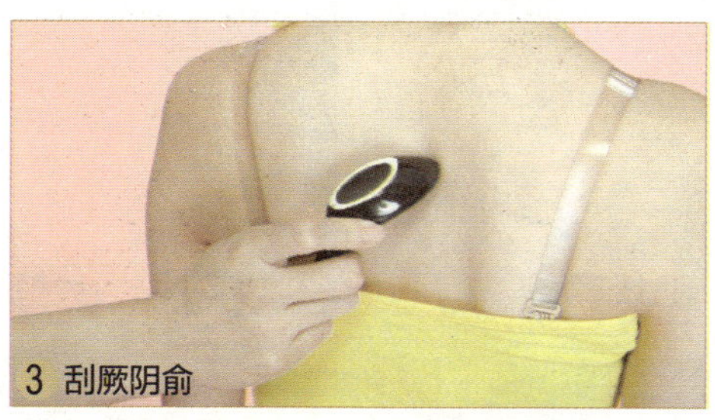

3 刮厥阴俞

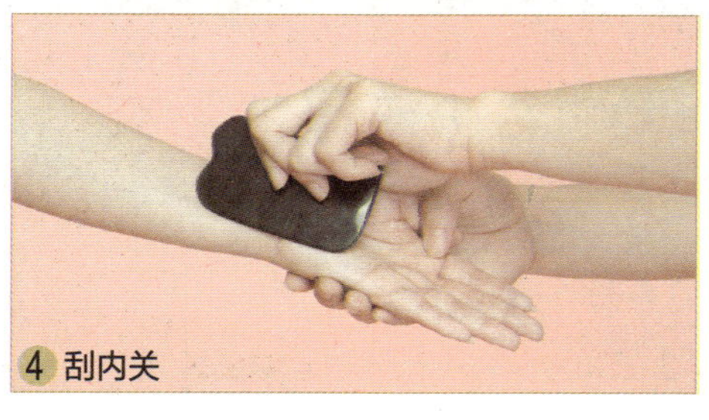

4 刮内关

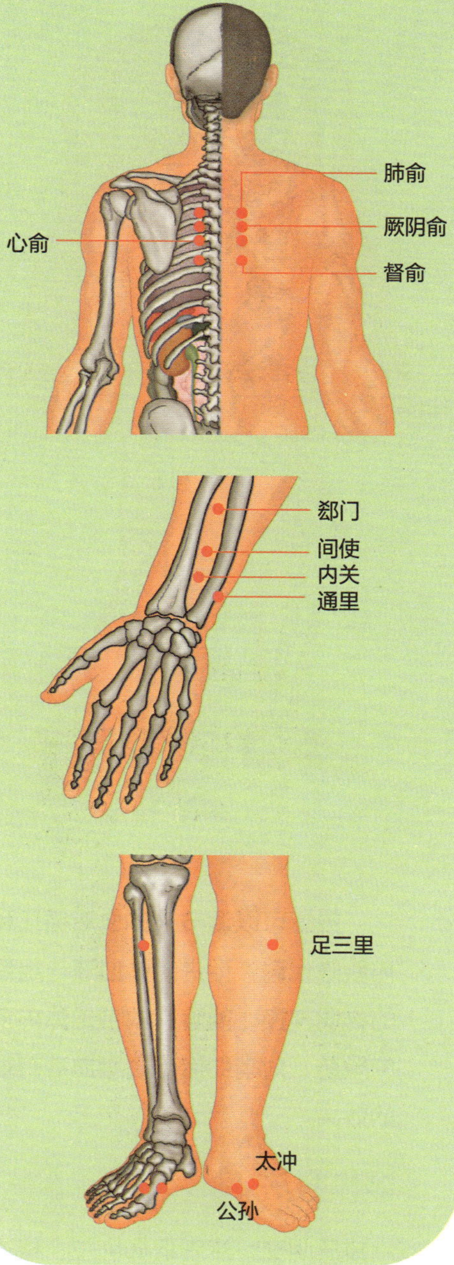

肺俞
厥阴俞
心俞
督俞

郄门
间使
内关
通里

足三里
太冲
公孙

特效穴位

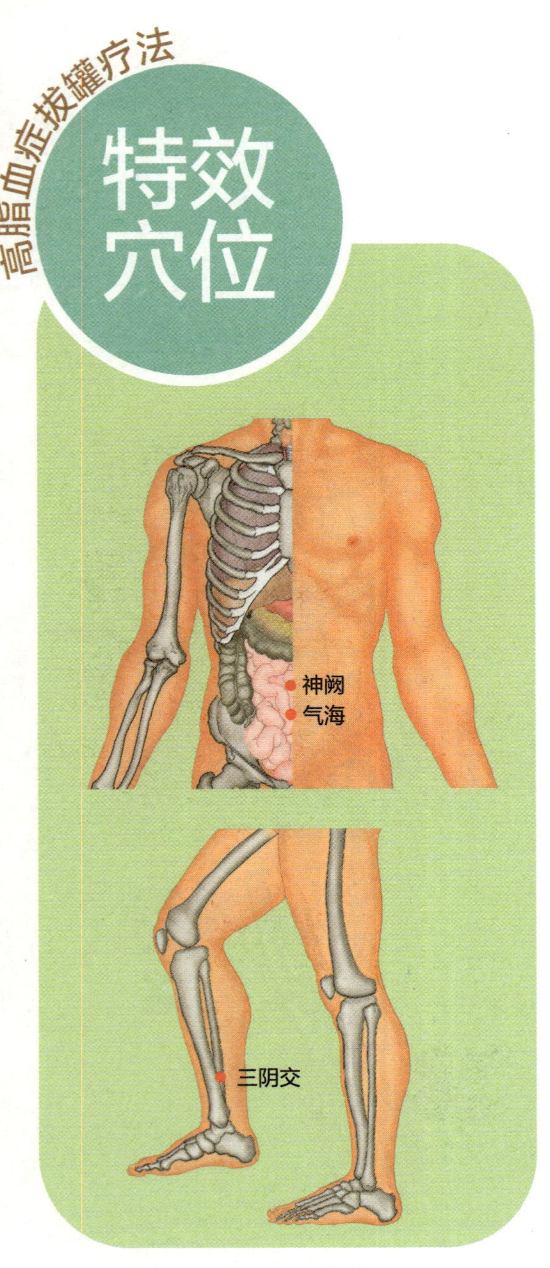

拔罐可以调节人体血液循环和体内新陈代谢，促进人体血液与组织间的物质交换，能够有效带走体内多余的脂肪，对辅助治疗高脂血症有很好的效果。

操作方法

◎**拔三阴交：**患者取仰卧位，施术者对其三阴交周围进行润滑和消毒，选择适宜大小的火罐，迅速扣在三阴交处，留罐10分钟左右，然后起罐。每天1次，或隔天1次（图①）。

◎**拔气海：**患者取仰卧位，施术者将罐扣于患者气海上，用力往外拉罐顶部的气管，透过抽气罐观察皮肤，以出现潮红或绛红色为度。每天1次（图②）。

◎**拔神阙：**患者仰卧，施术者对其神阙部位皮肤进行润滑和常规消毒，选择适宜大小的火罐在神阙处吸拔，留罐15分钟左右。每天1次（图③）。

◎**拔肠区：**患者取仰卧体位，施术者对患者的肠区进行润滑和常规消毒，选择适宜大小的抽气罐，在肠区进行拔罐，留罐30分钟左右，然后起罐。每天1次(图④)。

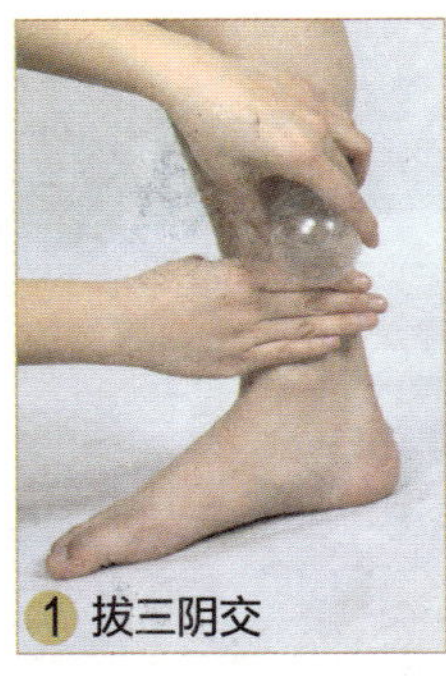
1 拔三阴交

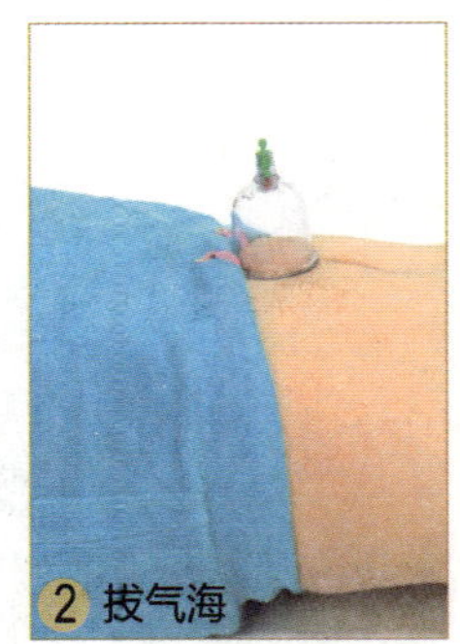
2 拔气海

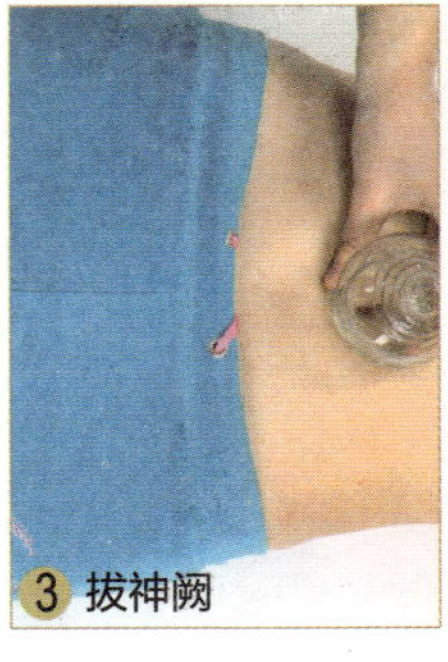
3 拔神阙

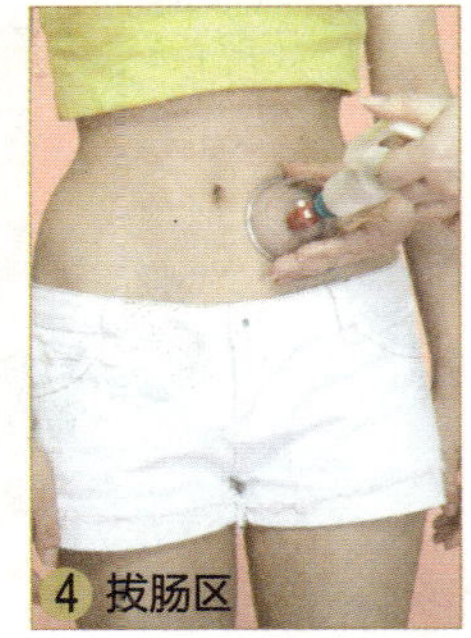
4 拔肠区

对糖尿病有辅疗作用的经穴疗法

按摩疗法可以通过刺激腧穴、经络，调节胰岛素和肾上腺素的分泌功能，提高葡萄糖的利用率，从而降低血糖值，以达到预防和缓解糖尿病的目的。

按摩腰背部

操作方法

◎用手掌下侧按摩背部并沿背部脊柱两旁自上而下反复操作5次（图①）。

◎按揉大椎、肺俞、厥阴俞、肝俞、胆俞、脾俞、命门、膀胱俞各穴50～100次，力度以患者感到胀痛为宜（图②）。

◎用力按压胃俞、肾俞各2分钟，力度由小到大，直至患者感到酸胀为宜（图③）。

◎取坐位，两足下垂，宽衣松带，腰部挺直，以两手中指在肾俞上下加压按摩。再用手掌摩擦肾区各40次，再采用顺时针方向旋转、逆时针方向旋转的方法各摩擦40次（图④）。

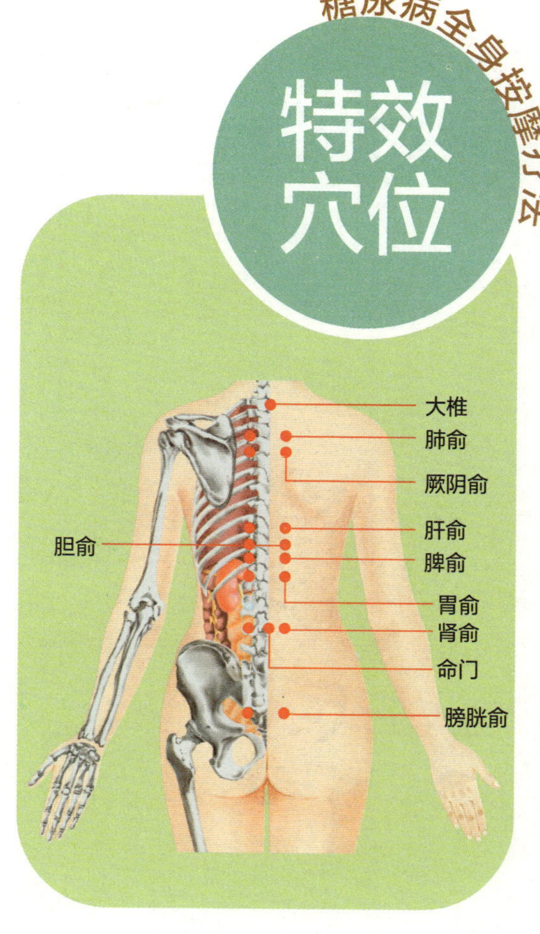

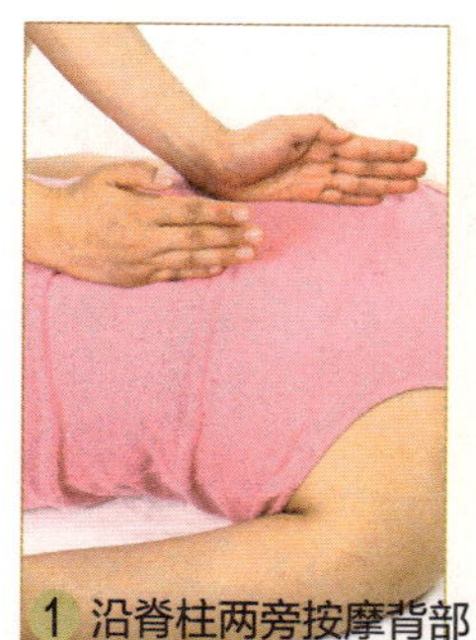
1 沿脊柱两旁按摩背部

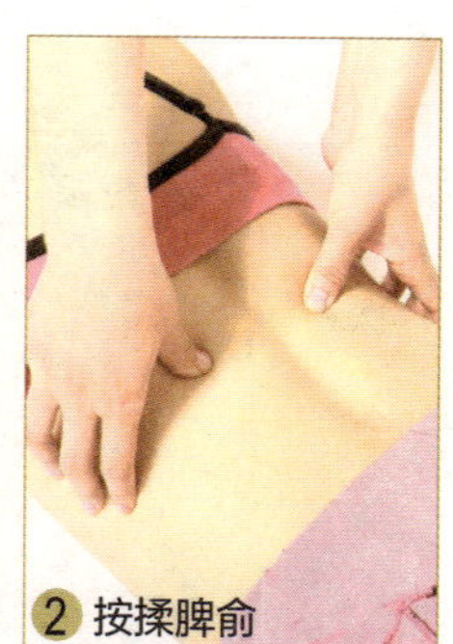
2 按揉脾俞

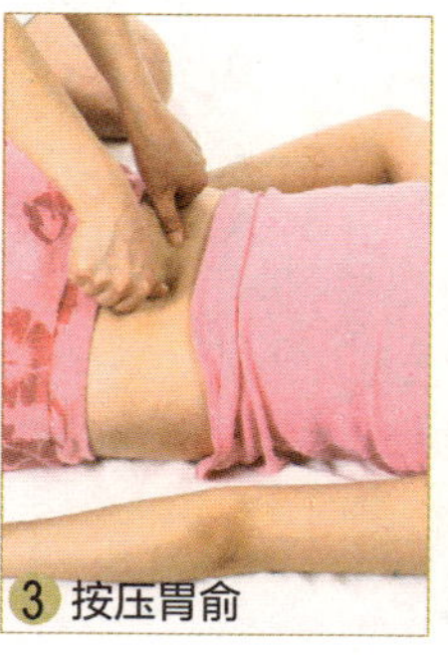
3 按压胃俞

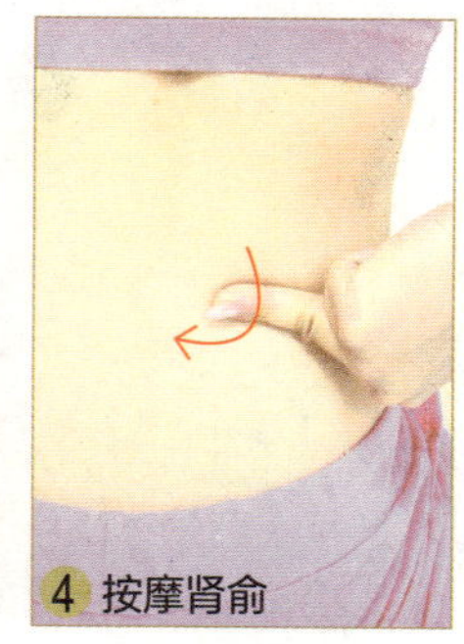
4 按摩肾俞

特效穴位

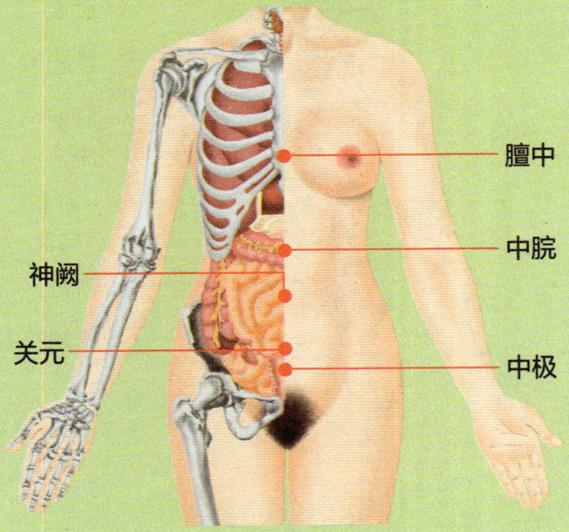

膻中
中脘
神阙
关元
中极

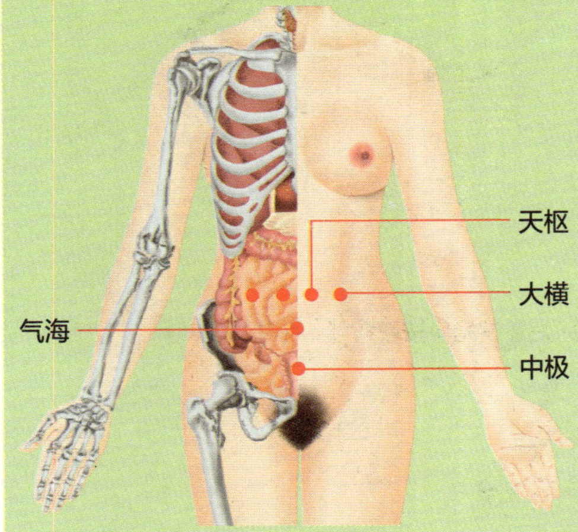

天枢
大横
气海
中极

按摩腰腹部

操作方法

◎用手掌的掌根沿一侧侧腰部用力推擦至对侧侧腰部，然后改用五指指腹勾擦回原处，按摩3分钟左右（图①、图②、图③）。

◎取卧位或坐位，双手叠掌，将掌心置于下腹部，以脐为中心，手掌绕脐顺时针按摩40圈，再逆时针按摩40圈（P179图④）。

◎揉中脘。中脘位置在正肚脐上一横掌处。用拇指揉中脘1分钟左右，可

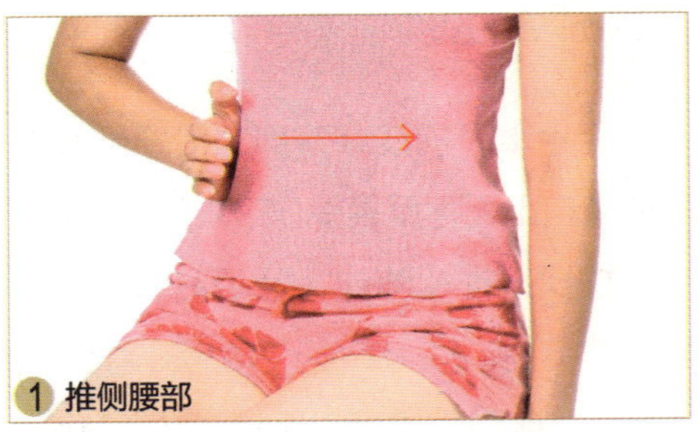
1 推侧腰部

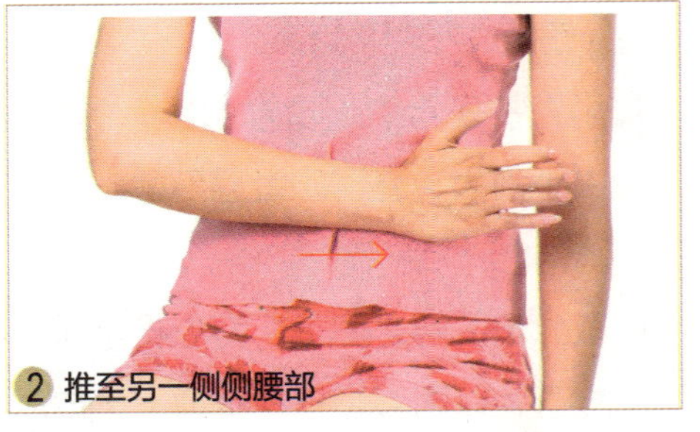
2 推至另一侧侧腰部

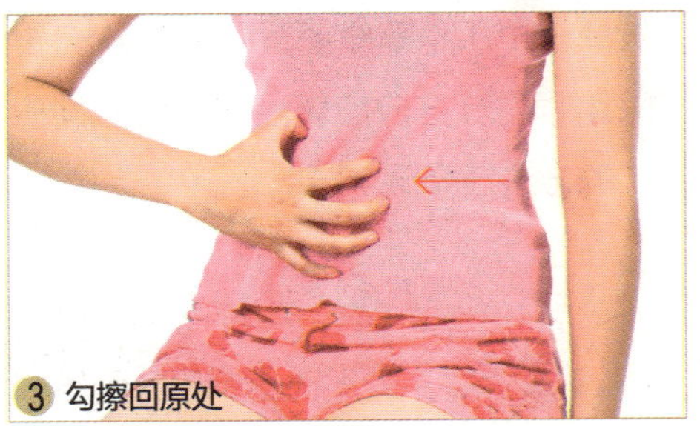
3 勾擦回原处

补益脾胃（图⑤）。

◎按揉气海。气海位置在肚脐下方两个手指处。拇指点揉气海1分钟左右。可强壮全身，调理六腑，适用于糖尿病诸症（图⑥）。

◎揉天枢。天枢位置在肚脐两旁两个手指处。用拇指点揉双侧天枢各1分钟左右，可补益脾胃，调理经脉，预防糖尿病（图⑦）。

◎双手自然交叉，两个手掌的掌根按在双侧大横上（大横穴的位置在肚脐两侧的一个横掌处），双手小指按在关元上，双手拇指抵住中脘。找好位置后，轻轻下压腹部5分钟左右。

◎按压膻中、神阙、气海、关元各穴位50～100次，以轻柔为宜（图⑧）。

◎紧贴腹部，自小腹部用力向上推擦任脉2分钟左右（图⑨）。

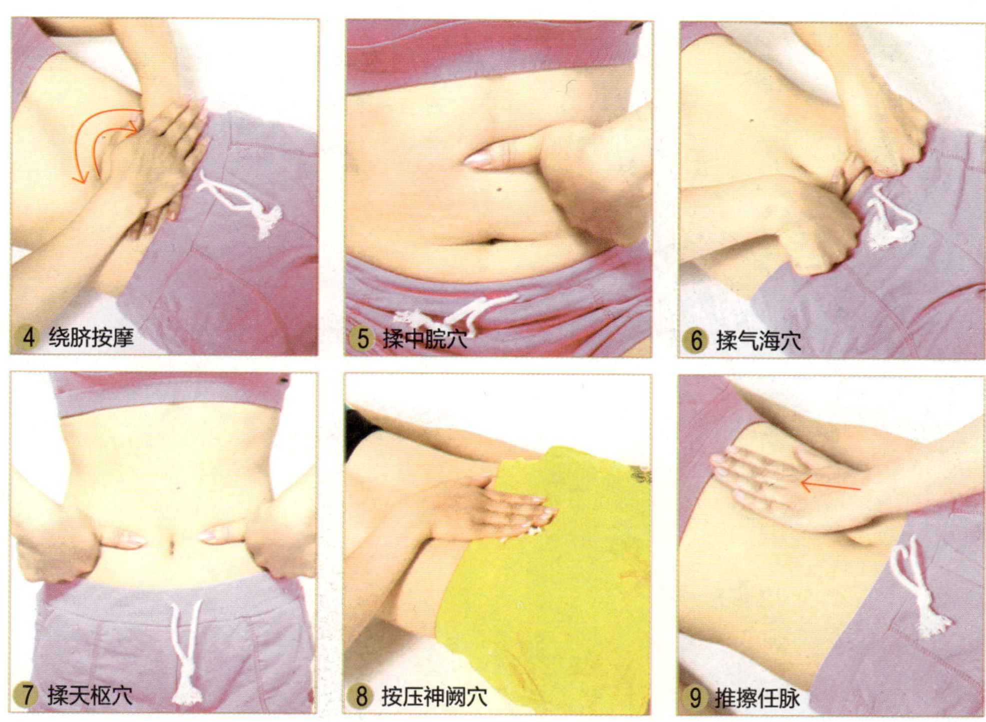

4 绕脐按摩

5 揉中脘穴

6 揉气海穴

7 揉天枢穴

8 按压神阙穴

9 推擦任脉

Tips 按摩腹部的注意事项

清晨起床后及临睡前进行按摩。按摩的范围由小到大、由内向外，可上至肋弓，下至耻骨联合。按摩的力量应由轻到重，以能耐受、自我感觉舒适为宜。

特效穴位

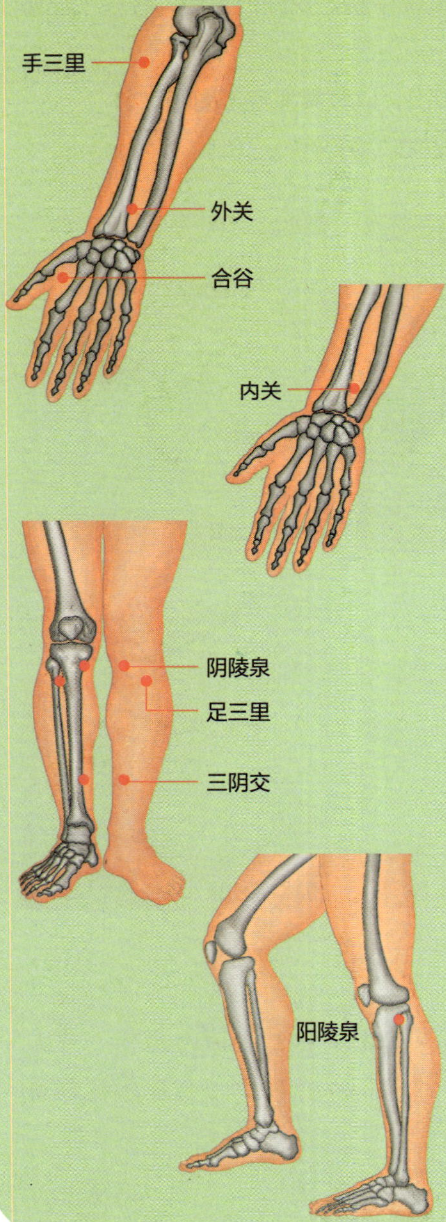

手三里
外关
合谷
内关
阴陵泉
足三里
三阴交
阳陵泉

按摩四肢

操作方法

◎手法以直线做上下或来回擦法为主，可在手三里、外关、内关、合谷等穴位上按摩。各按压、揉动3分钟（图①）。

◎手法以直线做上下或来回擦法为主，可在足三里、阳陵泉、阴陵泉、三阴交等穴位上按摩。各按压、揉动3分钟（图②）。

◎用大拇指在内踝和跟腱处进行擦揉，每侧4分钟左右（图③）。

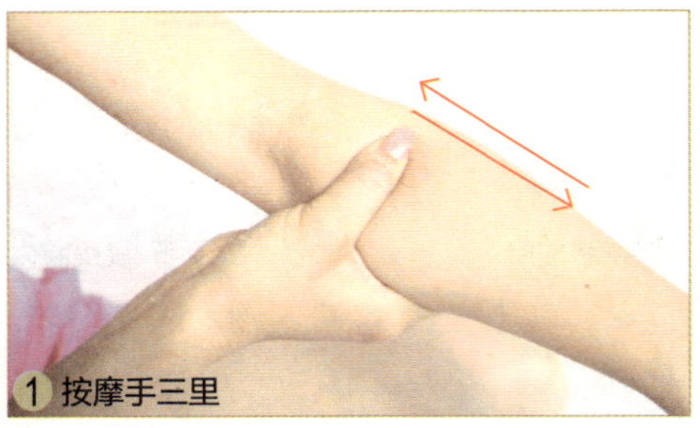
1 按摩手三里

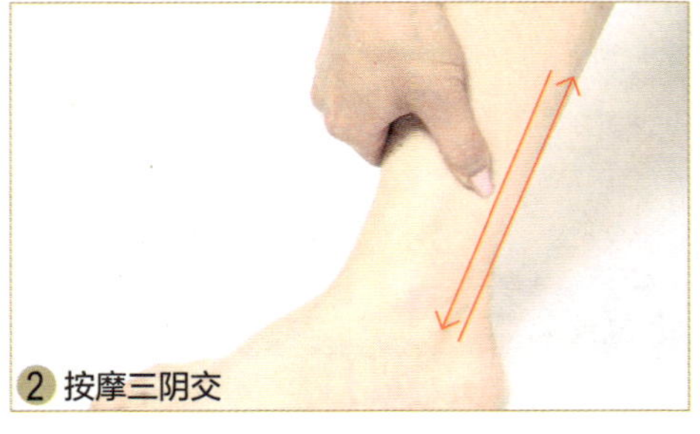
2 按摩三阴交

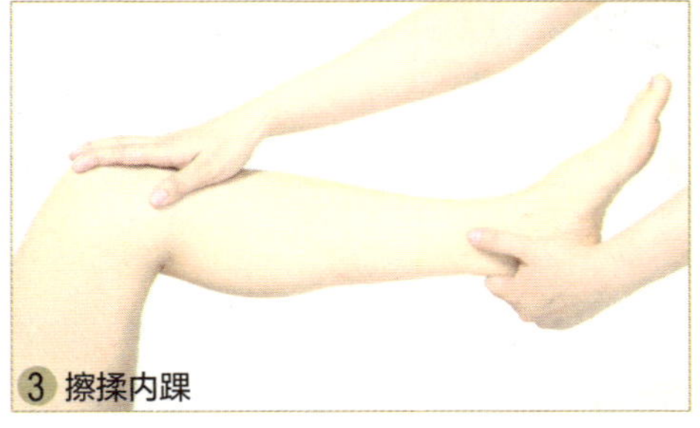
3 擦揉内踝

糖尿病手部按摩疗法

操作方法

◎点按合谷、少商、鱼际、太渊、阳池等穴各1分钟（图①、图②）。

◎推揉脾、肺、肾等反射区各1分钟。

◎揉按小肠等反射区各1分钟。

◎掐按劳宫50～100次。之所以要重点掐按劳宫，是因为此穴是辅助治疗体内瘀血的特效穴，反复刺激此穴，可改善全身的血液循环。

◎在胰、胃、垂体、肝反射区处各点按50～150次，力度适中，以患者稍有疼痛感为宜（图③）。

◎在肾上腺、输尿管、膀胱、十二指肠反射区各推压50～100次（图④）。

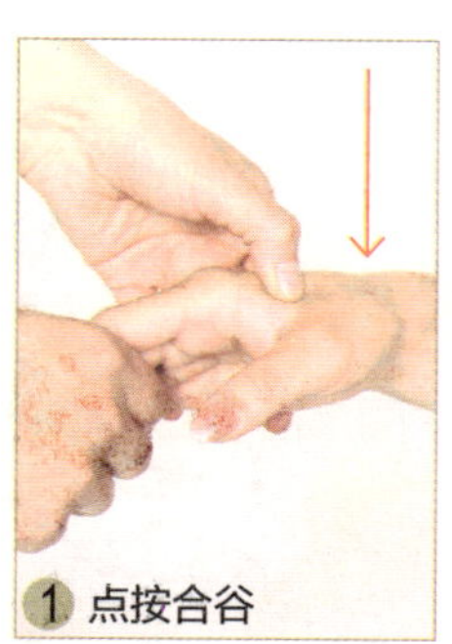

1 点按合谷

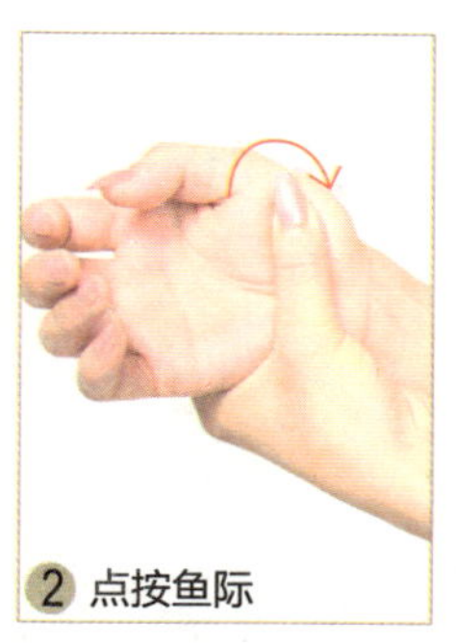

2 点按鱼际

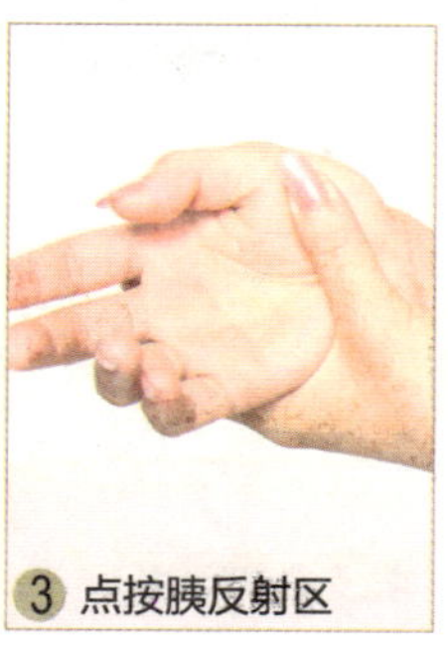

3 点按胰反射区

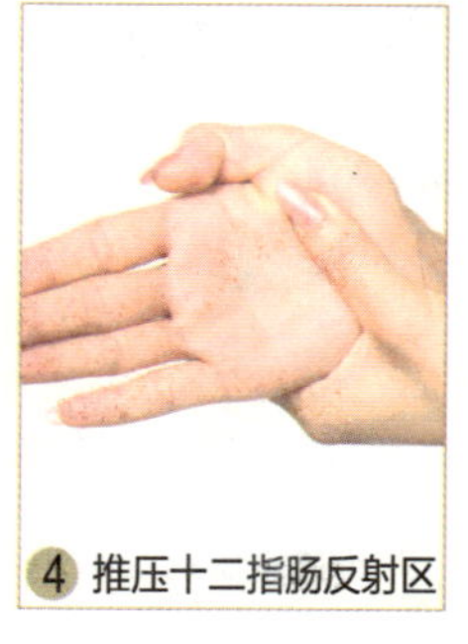

4 推压十二指肠反射区

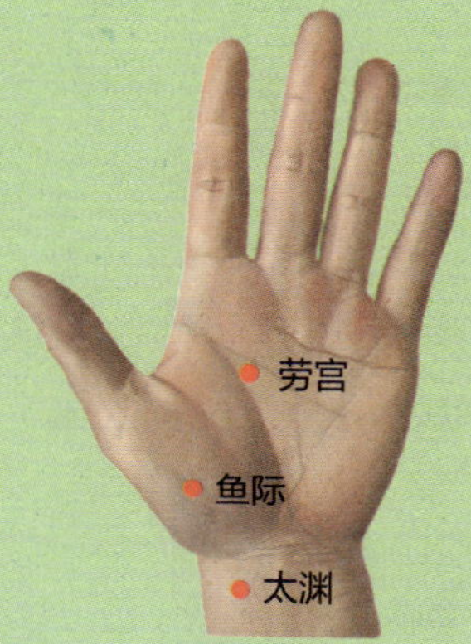

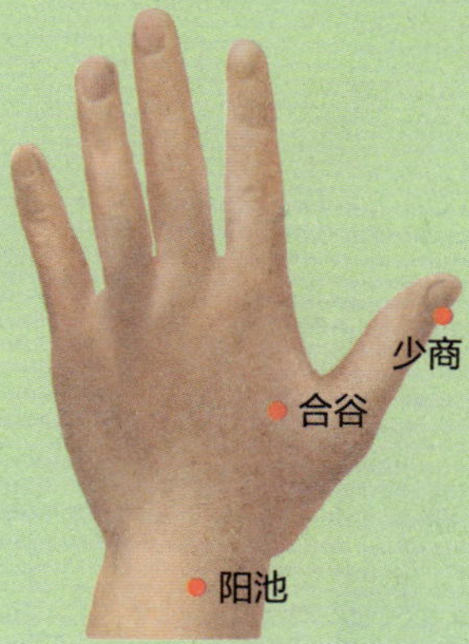

特效穴位及反射区

劳宫
鱼际
太渊

少商
合谷
阳池

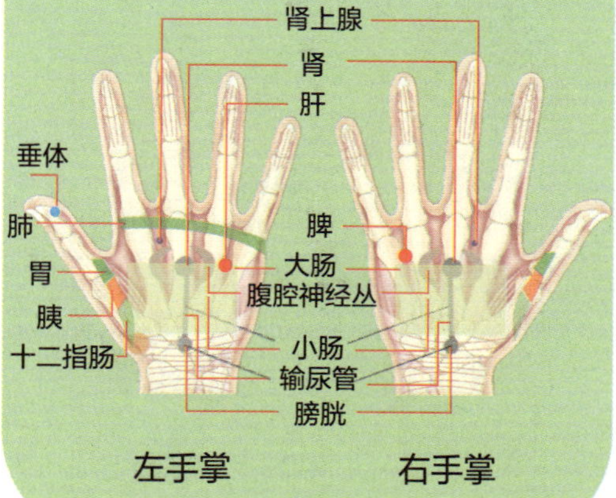

肾上腺
肾
肝
垂体
肺
脾
大肠
胃
腹腔神经丛
胰
小肠
十二指肠
输尿管
膀胱

左手掌　右手掌

特效穴位及反射区

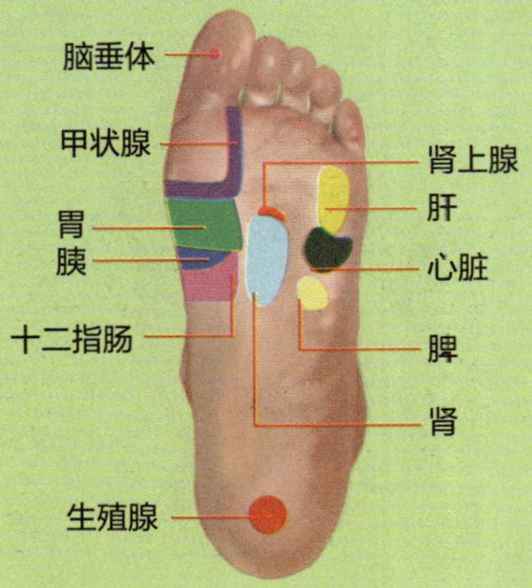

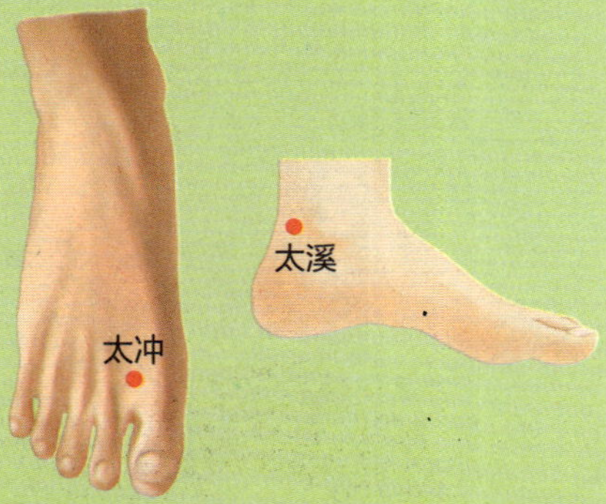

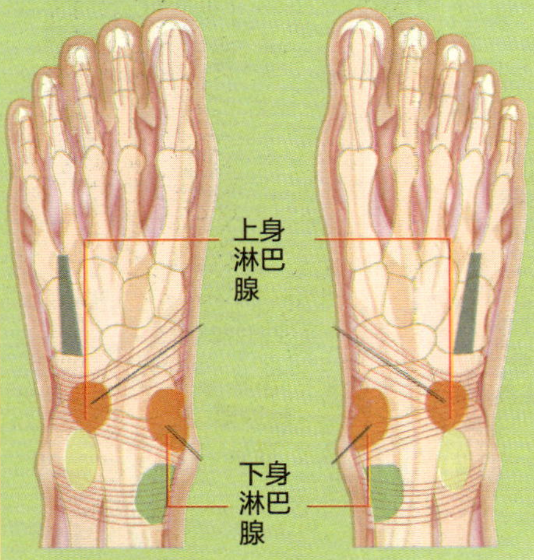

脑垂体
甲状腺
胃
胰
十二指肠
肾上腺
肝
心脏
脾
肾
生殖腺

太冲
太溪

上身淋巴腺
下身淋巴腺

糖尿病足部按摩疗法

操作方法

◎单指扣拳在肾反射区点按50~100次，以患者稍有疼痛感为宜。

◎在肾上腺反射区推压50~100次，以患者稍有酸胀感为宜。

◎握足扣指法按揉脑垂体反射区50次（图①）。

◎单食指刮压生殖腺反射区50次（图②）。

◎用拇指按揉胰、甲状腺、胃、十二指肠（可采用艾灸法）等反射区各50次（图③、图④）。

◎双拇指捏指法按揉上、下身淋巴腺反射区各50次。

◎按摩涌泉。涌泉定位于足底（去趾）前1/3处，足趾跖屈时呈凹陷处。采用按压、揉擦等方法，左右手交叉进行，每穴各操作10分钟，每天早、晚各1次。可调节内分泌，降血糖。

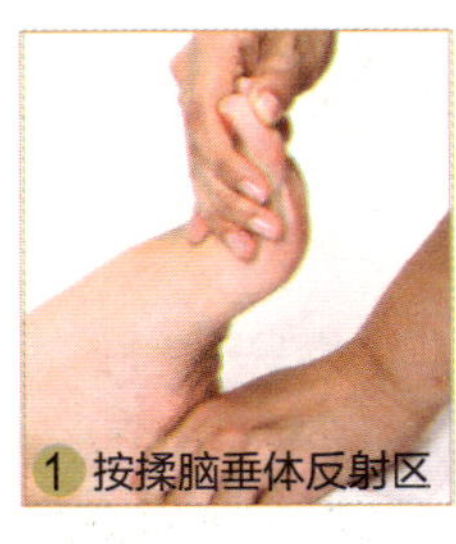
1 按揉脑垂体反射区

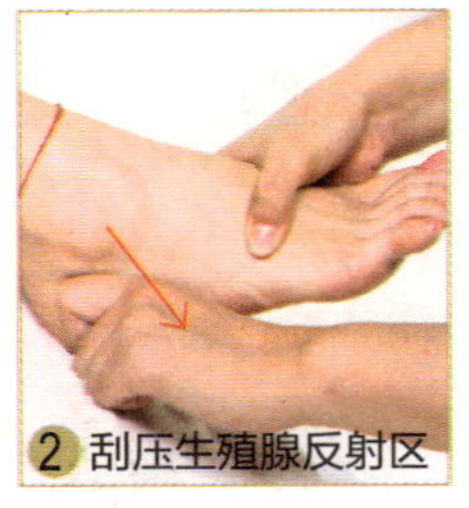
2 刮压生殖腺反射区

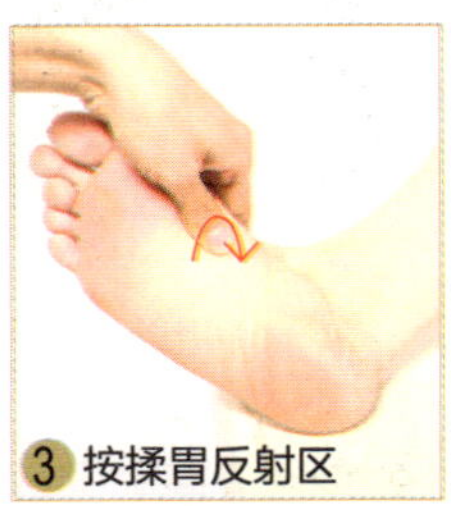
3 按揉胃反射区

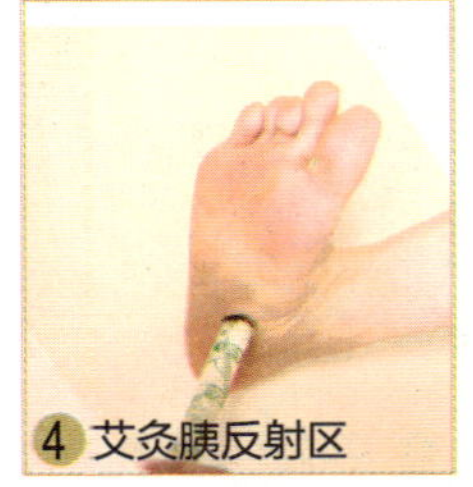
4 艾灸胰反射区

糖尿病头面部按摩疗法

操作方法

◎按揉太阳30～50次，力度以患者感到酸痛为宜。

◎按揉印堂100次，力度适中。

◎分推攒竹至两侧太阳穴30～50次。

◎用双手拇指桡侧缘交替推印堂至神庭穴30～50次，力度适中，可反复操作，直到患者稍有温热感为止。

◎拿捏风池穴，以患者局部有轻微的胀痛感为宜。

◎四指并拢分抹前额至头两侧，反复操作2分钟。

◎食指指腹按揉睛明、四白各1分钟（图①、图②）。

◎用拇指指腹按揉四神聪各穴，逐渐用力，按揉2分钟，以患者感到局部酸胀为佳。

◎拇指置于头顶前部，其余四指指端扫散头侧部，左右各30次，也可用梳子梳头来代替。

◎五指由前向后拿捏头顶，至后头部改为三指拿捏法，顺势由上向下拿捏颈项部，反复操作3～5次。

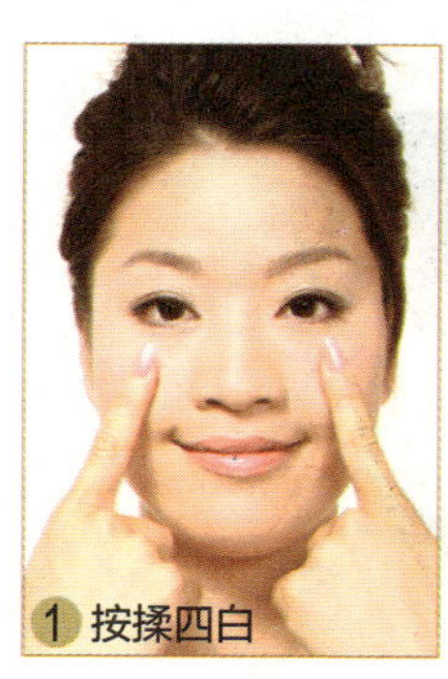

① 按揉四白

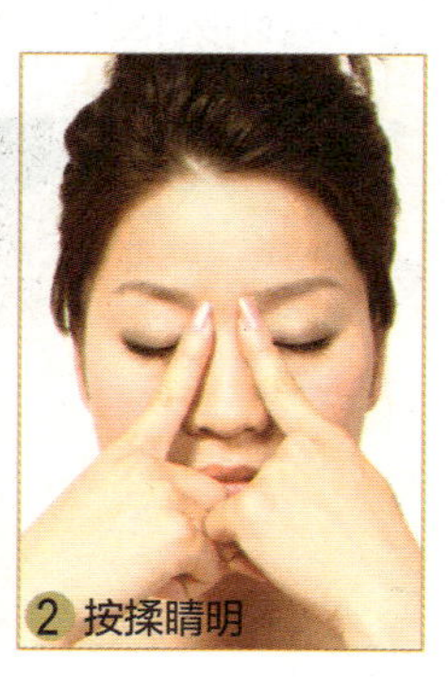

② 按揉睛明

特效穴位

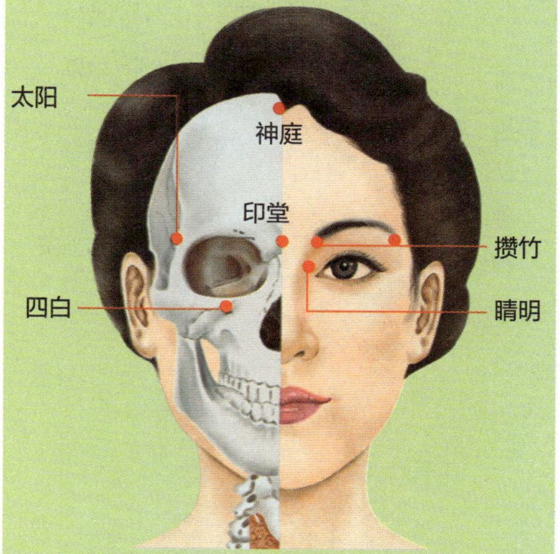

太阳
神庭
印堂
攒竹
四白
睛明

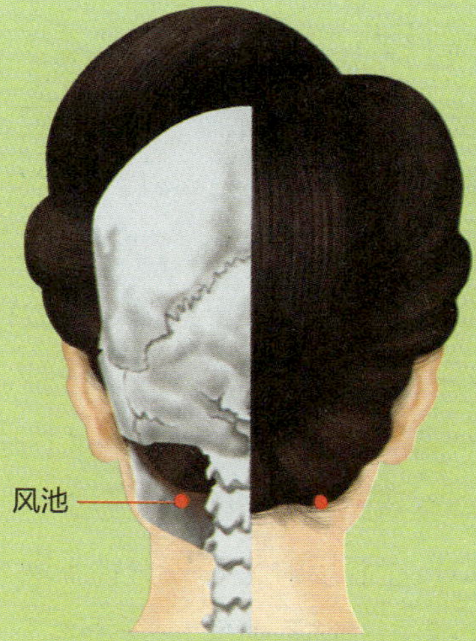

风池

特效穴位及反射区

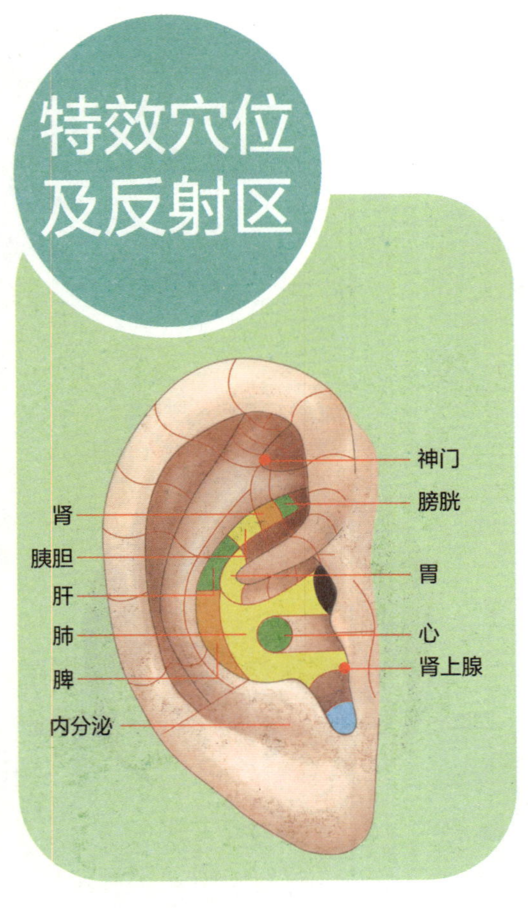

糖尿病耳部按摩疗法

操作方法

◎棒揉耳部内分泌、肾、胰胆、肝反射区各6分钟，频率以每分钟90次为佳，力度轻缓柔和（图①）。

◎食指按压胰胆反射区1～2分钟。

◎捏揉内分泌反射区1～2分钟。

◎点揉心反射区1～2分钟（图②）。

◎食指揉肾反射区1～2分钟。

◎按压肝反射区1～2分钟（图③）。

◎食指揉肺反射区1～2分钟。

◎食指揉胃反射区1～2分钟。

◎揉膀胱反射区1～2分钟。

◎搓摩耳郭3分钟。

◎从上述肾、神门、肝、肺、胃等反射区或穴位中取2～4个，将王不留行子1粒，置于0.5厘米×0.5厘米的小方胶布上，贴敷于耳穴上，用食指、拇指捻压至酸沉麻木或疼痛为佳。每天按压3～5次，每次贴一侧耳，两耳交替。每次贴敷两天，每周贴敷2次，10次为1个疗程，疗程间隔5～7天。因糖尿病患者皮肤破损不易愈合，所以按揉时应轻柔，如皮肤敏感，应缩短贴压时间，以免损伤皮肤（图④）。

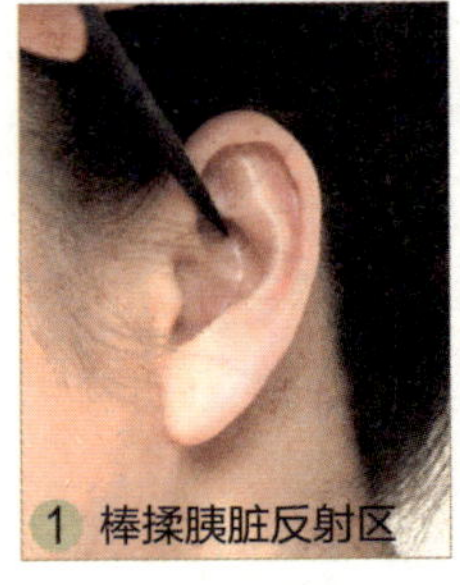
1 棒揉胰脏反射区

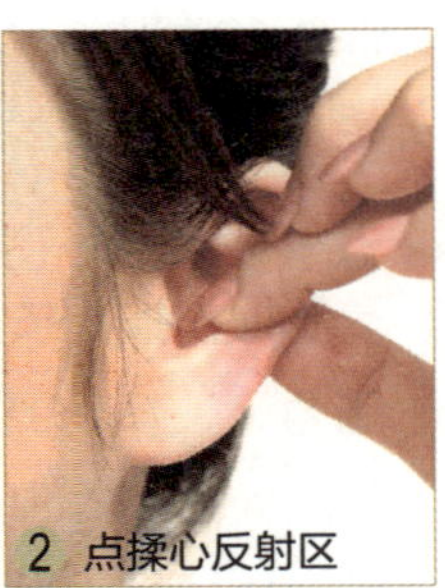
2 点揉心反射区

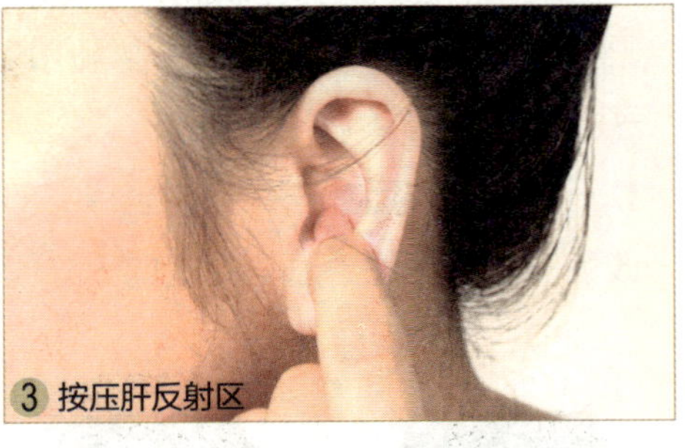
3 按压肝反射区

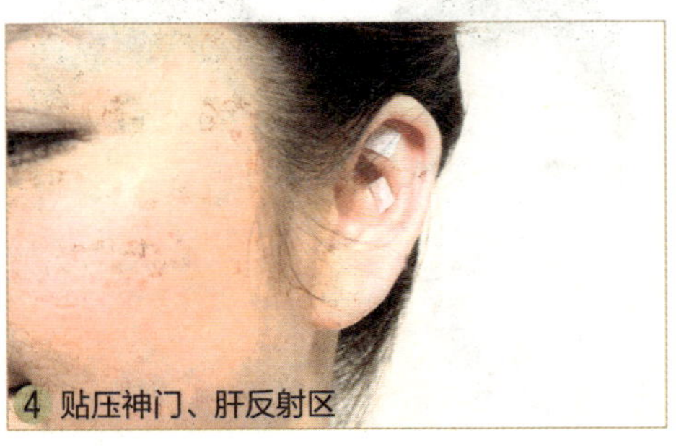
4 贴压神门、肝反射区

糖尿病刮痧疗法

特效穴位

刮痧疗法具有调理脾胃、平肝降火、清心补肾的作用，刮拭相关穴位，可以改善糖尿病多饮、多食且消瘦的症状。

操作方法

刮大椎、肝俞、脾俞、命门、三焦俞、关元、太渊、太冲、内庭。力度要适中，以刮出痧点为宜（图①、图②、图③、P186图④～图⑧）。

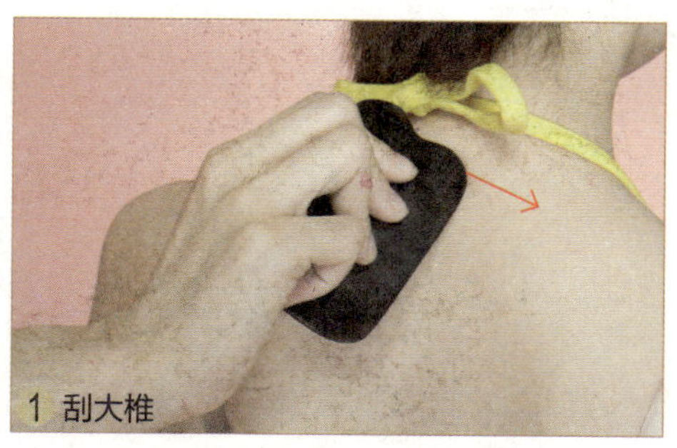

1 刮大椎

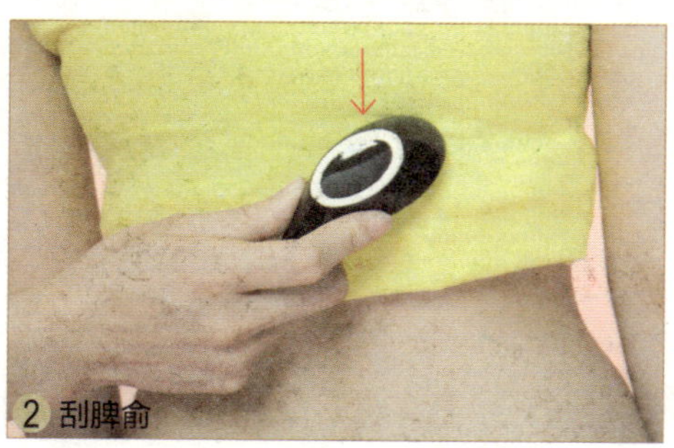

2 刮脾俞

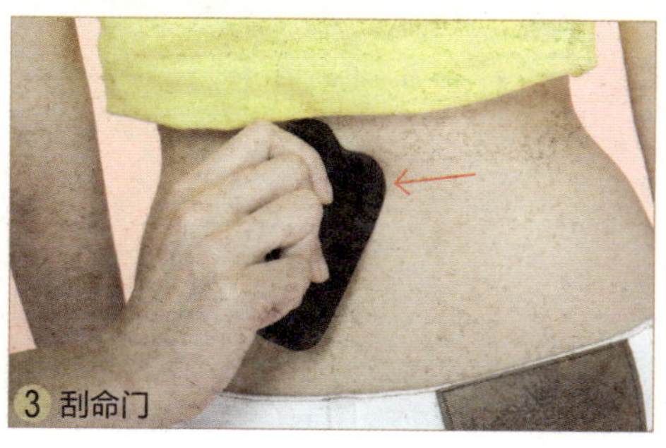

3 刮命门

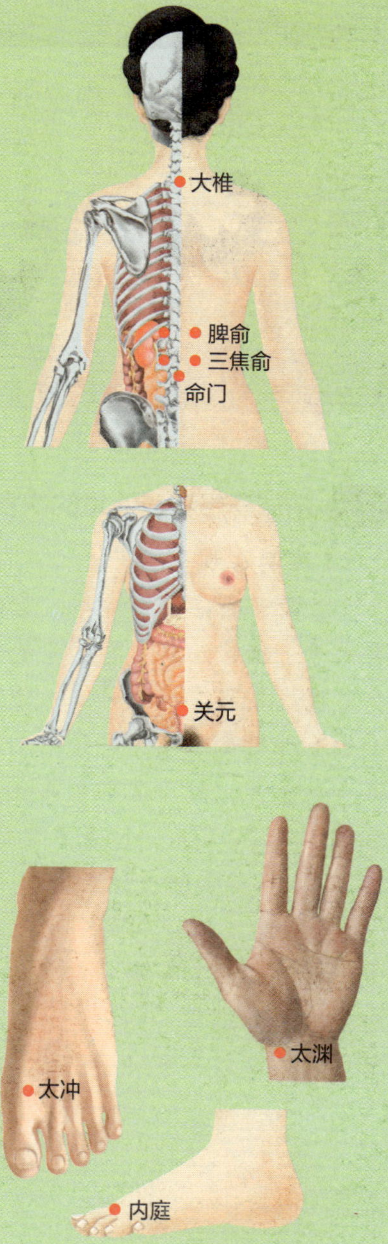

大椎
脾俞
三焦俞
命门
关元
太渊
太冲
内庭

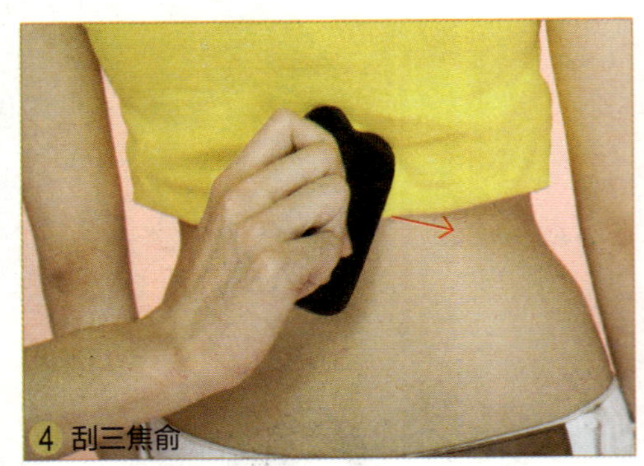
4 刮三焦俞

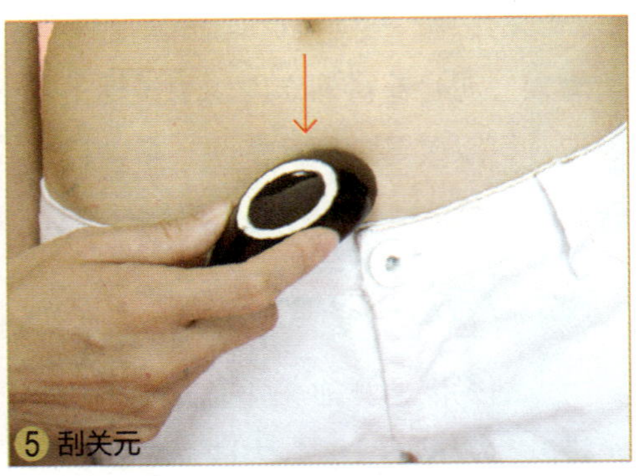
5 刮关元

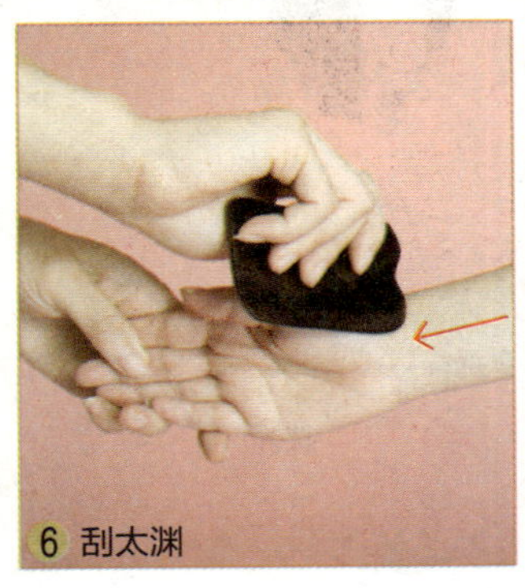
6 刮太渊

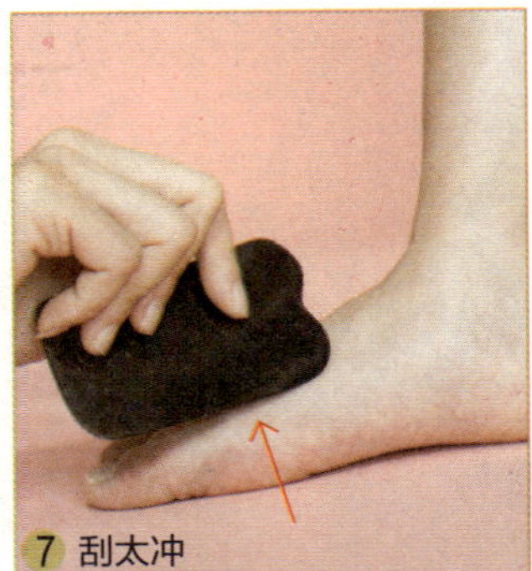
7 刮太冲

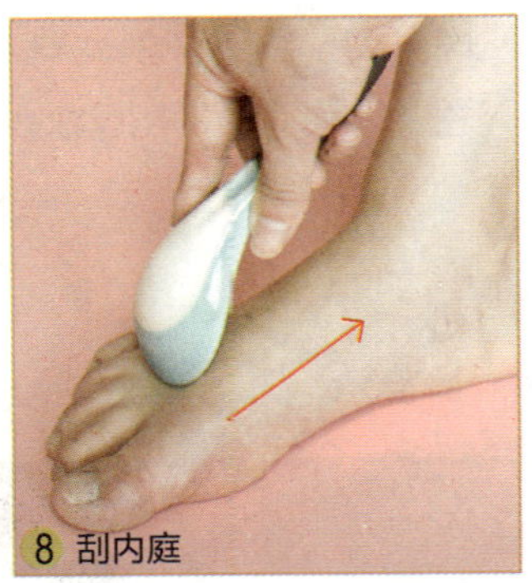
8 刮内庭

Tips 糖尿病患者应注意的饮食小常识

1.控制总热量

食物中的糖类、脂肪、蛋白质在体内代谢后产生的热量是人体热量的主要来源。糖尿病患者总热量的摄入应该以能维持标准体重的需要量为标准。在合理控制热量的基础上，适当提高糖类摄入量，对提高胰岛素敏感性和改善葡萄糖耐量均有一定作用。总热量的计算不仅包括主食，还包括副食、烹调油和零食，因为这些食品也会在体内转化为血糖和血脂。每天的主食量一般不宜超过400克，但也不是越少越好，控制在200～400克比较适宜。

2.降脂与降糖一样重要

血糖的高低一直都是糖尿病患者诊断和治疗的重要标准，很多患者在生活中都十分注重降糖，却不知道降脂也同样重要。糖尿病患者出现血脂异常的概率要比正常人高出3~4倍，而血脂异常容易引起动脉粥样硬化、血压升高，从而引起一系列并发症，所以糖尿病患者降脂也很重要。

特效穴位

拔罐疗法通过对人体局部或经络穴位进行有效刺激，使毛细血管扩张、皮肤充血，进一步引起局部或全身的积极反应，从而达到缓解症状的目的。

操作方法

◎**拔足三里**：患者取坐位，也可取仰卧位，由他人代为拔罐。先用润肤油在膝盖下面足三里处涂抹，在充分进行润滑后，将火罐迅速罩在足三里穴位上，留罐10分钟。每天1次（图①）。

◎**拔太溪**：坐位或仰卧位，由他人代为拔罐。先用润肤油在踝区内侧太溪穴处进行涂抹，在充分进行润滑后，将火罐迅速罩在太溪穴上，留罐10分钟。每天1次（图②）。

◎**拔脾俞**：患者取舒适体位，施术者

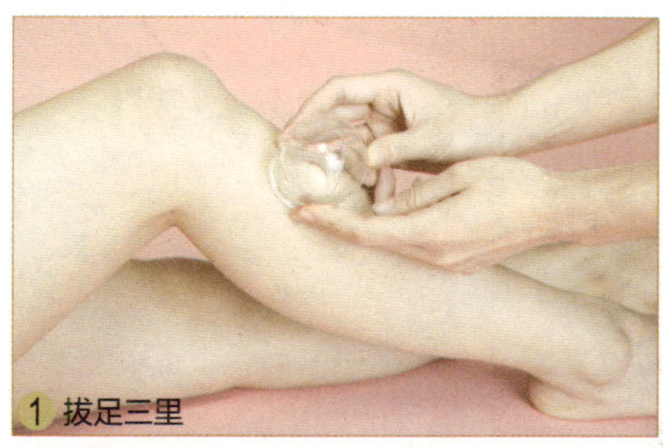
1 拔足三里

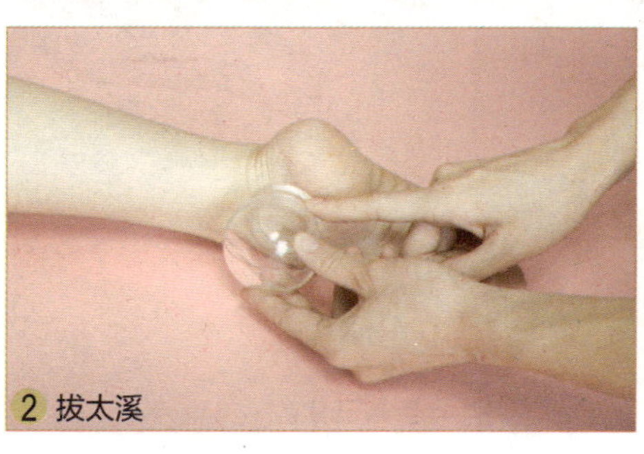
2 拔太溪

肺俞
膈俞
脾俞
三焦俞
命门
大肠俞
足三里
太溪

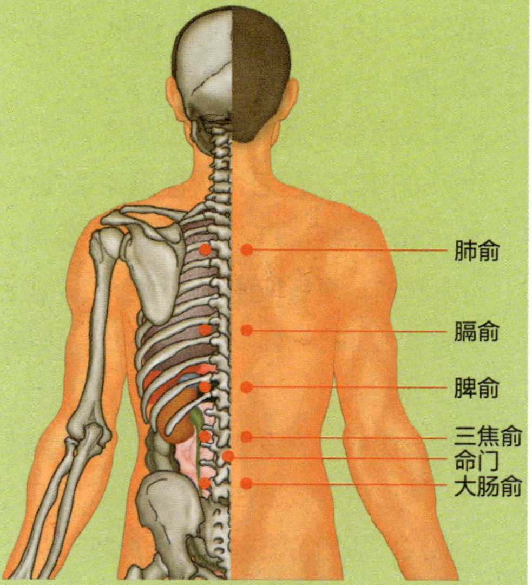

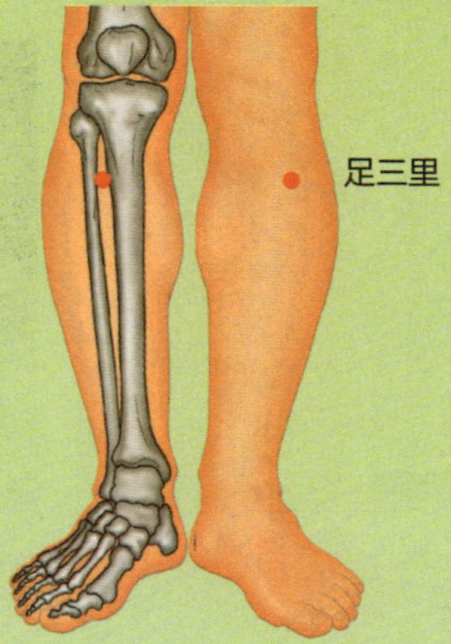

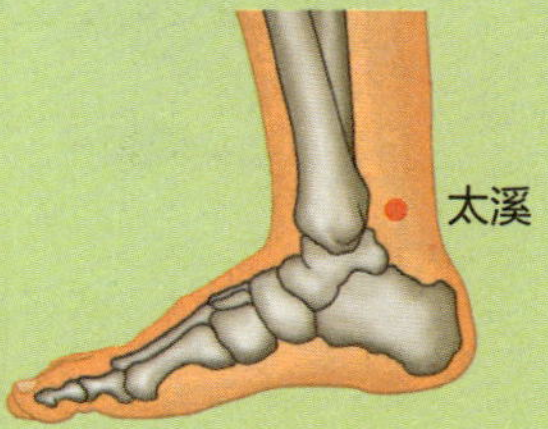

先用润肤油在脾俞处进行涂抹，在皮肤充分润滑后，将火罐迅速罩在脾俞上，留罐10分钟左右，然后把罐起下。每天1次或隔天1次（图③）。

◎**拔肺俞：**患者取俯卧位，露出背部，施术者先将润肤油均匀地涂抹于肺俞处，然后将火罐迅速罩在肺俞处，注意力度要均匀，以皮肤出现红色瘀点为宜。隔天1次（图④）。

◎**拔命门：**取俯卧位，施术者将罐吸拔在命门上，大火罐吸力较强，每次留罐10分钟左右为宜，小火罐吸力较弱，每次留罐15分钟左右为宜，然后把罐起下。每天1次（图⑤）。

◎**拔大肠俞：**患者取俯卧体位，露出背部皮肤，施术者先将润肤油均匀地涂抹于大肠俞部位，然后将火罐迅速罩在大肠俞上，注意力度要适中，不宜过大。留罐10～15分钟后起下，隔天1次（图⑥）。

◎**拔膈俞：**患者取坐位或俯卧位，露出背部。施术者先对皮肤进行润滑处理以及常规消毒后，把气罐吸拔于膈俞处，留罐15分钟，然后把罐起下。每天1次或隔天1次（图⑦）。

◎**拔三焦俞：**患者取俯卧位，露出背部。施术者先将润肤油均匀地涂抹于三焦俞部位，然后将罐吸拔在三焦俞处，根据火罐吸力的大小留罐10～15分钟。注意每次选一侧穴，两侧轮流拔，每天1次，10次为1个疗程（图⑧）。

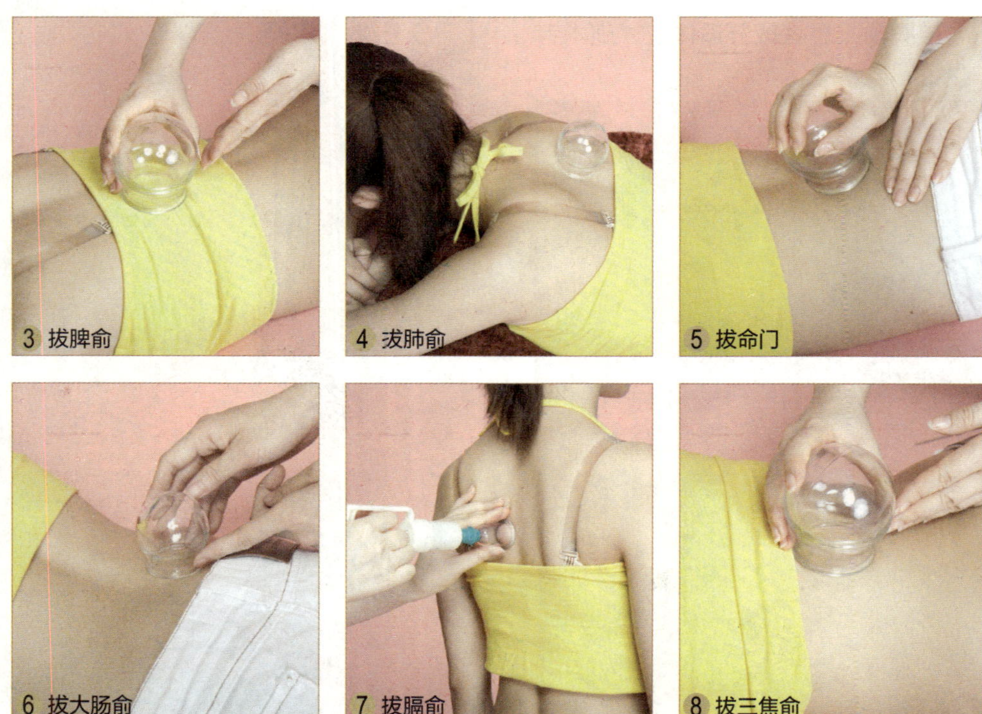

3 拔脾俞　4 拔肺俞　5 拔命门

6 拔大肠俞　7 拔膈俞　8 拔三焦俞

专题

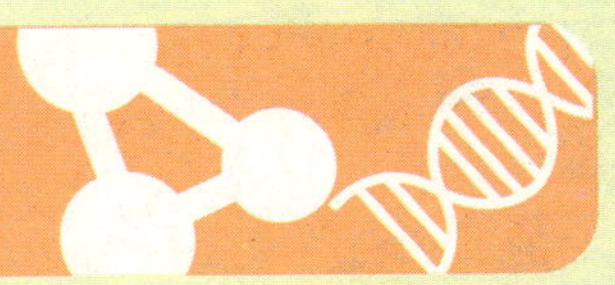

老年糖尿病患者需要注意的 8 大问题

1 一定要做血糖检查

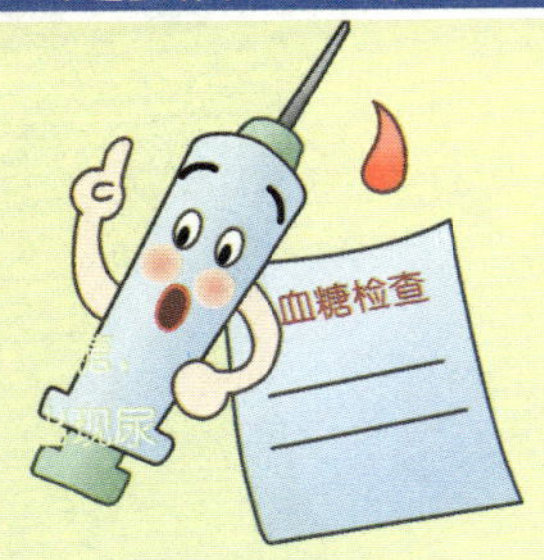

2 要有“高血糖”的自觉

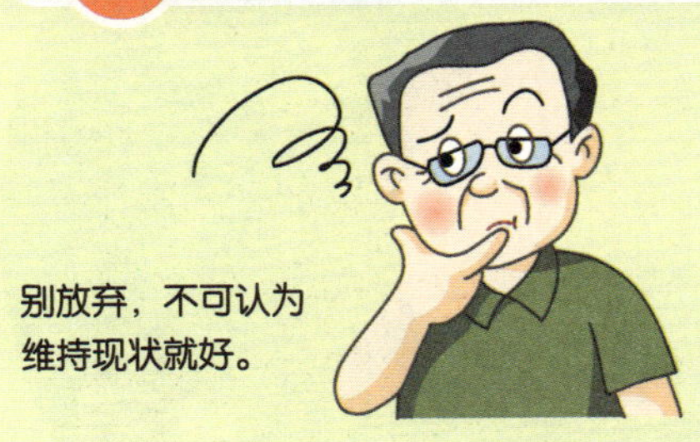

别放弃，不可认为维持现状就好。

3 切实预防动脉粥样硬化

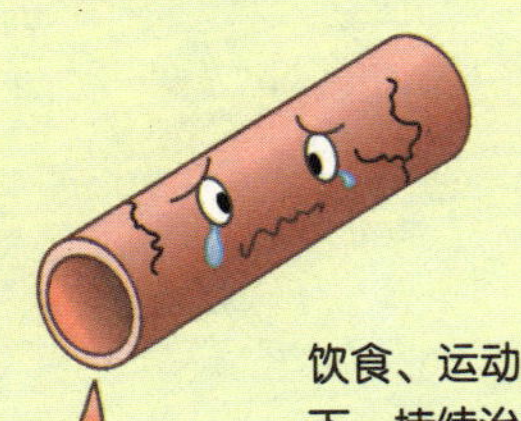

饮食、运动、药物疗法三管齐下，持续治疗。

4 要注意“昏睡”

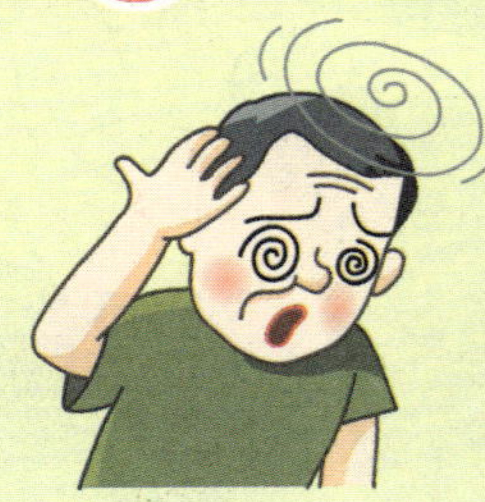

因血糖值的变化所产生的症状不仅少见，而且很容易突然转变。要注意身体的变化。

5 充分摄取蛋白质与钙质

建议摄取鱼、贝类与牛奶。

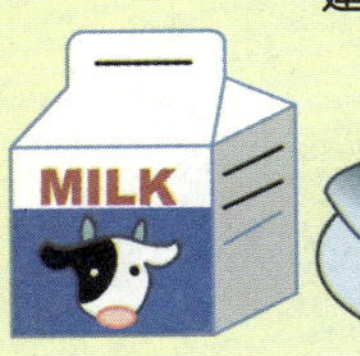

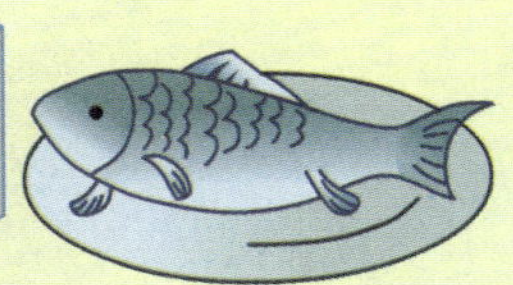

6 散步也是很好的运动

多做不需勉强自己即可进行的“走路”运动。

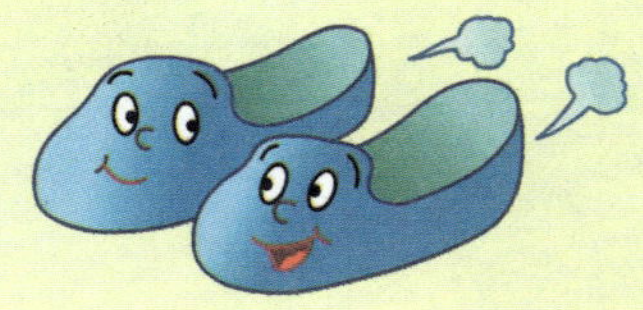

7 留意肺炎

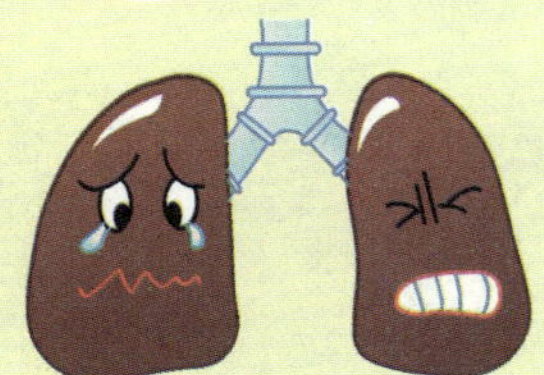

患外感时要尽早接受适当的治疗。

8 不要忘记服药

如果服用的药物很多，不妨在服用后做记录。

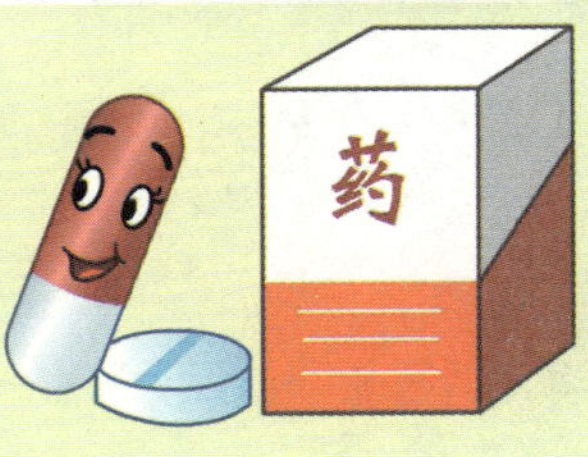

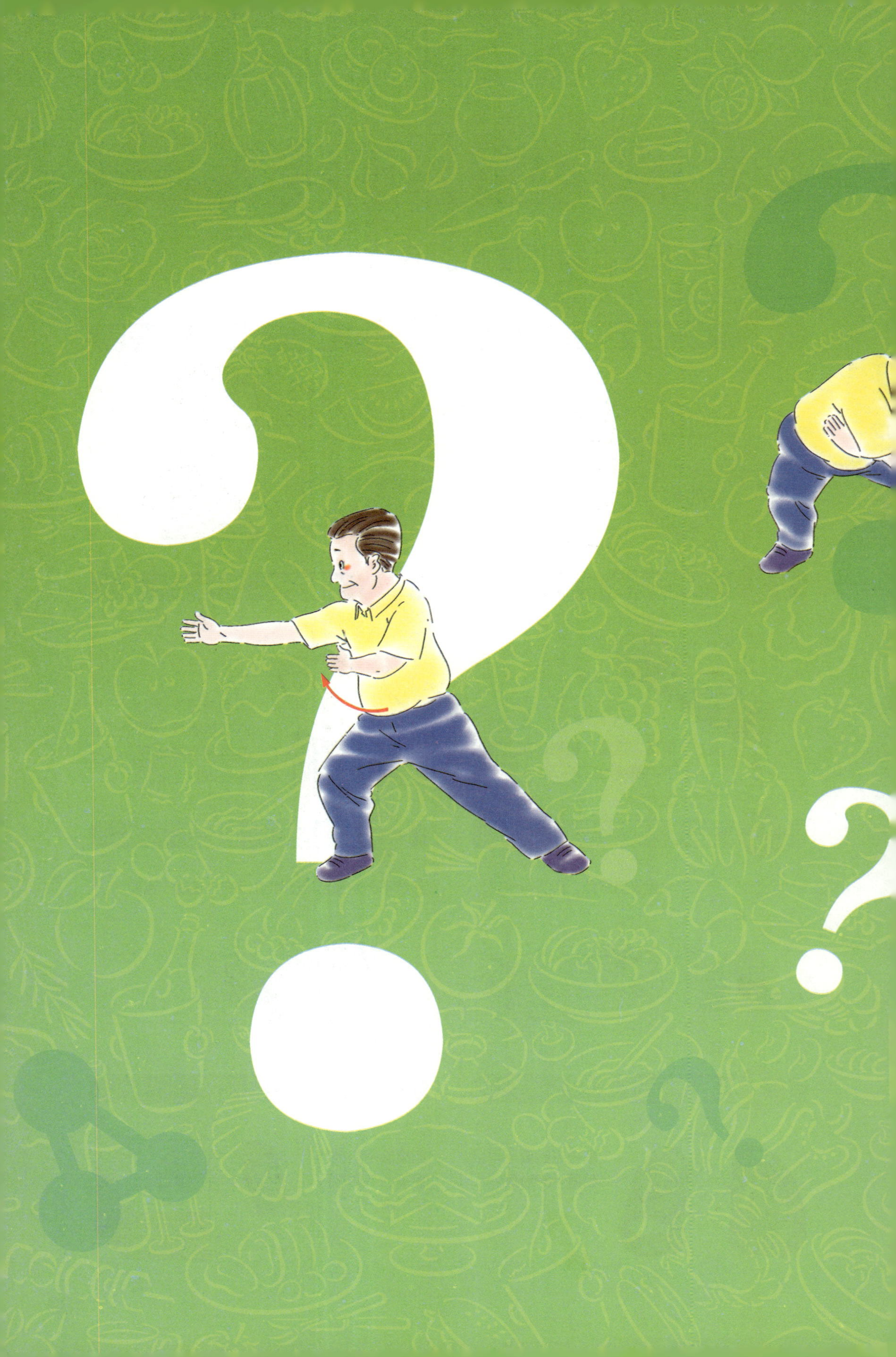

第六章

适合「三高」的家庭运动疗法

运动与健康的身体有着密切的关系。在本章中，我们将向大家全面介绍「三高」患者在日常起居方面可以缓解病情的小动作。当运动不再只是一连串单调乏味的动作，而是我们的步伐跟着生理规律的节奏一起走，这是多么美好的事情。

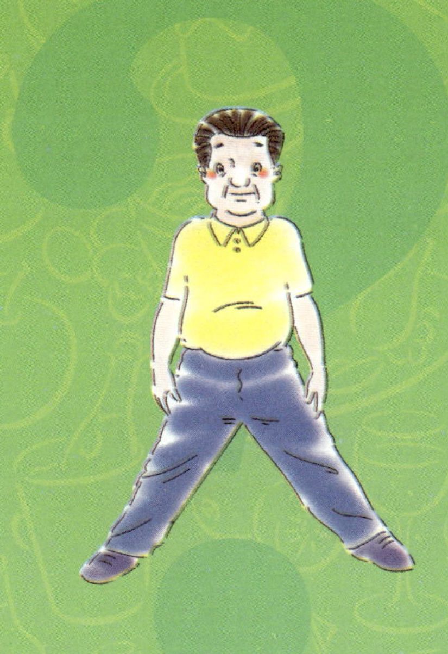

高血压人群的运动疗法

简单降压小动作

通过运动也可以达到降血压的目的，高血压患者不妨尝试下面这些小动作，来达到辅助降压的效果。

左右摆头

◎心率建议：80次/分钟。 ◎运动时间：5分钟。 ◎运动频率：每天1次。

◎运动方式：缓缓地将头颈转向右边，还原后再转向左边。重复这个动作4次，次数不宜过多，以免扭伤。

托肘拉肩

◎心率建议：80～120次/分钟。◎运动时间：10分钟。◎运动频率：每天1次。

◎运动方式：抬起右手，伸向左肩，拿左手托起右手肘部，拉向自己的方向，还原，换个方向再做一次。重复这个动作10次即可。

靠墙举臂

◎心率建议：100～120次/分钟。◎运动时间：10分钟。◎运动频率：每天1次。

◎运动方式：身体侧面靠近墙壁，高举右臂，尽量向上方伸展，感到手臂得到充分伸展后，还原，换个方向再做。

挺胸展臂

◎心率建议：100～120次/分钟。◎运动时间：5分钟。◎运动频率：每天1次。

◎运动方式：选一把没有椅背的椅子，端坐好，挺胸、抬头、直腰，双手背在身后，双臂后展。重复次数自定，但注意别扭到手臂。

挺胸提臂

◎心率建议：120次/分钟。 ◎运动时间：10分钟。 ◎运动频率：每天1次。

◎运动方式：挺胸、直腰，两手放在背后，手指互相扣住，手臂伸直，缓缓向上提起，两肩顺势向后折合，还原。依个人意愿选择重复次数，但要注意避免摔倒。

举臂合掌

◎心率建议：100～120次/分钟。◎运动时间：10分钟。◎运动频率：每天1次。

◎运动方式： 1 眼望前方，双手高举过顶，掌心相贴，尽量向上方伸展，还原。试着坚持2分钟。

2 双臂相互交叉（拧成麻花状），掌心相贴，尽量向上方伸展，还原。试着坚持2分钟。

拉椅压肩

◎心率建议：80～120次/分钟。◎运动时间：15分钟。◎运动频率：每天1次。

◎运动方式： 选用有靠背的椅子，端正地坐着，转腰向左，右手扳住左边的椅背，身体略微向前压下，下额稍向内收。还原，换做另一边。重复此动作5次即可。

按墙转肩

◎心率建议：100～140次/分钟。◎运动时间：15分钟。◎运动频率：每天1次。

◎运动方式： 1 身体面对着墙，靠近墙边，左脚踏出，向前方做出弓箭步；右脚放在身后，伸直。

2 左手伸直，并抬高至肩部，手掌按墙；左肩尽量靠近墙边，右肩稍向右转，还原，换做另一边。

比翼双飞

◎心率建议：100～140次/分钟。◎运动时间：30分钟。◎运动频率：每天1次。

◎运动方式： 1 此动作稍有难度，高血压患者运动时应量力而行，最好事先做好热身运动。

2 挺胸，直腰，左脚踏出，向前方做出弓箭步；右脚放在身后，伸直。

3 双臂抬高至与肩齐，两手握拳，身体尽量向前倾，还原。

伸展肩膀

◎心率建议：100～120次/分钟。◎运动时间：10分钟。◎运动频率：每天1次。

◎运动方式： 两手扣指前伸，手背向前，双臂伸直稍向外拉，两肩与双臂保持在一条直线上，腰背维持挺直状态。

任意转腕

◎心率建议：80～120次/分钟。◎运动时间：15分钟。◎运动频率：每天1次。

◎运动方式：1 两手向内转动手腕，重复8次。

2 换一个方向，重复转腕8次。

掰手腕

◎心率建议：100～120次/分钟。◎运动时间：15分钟。◎运动频率：每天1次。

◎运动方式：1 右手向前伸直，手心向前，左手将右手的手掌轻轻向后扳动，以酸痛为宜，还原。

2 手背向前，重复1次。换左手做相同动作，如此重复至手酸。

旋转拇指

◎运动强度：60圈/分钟。◎运动时间：5分钟。

◎运动方式：如果感到体力不足，可试着让拇指做360°旋转。旋转时让拇指的指尖尽量画圆形。如感到不顺，可反复进行几次，拇指就会有节奏地旋转，而且让人觉得心情舒畅。让拇指按顺时针的方向及逆时针的方向各自旋转1～2分钟即可。

全身伸展运动

功效及原则

现代社会是一个充满压力的社会，压力看起来是精神层面的，实际上却有很大部分是因为肌肉的紧张传达到大脑造成的，如果身体囤积了紧张感，精神上就会产生压力，而伸展运动就是为了消除肌肉紧张、缓解精神压力的一种运动。

伸展运动的主要功效有三个：一是增强身体组织的弹性，二是在运动前提高体温和脉搏数，三是运动后缓解疲劳。

伸展运动的意义就是要让肌肉获得伸展。为了要保持健康，必须适当地活动，否则肌肉会因为长时间的固定而产生不必要的张力。而肌肉一旦产生张力，就容易感到疲劳，同时对健康的损害也很大。

伸展运动的主要原则是适可而止。在做伸展运动时，不要勉强伸展，而应按照个人的体质酌情增加或减少，在做的过程中只要感觉肌肉有一点紧即可，且每一个动作最好保持15～60秒的静止状态，这样才能达到强身的目的。伸展运动不能有疼痛的感觉，应缓慢伸展，并在自己可控制的范围内进行。

运动前需暖身

在开始实施伸展运动前，最好以放松地走路来提高身体的温度，大约5分钟，感到身体微微发热后再开始运动，效果会更佳。若在没有暖身的情况下，马上做伸展运动，是很危险的，有可能发生意外。运动之后，更不可忽略运动后的缓和运动，它可以松弛经过激烈运动的肌肉、韧带、关节组织，使其恢复到运动前的状态，减缓延迟性肌肉酸痛的发生，为下次运动做准备。切记，缓和运动动作要慢，并且要配合深呼吸，这样才有一定的效果。

实际操作

前俯

◎心率建议：80~120次/分钟。◎运动时间：20分钟。◎运动频率：每天1次。

◎运动方式：1 两腿直立，伸直膝关节，使两脚跟向地面压，两手由身体两侧慢慢地向上举起至头顶，双手手指交叉套合，掌心再翻转用力向上。双手伸直拉3秒钟，同时配合吸气直沉丹田（图①）。

2 上半身慢慢向前弯，动作宜缓和，不可猛然下弯，以免头晕；双臂伸直至双手手掌超过膝盖，再慢慢加强。手掌向下3秒钟，同时配合深呼吸，将沉入丹田之气慢慢细长地呼出来（图②）。

3 慢慢恢复直立的站立姿势，双手仍旧举在头顶，同时配合吸气沉入丹田（图③）。

4 高举的双手从身体两侧慢慢下垂于腿侧，同时调整呼气（图④）。

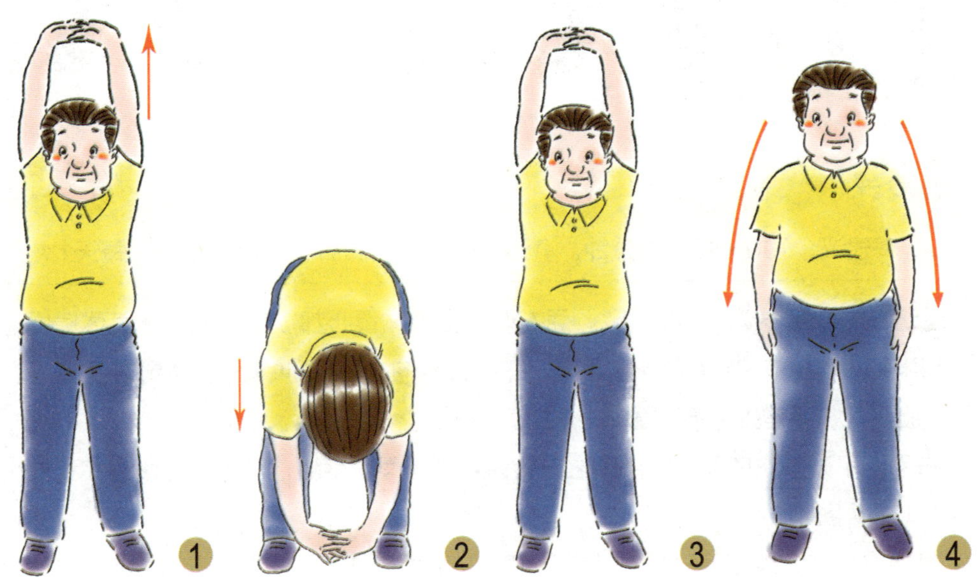

后仰

◎心率建议：100～120次/分钟。◎运动时间：15分钟。◎运动频率：每天1次。

◎运动方式：1 左手由身后紧握住右手肘，右手握住左手肘，双手的腕关节顶住背脊，同时配合吸气沉入丹田（图⑤）。

2 上身、头部和胸部慢慢向后翻仰，颈、胸脊柱慢慢弯曲，两肩向后张开、伸展，直到胸部中央隆起，可使眼睛看到地面，注意这一点不必勉强。口不可张开，舌顶住上颚，停止3秒钟；调节身体重心，保证重心不偏；在身体后仰的同时，要配合把沉入丹田之气呼出来（图⑥）。

3 慢慢伸腰恢复直立的姿势，同时配合吸气入丹田（图⑦）。

4 双手从背后放下，自然地垂于腿侧，同时配合呼气（图⑧）。

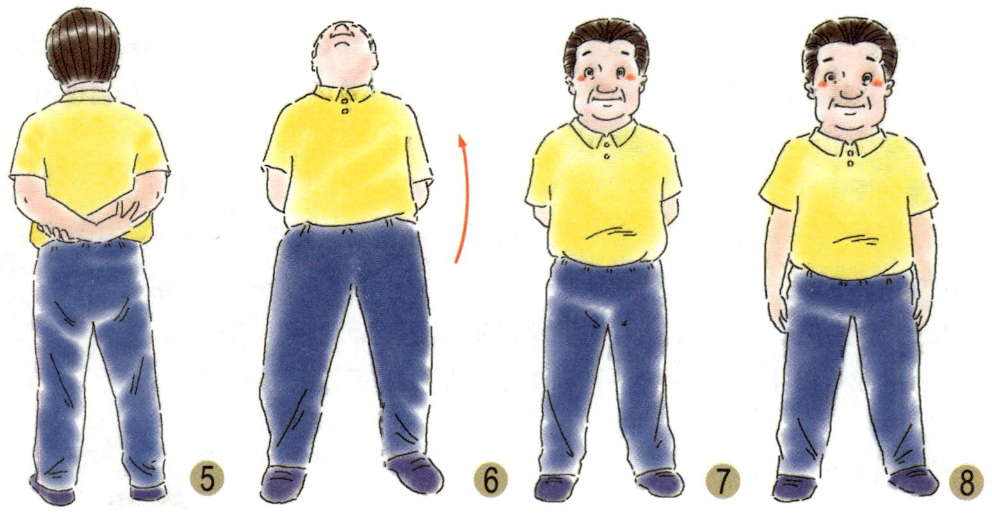

下跨式

◎心率建议：100～120次/分钟。◎运动时间：10分钟。◎运动频率：每天1次。

◎运动方式：1 身体稍右转45°，屈右膝，使身体重心都放在右脚上，身体慢慢下沉到半蹲姿势；左脚保持伸直横跨，并使右手向右侧横伸，左手伸到右手腋下，头、脸注视右手指尖（下页图⑨）。

2 右手向下碰触左膝盖，腰部随之左转，若身体柔软度够，可将右手慢慢移到左小腿上（下页图⑩）。

3 身体慢慢向左膝盖下压，右膝向下蹲，左腿保持伸直，胸部和左膝相贴压3秒钟

（图⑪）。

4 身体慢慢站直（若身体摇晃不稳，可稍微扶一下地面或身旁的支撑物再站直，切勿勉强），恢复两倍肩宽站立姿势。做一次深呼吸后，再换边做，动作方法相同（图⑫）。

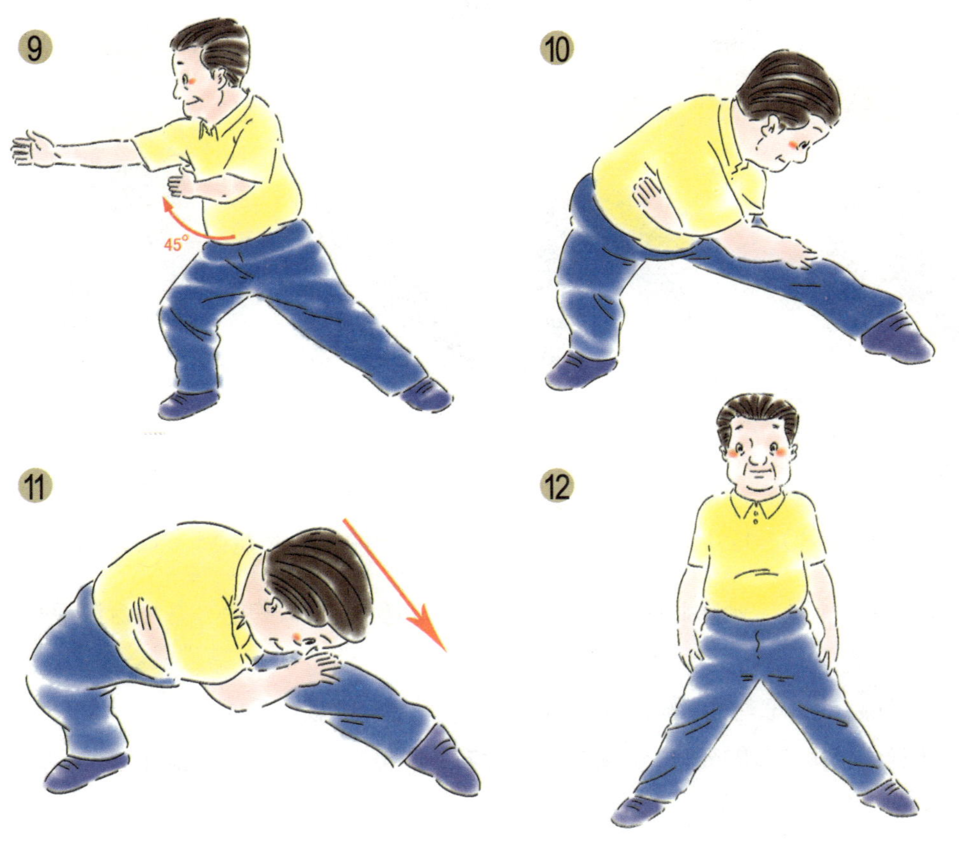

仰转

◎心率建议：100~120次/分钟。◎运动时间：20分钟。◎运动频率：每天1次。

◎运动方式：1 上身左转90°，双腿重心保持平均，两脚掌保持站立姿势，不随身体转动；但是腰部、膝盖关节要随身体扭转而活动（下页图⑬）。

2 头、胸后仰，左膝关节稍向前挺出，左膝与左脚尖成一直线；胸部向上挺，头部向下垂，右膝向下弯曲，调节身体重心在右脚（下页图⑭）。

3 右手离开腰部，往胸颈上方，向左横移，指尖遥对左肩膀，腰部慢慢向左侧转；右手臂恰在身体正上方，才能增加肩膀伸展的范围。此时，头、颈、腰、背都随同右手充分向左后方扭转，尽可能使眼睛看到左脚尖，并静止3秒钟（下页图⑮）。

4 腰身慢慢恢复直立状，并回转至前方，右手恢复叉腰姿势，四指朝前，拇指朝后；双脚维持与肩同宽；深呼吸，接着换另一边再做（图⑯）。

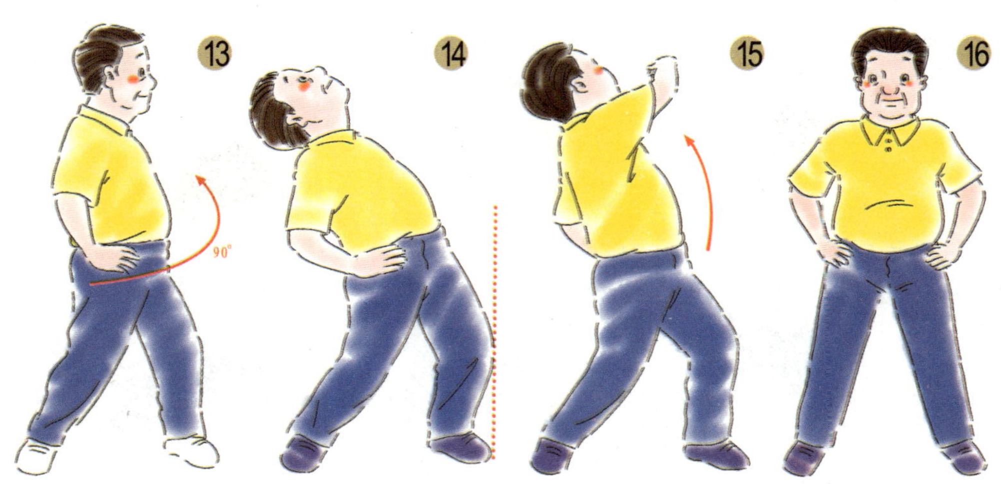

舒腰

◎心率建议：80～120次/分钟。◎运动时间：20分钟。◎运动频率：每天1次。

◎运动方式：1 头、颈随肩膀、胸部向下弯曲约45°，状似鞠躬，并配合深呼吸（图⑰）。

2 上半身保持约45°弯曲，再旋转到右侧方，并配合深呼吸（图⑱）。

3 上半身维持第二步的姿势，再继续转到后方，使整个身体呈现向上仰的姿势，并配合深呼吸（P199图⑲）。

4 上半身维持第三步的姿势，再旋转到左侧方，并配合深呼吸（P199图⑳）。

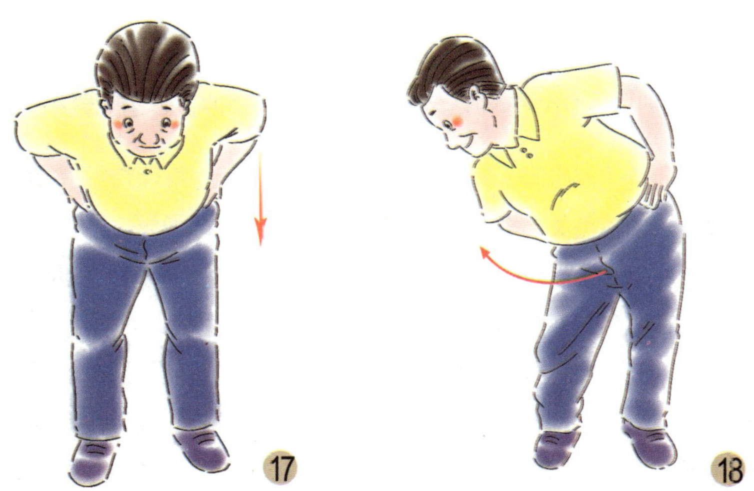

5 身体慢慢恢复到直立状，并深呼吸1次；再继续做3次顺时针方向转动；之后再换逆时针方向转4圈。也可以左右交互进行（图㉑）。

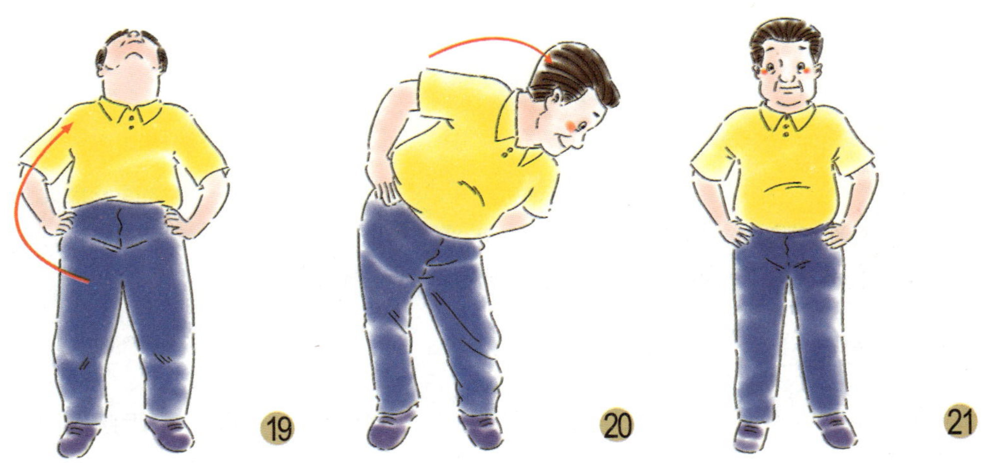

蹬腿

◎心率建议：100～120次/分钟。◎运动时间：20分钟。◎运动频率：每天1次。

◎运动方式：1 身体重心偏移左脚，把右腿提高，膝盖平举，松开膝盖、脚踝关节，使右腿自然悬垂，再使脚尖向上方勾起（图㉒）。

2 右脚跟朝正前方蹬出，大腿仍保持水平不动，膝盖伸直；再恢复第一步姿势，一伸一缩来回5次，利用自然弹力即可（图㉓）。最后右脚放下，身体直立，两手自然下垂；深呼吸后，再提左脚练习5次，方法与右脚相同（图㉔）。

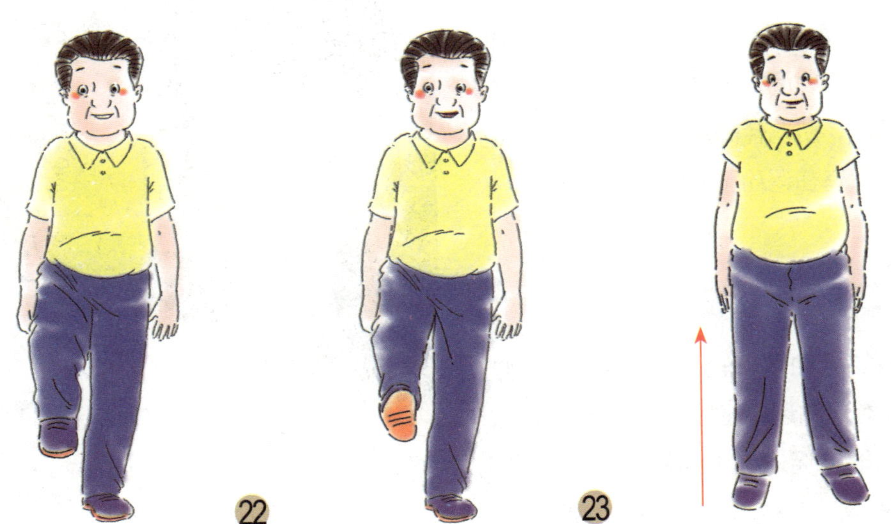

高脂血症人群的运动疗法

运动疗法须知

运动疗法与饮食疗法、药物疗法并称为高脂血症的必要疗治手段，对于血脂水平的控制和稳定有重要作用。运动能够促进血清脂类物质代谢，升高高密度脂蛋白胆固醇水平和降低低密度脂蛋白胆固醇水平。另外，运动还能够增强人体抗病能力、促进血液循环，对于高脂血症及其并发症的防治都有帮助。

制订运动计划

由于不同患者的身体素质、病情、年龄和运动经历各不相同，因而应根据自身情况来合理安排运动计划，以期达到最佳运动辅疗效果。对于平日少有运动的患者而言，应从少量、形式简单的运动开始。而对于40岁以上的男性和50岁以上的女性，则需要在安排运动计划之前，先进行全面的体格检查，以确定适宜的运动方式，保证运动疗法的安全。

合理安排运动时间

当人体消耗的能量高于每天饮食所摄取的热量后，人体的脂肪就会开始减少。如果想要达到减少脂肪的目的，就一定要保证足够的运动时间，强度可以保持在轻、中度，但至少应保持每次30～40分钟的运动时间。这是因为人体在运动的初始阶段，所消耗的能量只来自血糖的分解，而只有在运动了一段时间后，才开始消耗脂肪。

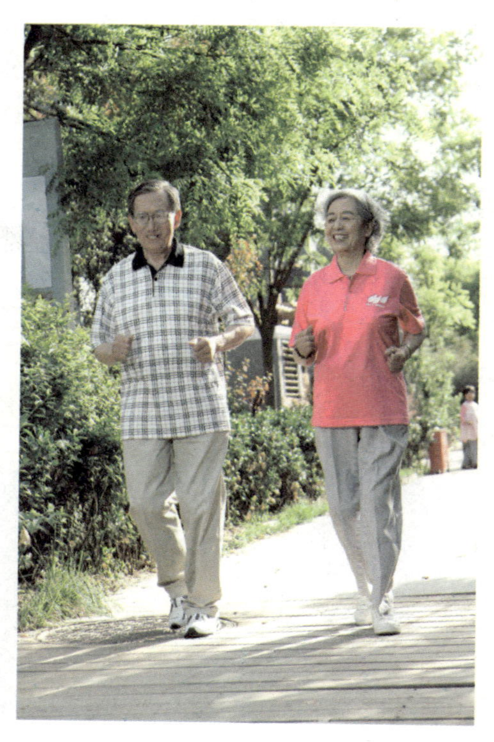

多进行有氧运动

有氧运动属于轻、中强度的运动方式，在有氧的运动过程中，能够有效提高心肺功能，促进人体血液循环和新陈代谢，同时能够有效减少脂肪。有氧运动的方式有慢跑、步行、游泳、登山、骑自行车等。

原地跑

原地跑的减肥降脂效果与慢跑相似，由于其对场地要求不高，患者可以足不出户，在家中享受运动降脂的乐趣，因而也不失为一种较好的减肥降脂方式。

◎在进行原地跑的同时，患者可以听听自己喜欢的音乐，愉悦身心，这对于维持血脂水平也有一定的意义。

◎原地跑是一种极为方便的有氧运动方式，能够促进脂肪的分解利用，具有减肥降脂的效果。

◎长期坚持原地跑练习能够很好地促进血液循环，调理脏腑功能，对于高脂血症及其并发症均有一定的防治效果。

练习方法

由于气候因素不能外出锻炼时，患者可选择在室内进行原地跑。原地跑步的动作要领同慢跑，要求挺胸、收腹、抬头，并配合呼吸。室内原地跑时，应选择通风、空气流畅的地方进行，并可加以高抬腿等练习动作，但抬腿的动作幅度和速度不宜过大。每次练习的时间以20~30分钟为宜，每天1～2次。

注意事项

◎原地跑步的节奏应由慢到快，结束练习时也应逐渐放慢速度。

◎原地跑虽然更加方便，但室内的空气毕竟比不上野外的清新，因此条件允许时还是应该多去野外锻炼。

◎如果是质地坚硬的水泥地面，尤其要注意运动安全。

快步走

快步走运动能够有效地促进脂肪分解利用，具有减肥降脂的效果，非常适宜高脂血症患者练习。

◎快步行走时人体的热量消耗增加，需要从体内储存的脂肪中补充额外增加的热量需要；而在运动后的恢复期，还需要从血液中提取脂肪来补充机体所需脂肪，从而可以有效地加速脂肪的分解利用，起到帮助降低血脂的功效。

◎快步走作为一种全身性的运动形式，能够有效改善神经和脏腑功能，并促进机体新陈代谢，提高多种解脂酶的活性，因而具有帮助降低血脂的效果。

◎快步走还能改善血脂成分，减少血脂中的有害成分（低密度脂蛋白胆固醇），对于预防高脂血症并发心脏病有着极为重要的意义。

练习方法

除非天气情况不允许（如刮大风等），每天步行的时间不应少于20分钟。快步走时注意姿势要领：抬头、挺胸、摆臂，缓慢深长地呼吸，心情放松，情绪饱满。步行的速度以每分钟80～100米为宜。身体条件允许时，每天可以锻炼2次，每次20～30分钟即可。

注意事项

◎初次锻炼者，每次运动时间应控制在10～20分钟。

◎夏季步行锻炼时，应选择清晨或傍晚、气温较低的时间进行。

◎冬季进行锻炼时，应在上午10点到下午17点之间进行。

走跑交替练习法

走跑交替练习的方法能够更好地调整体力，是一种由步行到跑步的适应性练习方法，非常适宜刚刚开始练习跑步的高脂血症患者。

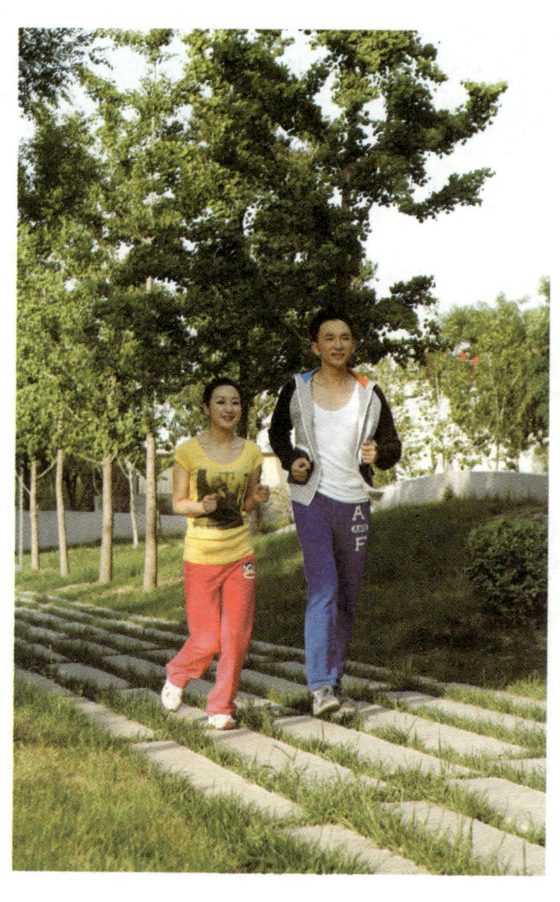

◎走跑交替运动能够消耗较多的热量，促进人体新陈代谢，提高脂肪的分解利用，具有极佳的减肥降脂效果。

◎走跑交替运动能够帮助提高脂蛋白酶活性，从而降低血浆胆固醇、甘油三酯和低密度脂蛋白胆固醇水平，同时提高高密度脂蛋白胆固醇含量，在优化血脂成分的同时，还对预防多种高脂血症并发症有好处。

◎走跑交替运动不会让患者产生力不从心的感觉，能够更好地发挥人体的运动潜能，并使机体慢慢适应较高强度的降脂练习方式，是一种非常重要的降脂运动形式。

练习方法

高脂血症患者可选择天气晴朗的黄昏时分进行走跑交替练习。步行时应昂首挺胸、步履轻盈、双臂随脚步自然摆动。跑步的动作要领为：抬头，挺胸，收腹，双眼平视前方，上身略向前倾，身心放松；脚步着地时，应按照脚尖—脚掌—脚跟的顺序，身体重心也随之移动至脚后跟，接着脚后跟发力，迈出下一步；跑步时，双手握拳，拳眼向上，并随着脚步有节奏地前后交替摆动。运动的时间以每次20～40分钟，每天1次为宜。刚开始时，走的时间可以稍长一些，接下来慢慢地增加跑步的时间。

注意事项

◎掌握步行和跑步的时间，当跑步感觉吃力时，应立即减速并逐渐恢复至步行状态。

◎走跑练习应“始于走止于走”，开始和结束时都应在步行状态下。

走楼梯

走楼梯是一种非常有效的有氧锻炼方式，非常适合高脂血症患者练习。

◎走楼梯练习能够促进热量的消耗，有效促进体内脂肪的消耗、利用。一个体重60千克的人步行上下楼梯10分钟的运动量，大约会消耗1513.1千焦耳的热量。

◎上下楼梯时，人体的关节和肌肉都能够得到有效锻炼，长期坚持练习能够很好地促进血液循环和脏腑功能，并降低血清胆固醇、甘油三酯等成分的含量，起到降低血脂的作用。

◎经常坚持上下楼梯练习，还能够有效改善神经系统、内分泌系统以及呼吸系统的功能，对于高脂血症引发的多种并发症亦有良好的缓解效果。

练习方法

走楼梯是一种简单易行的降脂健身方式，只要找到一段楼梯或者台阶，高脂血症患者便可以进行锻炼。

走楼梯时应保持昂首、挺胸、收腹的姿势，全足踏在楼梯上。开始练习时应放慢速度，体质较弱的患者还可以扶着扶手进行练习，体质好转后，再慢慢地脱离扶手，提高走楼梯的速度。锻炼时患者应掌握好运动强度，感觉疲乏时，可稍微休息片刻再开始练习。每次练习的时间以10分钟左右为宜，每天2～3次。练习到一定程度后，患者还可以尝试慢跑登楼梯。

注意事项

◎高脂血症并发心脏病、高血压等疾病的患者不宜采用走楼梯疗法。

◎练习时衣着应宽松、舒适，并选择合脚、防滑的鞋子。

◎由于上下楼梯是一种垂直性的锻炼方式，对于膝关节、踝关节的压力比较大，因此在开始练习前一定要做好热身准备。

跨台阶登楼法

跨台阶登楼是走楼梯的一种变式，对高脂血症患者有较好的疗效。

◎跨台阶登楼过程中需要消耗更多的热量来满足机体的运动供能需求，长期坚持练习，可以有效促进脂肪消耗，起到减肥降脂的效果。

◎跨台阶登楼练习能够有效地活动人体各个关节、肌肉，并促进多个器官、系统的功能调整，改善患者体内的代谢紊乱状况，起到促进新陈代谢，降低血脂的作用，并可有效防治高脂血症的多种并发症。

练习方法

跨台阶登楼，就是在登楼梯的时候，一步登2～3级台阶的登楼方法。登楼时同样要求患者保持身体挺拔，并用全脚掌着地。由于跨台阶登楼对于膝关节、踝关节等部位所造成的压力更大，在练习前应留出10～15分钟的时间热身，练习过程中也要量力而行，做到有张有弛、循序渐进。比如，患者可按照以1分钟的时间上2层楼的速度开始练习，然后休息片刻，继续以这样的速度登楼，再慢慢地减少休息的时间和次数，循序渐进地增大运动量，以保证运动安全。由于跨台阶登楼的运动量较大，一般建议每次练习的时间不宜超过10分钟，患者可视自身的情况每天安排2～3次的锻炼时间。

注意事项

◎跨台阶登楼要靠单腿的力量来支撑身体重量，过于肥胖的高脂血症患者不宜采用。

◎患有骨质疏松症的高脂血症患者不宜采用跨台阶登楼法。

◎跨台阶登楼时，身体重心的升降幅度较大，因此一定要踩稳踩实。

爬山

爬山是一项较好的休闲健身方式，长期坚持爬山能够有效降低血清胆固醇、甘油三酯水平，对于高脂血症并发动脉粥样硬化症等也有较好的辅疗效果。

◎爬山是一项较为缓和的耐力性有氧运动，在登山的过程中，需要人体分解脂肪来供给热量，因而能够起到减肥降脂的效果。
◎爬山能够锻炼人体各个关节和器官，具有促进血液循环和调理脏腑的功效，并可提高人体内多种解脂酶的活性，起到降低血脂的效果。
◎山上的空气、日光等条件，能够有效促进人体心肺功能，并改善消化、神经、内分泌等多个系统的功能，对于改善高脂血症及其多种并发症有着不错的效果。
◎患者在爬山过程中能领略到大自然的美好风光，在远离城市喧嚣的山野里，人们的身心可以得到彻底放松，这对于缓解高脂血症有着极大的帮助。

练习方法

爬山是一项老少皆宜、简单有效的降脂运动，也不需要特殊的器械和场地。万物复苏、生机勃勃的春季，是爬山的绝好时机，天高气爽的秋季也非常适合爬山。高脂血症患者在爬山之前，除了要准备好适当的衣物，还要准备一些食物、药品和其他必需品，在做好充足的准备之后就可以按照事先选择好的登山路线出发了。患者每次爬山的距离不要太远，应循序渐进，逐渐增加距离，以每次略觉疲惫为宜。每次爬山后应采取一些积极的恢复手段，如按摩、沐浴等帮助身体恢复。

注意事项

◎高脂血症并发严重高血压，尤其是慢性冠状动脉供血不足的患者不宜爬山。
◎冬季爬山尤其要注意安全，夏季爬山则要选择早晨或傍晚。
◎爬山时最好穿运动装、休闲服，鞋子要舒适防滑，结实耐磨。

前后叩击甩手法

前后叩击甩手法是一种极为简单的锻炼方法，非常适宜高脂血症并发严重疾病的患者练习。
◎甩手类似于震颤放松功，具有放松身心的效果，可以帮助患者缓解紧张情绪，保持最佳的精神状态。
◎通过简单的甩手运动，就可起到活血行气、疏通经络的效果，能够很好地改善人体的血液循环，并能够缓解多种高脂血症并发症症状。

练习方法

前后叩击甩手法的具体操作：全身放松，略微屈膝，双手握虚拳，双臂自然下垂，意想神阙（即肚脐）；腰部轻转，带动双臂，双拳一前一后分别叩击前后命门（后命门位于腰部后正中线上，第2腰椎棘突下凹陷处），双臂前后交替叩击，至微出汗。动作要点：双臂自然甩动，虚拳轻叩前后命门，并伴随腰部动作；叩击时力求呼吸自然，动作有节律。患者可根据自己的体力，灵活掌握甩手的次数和速度，量力而行。

注意事项

◎甩手运动注重全身放松，因此在练习前先要排除杂念，调整呼吸，慢慢地放松身心。

◎甩手时应由腰肌发力，带动肩、手臂和手甩出，而不能只甩两臂。

◎心情烦躁、生气时以及餐前、餐后禁止练习。

步行甩手法

辅疗功效解析

步行甩手法结合了步行与甩手的双重健身功效，减肥降脂效果也是非常不错的。

◎步行是一种非常简单易行且效果极佳的减肥运动方式。研究显示，步行是与人体的生理解剖结构最匹配的一种运动，适当有效的步行可帮助降低血脂水平，并可帮助预防动脉粥样硬化。

◎甩手运动以腰部力量带动手、手臂和肩部动作，能够很好地调理脏腑，改善气血运行，具有促进血液循环功效。长期坚持步行甩手练习，能够有效降低血清胆固醇、甘油三酯以及低密度脂蛋白胆固醇水平，并提高高密度脂蛋白胆固醇的含量，从而降低血脂。

练习方法

顾名思义，步行甩手法，就是将甩手运动与步行相结合的一种运动方法。这种甩手方式对场地以及患者的体质要求都较低，是一种非常好的锻炼方法。高脂血症患者可在每天晨起和黄昏时分，去附近的公园、草地等空气清新、安静的地方进行步行甩手练习。与前后叩击甩手一样，要求患者腰部发力带动上肢前后左右摆动，摆动的幅度以舒展但不勉强为宜。每天2～3次，每次30分钟。

注意事项

◎步行甩手锻炼时，应着重体会身心的放松状态，因此步行的速度不宜过快。

◎选择环境优美、空气清新的场所进行步行甩手练习。

◎进行步行甩手练习，应注意保持呼吸自然。

糖尿病人群的运动疗法

运动疗法的原则

运动疗法的适应证

Ⅱ型糖尿病

Ⅱ型糖尿病，尤其是肥胖型Ⅱ型糖尿病患者及餐后血糖在11.1～16.7毫摩/升以下的轻中度糖尿病患者，空腹时血浆胰岛素尚可抑制肝脏产生葡萄糖，促进肌肉摄取葡萄糖。适宜的运动锻炼配合饮食疗法可有效降低这类患者的血糖，同时还可降低血脂，减轻体重。

病情稳定的Ⅰ型糖尿病

这类患者多数年龄较轻，体弱消瘦，尚有一定量的胰岛素分泌，但低于正常水平。进行运动利于病情稳定的Ⅰ型糖尿病患者肝脏葡萄糖的释放及肌肉葡萄糖的利用，从而稳定血糖水平。

糖尿病合并动脉粥样硬化、冠心病、高血压及血管病变者

应进行严格检查后根据病情决定是否进行运动辅疗。一般情况下，可酌情采用运动方式。

运动疗法的禁忌

◎糖尿病并发酮症酸中毒、急性感染及活动性肺结核。此类患者应禁止进行体育锻炼。因为运动会使病情恶化。

◎严重的Ⅰ型糖尿病患者。其胰岛素绝对缺乏，运动不能促进肌肉利用葡萄糖，反而会让肝脏葡萄糖释放增加，使血糖升高；同时增加脂肪分解而引起酮症酸中毒，使病情加重。

◎糖尿病伴有缺血性心脏病。这类患者运动时由于心脏负荷加重，血管收缩及血容量减少，可诱发心绞痛甚至心肌梗死。值得注意的是，Ⅱ型糖尿病患者中糖尿病自主神经病变发生率很高，可使心绞痛不典型或表现为无痛性心绞痛。

糖尿病伴有下列情况为运动疗法的绝对禁忌：

◎心功能及肝肾功能衰竭。

◎新发的心肌梗死及轻度活动即发生心绞痛。

◎心律不齐，包括运动后室性早搏增多，Ⅱ、Ⅲ度房室传导阻滞及不能控制的心房颤动或扑动。

◎心室壁瘤或动脉瘤。

◎血压过高，比如收缩压等于或高于200毫米汞柱，舒张压等于或高于100毫米汞柱。

◎新近发生了血管栓塞。

◎肺心病引起的严重换气障碍。

糖尿病伴有下列情况为运动疗法的相对禁忌：

◎有代偿性心脏瓣膜病。

◎装有心脏起搏器。

◎运动后未加重的心律不齐及左束支传导阻滞。

◎有严重静脉曲张，过去曾有血栓性静脉炎。

◎神经肌肉疾病且有加重趋势。

◎最近有短暂性脑缺血。

◎极度肥胖。

◎正在服用某些药物，如洋地黄制剂及β受体阻滞剂。

糖尿病患者运动后的注意事项

不要马上停止运动

应进行一些恢复性运动，如伸腿、抬腿、屈膝、伸臂、弯腰等，长跑后可步行一段距离，直到心率恢复到运动前的水平。

及时补充食物

运动时间长、运动强度大的患者，即使没有出现低血糖，也要及时补充一些食物和碳水化合物，以免发生运动后延迟性低血糖。

及时洗澡

这样既能清洁皮肤，还能促进全身血液循环，有助于机体功能尽快恢复。

健身球运动

操作方法

将一副铁球置于手掌，用五指拨动，使之依顺时针或逆时针方向旋转。

作用原理

中医认为此运动能调和气血，舒筋健骨，强壮内脏，健脑益智。经常坚持练习，对偏瘫后遗症、颈椎病、肩周炎、糖尿病、手指功能障碍等疾病，均有较好疗效。人体五指上布有许多穴位，是几条经络的起止点，而经络则是联系人脑神经和五脏六腑的纽带。常练习此运动，可通过这些穴位和经络产生不同程度的刺激，以达到疏通经络、调和气血的目的。

操作技巧

1 单手托双球摩擦旋转：置双球于单手掌心中，手指用力，使双球在掌心中顺转和逆转。在旋转时手指要紧贴球体，使双球互相摩擦，注意不要碰撞。

2 单手托双球旋转：手指动作、旋转方向均与摩擦旋转方向相同，只是将手指伸开，用力拨弄双球，使双球在掌心中飞速旋转，而不碰撞。其速度一般要求为顺转150～200次/分钟，逆转130～180次/分钟。

3 双手四球运动旋转：在单手运动的基础上，逐步锻炼两手同时做单手动作（每手双球）。此动作需充分发挥大脑的作用才能做到，难度大，技术要求高，但效果要比单手运动更好。

太极拳疗法

太极拳非常注重意念，因而在练习过程中能够通过排除杂念来帮助患者改善不良心理状态。同时，打太极拳还注重调适呼吸，从而能够使气机通畅而营运全身；使气血流通而经脉疏通。在活动形体的同时，练习者的全身肌肉、筋骨关节、四肢、骨骼等还能得到有效的锻炼。因此，太极拳亦可作为糖尿病患者运动疗法的一种理想方式。练习太极拳时，患者应注意以下几点练功要领。

肢体协调

练习太极拳时，要做到手、足、腰协调一致、浑然一体，能够使全身上下畅达而经脉贯通。

以腰为轴

腰是练习太极拳中全身动作的中轴，要始终保持正直、挺立，但不是僵硬，要放松，力量注于双腿。

轻柔自如

太极拳的动作要求轻柔而连绵、自然而流畅，不要用僵拙之力练功，讲求用意而不用力。

呼吸均匀

练习太极拳十分讲求呼吸，要求呼吸均匀、深长而轻柔，做到呼吸均匀、气沉丹出，必能使血脉畅达而贯通。

排除杂念

练习太极拳时，首先要摒除一切杂念，保持头脑清静，全神贯注地用意念引导肢体动作。

气沉丹田

练习中，要做到含胸拔背。即：胸略内含而微屈，脊背伸展。含胸拔背能够使气沉于丹田，使气行而营运脏腑。

全身放松

全身放松不意味着松胯松腰，而是全身做到不紧张即可，同时要注意沉肩坠肘。全身放松能够使经络通利而气血畅达。

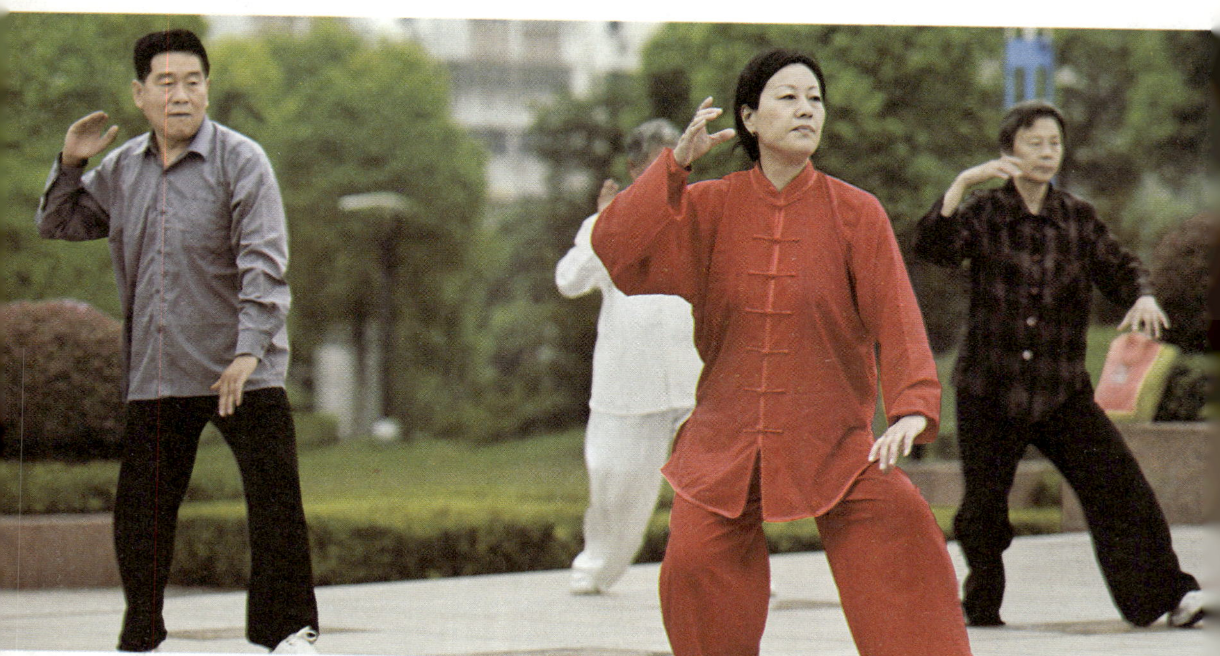